Dr. Johann G. Schnitzer

Der alternative Weg zur Gesundheit

Mosaik Verlag

Gesamtherstellung Mohndruck Graphische Betriebe GmbH, Gütersloh
ISBN 3-570-01699-4 · Printed in Germany

Inhaltsverzeichnis

Vorwort

Dieses Buch führt Sie in ein kostbares Geheimnis ein: Wie Sie auf natürliche Weise gesund bleiben oder wieder gesund werden, gesunde Kinder bekommen, gesund ein hohes Alter erreichen können.

Natürliche Gesundheit ist die einzige vernünftige Antwort auf die heutige »Sozial«- und »Gesundheits«-Politik mit ihrem aussichtslosen Kampf gegen Krankheiten, der inzwischen auch für die reichsten Sozialstaaten unbezahlbar zu werden beginnt.

Der einzelne kann immer weniger darauf bauen, daß die Gesellschaft im Falle seiner Erkrankung die aufwendigen Behandlungen, Kuren, Operationen, Organtransplantationen und dazu den Unterhalt für seine Familie finanzieren kann. Eine solche Erwartungshaltung gegenüber der Gesellschaft wird darüber hinaus mit dem wachsenden Wissen über die Ursachen der meisten chronischen Krankheiten ausgesprochen unsozial. Denn letzten Endes ist es unbillig, von der Gesellschaft die Bezahlung von Krankheitsbehandlungen zu erwarten, die aus eigenem Verschulden notwendig geworden sind.

Doch selbst wenn unbegrenzt Mittel und Personal verfügbar wären, könnte es nicht weitergehen wie bisher – denn die noch so frühe Erfassung und Bekämpfung von Krankheiten, Kernstück heutiger Gesundheitspolitik, bringt offensichtlich kein bißchen mehr an Gesundheit. Im Gegenteil. Die Krankheiten häufen sich, vor allem die schweren chronischen, und immer mehr Kinder weisen Degenerationsmerkmale auf.

Es ist deshalb an der Zeit, daß jeder einzelne als unabhängiges Individuum selbst handelt und seine Gesundheit wie die seiner Familie auf natürliche, zuverlässige Grundlagen stellt.

Mit diesen Grundlagen natürlicher Gesundheit befasse ich mich seit etwa 1960 intensiv, wissenschaftlich und praktisch. Ich habe in dieser Zeit eine große Zahl von Forschungsarbeiten aus vielen Teilen und Zivilisationsstufen der Welt wie eigene Beobachtungen gesammelt, studiert und ausgewertet und daraus ein System zur Wiederherstellung der natürlichen Gesundheitsgrundlagen entwickelt, das heute schon von Hunderttausenden von Familien genutzt und von Tausenden von Ärzten und Heilpraktikern als Basistherapie bei der Behandlung chronischer Krankheiten eingesetzt wird.

Dieses Buch soll Ihnen einen leichten Zugang zu den Geheimnissen der natürlichen Gesundheit eröffnen. Es setzt deshalb keinerlei Vorkenntnisse voraus. Um ein flüssiges Lesen nicht zu behindern, wurde auch auf nummerierte Literaturhinweise verzichtet. Das ausführliche Literaturverzeichnis selbst ermöglicht es dem Leser, sich über einzelne, ihn besonders interessierende Teilgebiete noch eingehender zu informieren. Indessen genügt das in diesem Buch vermittelte Wissen vollauf, um selbst den ganzen praktischen Nutzen für die eigene Gesundheit zu realisieren und gesunden Kindern das Leben zu schenken.

St. Georgen im Schwarzwald, November 1981
Dr. Johann G. Schnitzer

Die Höhe des Erkrankungsrisikos

Wer »normal« lebt, wird krank

Wenn Sie, verehrte Leserin und lieber Leser, ein ganz normales Leben als Mitglieder unserer zivilisierten Gesellschaft führen, dann werden auch Sie mit größter Wahrscheinlichkeit krank – wenn Sie es nicht schon sind.

Damit sind keineswegs nur harmlose Erkältungen oder vorübergehende fieberhafte Erkrankungen gemeint, obwohl auch deren Häufigkeit und Verlauf von den heute normalen Lebensumständen ungünstig beeinflußt werden.

Was Sie vor allem erwarten müssen, sind chronische Erkrankungen. Chronisch bedeutet, daß diese Krankheiten kein absehbares Ende, keinen auf Heilung ausgerichteten, überschaubaren Ablauf haben. Sie bleiben vielmehr als Dauerzustand fortbestehen. Bei vielen geht lebende Körpersubstanz unwiederbringlich verloren, oder sie büßt ihre speziellen Fähigkeiten ein und wandelt sich in Bindegewebe oder Fettgewebe um.

Hunderte solcher chronischer Krankheiten, Beschwerden und Leiden sind heute weithin verbreitet. Dabei besteht kein prinzipieller Unterschied zwischen geografisch weit voneinander entfernten Ländern. Deshalb können einige Zahlen aus der Bundesrepublik Deutschland auch eine Vorstellung über die Höhe des Erkrankungsrisikos in vielen anderen Ländern vermitteln.

Jeder dritte Bundesbürger ist an Rheuma erkrankt. Das sind bei etwas mehr als 60 Millionen Einwohnern 20 Millionen Rheumakranke. Nur 15 Prozent von ihnen können mit den üblichen Behandlungen und Kuren eine Heilung erhoffen. Durch die hohe Zahl an Krankheitstagen und 200 000 Frühinvaliden hat sich das Rheuma zur teuersten Volkskrankheit entwickelt.

Zahnkaries und Parodontose haben nahezu die gesamte Bevölkerung befallen. Schon von den Drei- bis Fünfjährigen müssen jedes Jahr 25 bis 50 Prozent wegen Zahnkaries behandelt werden. Schulpflichtige Kinder mit völlig naturgesunden Zähnen sind fast so selten geworden wie einige vom Aussterben bedrohte Tierarten. Dabei bewirkt Zahnkaries einen unwiederbringlichen Verlust an lebender Substanz, was in den deutschen Begriffen Zahnfraß oder Zaunfäule deutlich zum Ausdruck kommt.

86 Prozent der Erwachsenen leiden an Erkrankungen des Zahnhalteapparates (Parodontose oder Paradentose). Diese Krankheit beginnt meist mit Zahnfleischbluten, Zahnfleischentzündung und Zahnsteinbildung. Der Zahnstein reizt das Zahnfleisch weiter, so daß in einer Art Teufelskreis die Krankheit so lange sich selbst fortzeugend bestehenbleibt, bis durch immer stärkeren Schwund von Zahnfleisch und Kieferknochen die Zähne locker werden und schließlich ausfallen. Dieser degenerative Prozeß ist bereits zur Ursache Nummer 1 für Zahnverluste aufgerückt.

Ungefähr 70 Prozent der heutigen Kinder und Jugendlichen haben schiefstehende Zähne, verbogene Kiefer, ungenügend Platz in den Kiefern für die angelegten Zähne oder auch fehlende Zahnanlagen. Manche Zähne sind zwar angelegt, kommen aber nicht zum Durchbruch, sondern bleiben irgendwo im Kieferknochen liegen.

Diese Unregelmäßigkeiten sind nicht selten von entstellendem Ausmaß, so daß sie auch seelische Schäden und eine Beeinträchtigung der beruflichen und persönlichen Chancen dieser Kinder nach sich ziehen.

Etwa 3 Millionen Bundesbürger sind Diabetiker; bei ihnen ist die Regulation der Konzentration von Zucker im Blut nicht mehr aus eigener Kraft möglich. Sie müssen sich deshalb ein oder mehrere Male täglich selbst Insulin spritzen oder blutzuckersenkende Tabletten nehmen und sich einer strengen Diät unterwerfen, die mit der Dosis der Medikamente abgestimmt ist. Auch das Maß körperlicher Tätigkeit darf einen engen Rahmen nicht über- oder unterschreiten, weil sonst die ganzen Berechnungen nicht mehr stimmen. Ohne Medikamente müßten die meisten Diabetiker innerhalb weniger Tage im diabetischen Koma sterben. Die Zahl der Diabetiker nimmt in vielen Ländern so sehr zu, daß schon abzusehen ist, wann das aus Schlachttieren gewonnene Insulin knapp zu werden droht.

Es kommt hinzu, daß auch eine exakte Anwendung dieser Diabetesbehandlung nicht vor den sogenannten Spätfolgen dieser Krankheit schützt: allmähliche Erblindung durch Veränderungen der Blutgefäße im Augenhintergrund und Blutungen in das Innere des Auges (in die optischen Medien); Nierenversagen; Leberfunktionsstörungen; Degeneration von Nervenleitbahnen (mit Gefühlstaubheit oder Beeinträchtigung der Bewegungsfähigkeit im Zielgebiet); Absterben von Gewebsbezirken durch immer stärkere Verengung von Blutgefäßen bis zu ihrem völligen Verschluß; Verlust von Gliedmaßen durch notwendig werdende Amputation; überdurchschnittlich hohes Herzinfarkt- und Arteriosklerose-Risiko; unkontrollierbares Ansteigen der Blutzuckerwerte bis ins Diabetische Koma trotz höchster Dosierungen der blutzuckersenkenden Medikamente. An einer dieser Spätfolgen sterben allein in der Bundesrepublik Deutschland jährlich etwa 20000 Diabetiker, das sind 55 Personen pro Tag. Zum Vergleich: Im Straßenverkehr kommen jährlich etwa 14500 Bundesbürger ums Leben, das sind 40 Personen am Tag.

Chronische Krankheiten mit tödlichem Ausgang

Lange vor Erreichen der natürlichen Altersgrenze sterben heute die meisten Menschen an einer dieser chronischen Krankheiten. Es stimmt so einfach leider nicht, daß die Lebenserwartung heute höher sei als früher. Nur dann, wenn man die zurückgegangene Säuglingssterblichkeit in die Rechnung mit einbezieht, läßt sich solches behaupten. Klammert man diesen Faktor hingegen aus, so zeigt sich schon seit mehreren Jahren eine Rückläufigkeit der Lebenserwartung bei den Männern und neuerdings auch bei den Frauen. Im statistischen Durchschnitt tritt der Tod etwa 25 Jahre nach dem Beginn einer chronischen Krankheit ein.

Jeden Tag sterben fast 400 Bundesbürger an Krebs. Mit 143400 Krebstoten pro Jahr liefert diese heimtückische Krankheit die Ursache für nahezu 20 Prozent aller Sterbefälle; jeder fünfte stirbt daran. Es besteht auch wenig Aussicht auf Änderung; trotz zahlloser Einzelergebnisse ist der Krebsforschung bis heute kein entscheidender Durchbruch in der Verhütung oder erfolgreichen Behandlung dieser Krankheiten gelungen. Im Gegenteil: Die Erkrankungs- und Sterbeziffern zeigen weiter steigende Tendenz.

An der Spitze aller Todesursachen stehen die Herz- und Kreislauferkrankungen: Sie sind für nahezu 50 Prozent aller Sterbefälle verantwortlich. An Herzinfarkt, Embolie, Hirnschlag, Gefäßverschlüssen durch Arteriosklerose und anderen Erkrankungen des Gefäßsystems sterben in der Bundesrepublik täglich etwa 950 Personen, über 346 000 im Jahr. Wie wenig Wirksames die Medizin noch heute dagegen ausrichten kann, läßt die Tatsache ahnen, daß Mediziner sogar zu ca. 60 Prozent an Herz- und Kreislauferkrankungen sterben.

Als ein Hauptrisikofaktor für diese Gefäßkrankheiten gilt hoher Blutdruck. Blutdrucksenkende Arzneimittel werden zwar in großen Mengen produziert und verordnet; aber sie scheinen das Übel nicht an der Wurzel zu packen. Piloten z. B., die wegen erhöhten Blutdrucks (und wegen des erhöhten Sicherheitsrisikos für Passagiere und Flugzeug) ihre Fluglizenz entzogen bekamen, erhalten diese nicht zurück, wenn ihr Blutdruck mit Hilfe solcher Mittel »normalisiert« wurde; die Fliegerärzte wissen, daß hierdurch die Risiken eines plötzlichen Versagens durch Herzinfarkt, Hirnschlag oder Embolie keineswegs wesentlich verringert werden.

Als ein anderer Hauptrisikofaktor wird wesentlich erhöhtes Körpergewicht angesehen. Wie die Erfahrung gezeigt hat, zieht dies überdurchschnittlich häufig Erkrankungen des Kreislaufsystems, des Skeletts (Überlastung) oder auch Diabetes nach sich. Das bundesdeutsche Übergewicht wird auf etwa 200 Millionen Kilogramm oder 200 000 Tonnen geschätzt. Auch in anderen Ländern, sowohl in Europa als z. B. in Nord- und Südamerika, sieht man im Straßenbild viele Erwachsene und Kinder, die viel zu dick sind.

Wer »normal« lebt, wird nicht nur mit großer Wahrscheinlichkeit chronisch krank. Er muß auch damit rechnen, daß er nur geringe Chancen hat, seine natürliche Altersgrenze zu erreichen, weil wahrscheinlich wesentlich früher eine dieser Krankheiten seinem Leben ein Ende setzt.

Keine »soziale Sicherheit« vor Krankheiten

In den europäischen Wohlfahrtsstaaten trug man der Zunahme dieser chronischen Krankheiten durch immer höhere Lohnabzüge für Kranken- und Rentenversicherungen Rechnung. Die Aufwendungen für die Behandlung von Krankheiten erreichten astronomische Höhen. In der Bundesrepublik Deutschland z. B. wurden 1979 etwa 160 Milliarden DM dafür ausgegeben, das sind für jede vierköpfige Familie ca. 10 500 DM jährlich – der Gegenwert eines Autos oder die Finanzierung eines Eigenheims innerhalb der üblichen Finanzierungslaufzeit von 20 Jahren. Dem steht ein tatsächliches Defizit von 1 Million Wohnungen gegenüber.

Der Sozialversicherte ebenso wie der privat »gegen Krankheit Versicherte« übersehen leicht, daß ein Versichern gegen Krankheiten im eigentlichen Sinne gar nicht möglich ist. Diese Krankheiten treten auf, ob man dagegen versichert ist oder nicht. Man ist also nicht gegen Krankheit versichert, sondern nur gegen die Krankheitsbehandlungskosten, und auch das nur zum Teil. Denn die »sozialen Netze« der meisten Wohlfahrtsstaaten bekommen immer größere Löcher. »Europe's Welfare Woes« (Europas Wohlfahrt geht es übel) steht Ende 1980 auf der Titelseite des amerikanischen Nachrichtenmagazins TIME zu lesen, »... eine zu ehrgeizig großgezogene wohltätige Vision schrumpft unter wirtschaftlichem Druck«. Es wird aufgezeigt, wie die meisten Wohlfahrtsstaaten bereits mit dem Abbau ihrer Sozialleistungen beginnen mußten, weil die Kosten dafür nicht mehr aufzubringen sind.

Besonders kritisch ist diese Situation deshalb, weil durch die ständig steigenden Sozialabgaben als ein wesentlicher Kostenfaktor der Volkswirtschaft die Konkurrenzfähigkeit auf den internationalen Märkten immer mehr verlorengeht. Wirtschaftswachstum durch Export war die einzige Möglichkeit, die ständig steigenden Krankenbehandlungs- und Rentenkosten zu finanzieren. Mit dem Ende des Wirtschaftswachstums hat sich der Teufelskreis geschlossen; der Zusammenbruch der hochgezüchteten Sozialsysteme ist fest programmiert und nur eine Frage der Zeit. Je länger er durch wachsende Staatsverschuldung (z. B. zur Rentenfinanzierung) hinausgezögert wird, desto spektakulärer wird er sein. Daß ich bereits 1964 die bundesdeutsche Regierung und das Parlament auf diese drohende Entwicklung hingewiesen habe, leider ohne auf besonderes Interesse zu stoßen, kann jetzt nicht mehr viel daran ändern.

Aktiver Selbstschutz ist nötig

Wenn das soziale System immer weniger in der Lage ist, die uferlos wachsenden Krankheitskosten zu tragen und für den Lebensunterhalt der nicht arbeitsfähigen chronisch Kranken aufzukommen, dann wird es immer wichtiger, daß der einzelne sich selbst wieder mehr um den Schutz seiner Gesundheit kümmert.

Die Führungskräfte in der immer mehr bedrängten Wirtschaft waren die ersten, die erkennen mußten, daß sich ihr Unternehmen nicht lange Manager leisten kann, die öfters krank oder »auf Kur« sind. Inzwischen zwangen wachsende Lohn- und Sozialkosten, steigende Energie- und Materialkosten, zunehmender Preisdruck im Ausland und sinkende Gewinne die meisten Unternehmen, auch bei allen anderen Mitarbeitern ein sehr kritisches Auge auf die Krankheitshäufigkeit zu werfen. Diese liegt z. B. in der Bundesrepublik um ein Vielfaches höher als in Japan. Die bundesdeutschen Unternehmen müssen trotz der hohen Sozialabgaben bei jeder erneuten Erkrankung eines Mitarbeiters die ersten 6 Wochen seinen Lohn voll weiterzahlen; erst ab der 7. Woche kommt die Sozialversicherung dafür auf. In der Zeit der Krankheitsabwesenheit bleibt darüber hinaus der Arbeitsplatz, meist mit vielen Hunderttausenden von DM eingerichtet, unproduktiv und bringt Verluste ein. Durch diese Sachzwänge haben schon viele Arbeitskräfte, die überdurchschnittlich häufig krank oder »krankgeschrieben« waren, ihren Arbeitsplatz verloren.

Solange die Arbeitslosenunterstützung noch für den Lohnausfall aufkommen kann, mag vielen dieses Los ganz erträglich scheinen. Aber die Kassen der Bundesanstalt für Arbeit sind leer, und schon muß die Bundesregierung die Milliardenlöcher mit geliehenem Geld stopfen und eine beängstigend rasch steigende Staatsverschuldung damit weiter fördern. Lange kann dies nicht mehr gutgehen, zumal aufgrund der internationalen Konkurrenz- und Preissituation auch mit einer raschen weiteren Zunahme der Arbeitslosenzahl gerechnet werden muß. Dann aber werden für viele Arbeitslose und ihre Familien erst wirklich bittere Zeiten kommen.

Gesund und arbeitsfähig zu sein ist deshalb heute nicht nur für Selbständige und Führungskräfte, sondern für jedermann die erste und wichtigste Voraussetzung, wenn die persönliche wirtschaftliche Existenz und die der Familie auf einem sicheren Fundament stehen soll. Niemand sollte sich in den kommenden Krisenzeiten darauf verlassen, daß andere immer ausreichend für seinen Unterhalt, seine Pflege und Behandlung aufkommen und ihn und seine Familie erhalten könnten; auch dann nicht, wenn er dafür Sozialversicherungs- und Rentenbeiträge bezahlt oder private Versicherungen abgeschlossen hat. Denn die Sozial- und Rentenversicherungen sind nach dem Prinzip des »Generationenvertrages« eingerichtet. Das bedeutet, daß die einbezahlten Beiträge einer Person nicht für deren Versicherungsfall oder spätere Rente angespart oder sicher angelegt, sondern sogleich wieder ausgegeben werden für die Zahlungen an andere Personen, die früher einmal Beiträge einbezahlt haben, die auch nicht angespart, sondern ebenfalls sogleich wieder ausgegeben wurden. Reiner Nutznießer ohne eigene Beitragsleistung war einmal die erste Generation bei Einrichtung der Sozial- und Rentenversicherung. Die letzte Generation »beißen die Hunde«; das heißt, daß sie beim Zusammenbruch des Systems trotz eigener Einzahlungen zu Zeiten ihrer Arbeitsfähigkeit keine oder nur stark verringerte Auszahlungen erhält, wenn sie im Alter oder Krankheitsfall darauf Anspruch erhebt, und bei privaten Versicherungen besteht, wie die Erfahrungen der vergangenen Inflationen gezeigt haben, das Risiko des weitgehenden Wertverlustes.

Lebenswichtig: Die Kenntnis der Ursachen

Bei oberflächlicher Betrachtung könnte man den Eindruck gewinnen, als seien die Ursachen dieser weitverbreiteten chronischen Krankheiten und Todesursachen noch überwiegend unbekannt und unerforscht. Auch manche offizielle Verlautbarung von »zuständigen Stellen« und »Fachgesellschaften« vermittelt ähnliche Eindrücke.

Dringt man jedoch tiefer ein, so stellt sich heraus, daß diese

Ursachen weitgehend erforscht sind. Fragt man sich weiter, warum dann nicht entsprechende Gesetze erlassen und Informationsfeldzüge gestartet werden, so stößt man auf eine große Zahl von Interessenkonstellationen, die solchem im Wege stehen – ja, die sogar verhindern, daß bestehende Gesetze konsequent angewendet werden.

Der einzelne mag dies beklagen, und die Bevölkerung mag dadurch großen Schaden an ihrer Gesundheit erleiden – ändern läßt sich daran wenig. Wichtig für den einzelnen ist nur, von solchen Konstellationen zu wissen, weil er sonst dem gefährlichen Trugschluß vieler gutgläubiger Bürger erliegt: »Wenn das so wäre, wenn diese und jene Sache oder Verhaltensweise so gefährlich wäre, dann müßte doch der Staat sofort zum Schutze unserer Gesundheit entsprechende Maßnahmen treffen und Gesetze erlassen. Da er es nicht tut, wird es schon nicht so gefährlich sein ...« Damit beruhigen sie sich, belassen alles bei ihren alten Gewohnheiten und werden deshalb schließlich auch deren Opfer.

Dabei kann auch die beste Regierung nicht einseitig die Gesundheitsinteressen ihrer Bürger wahren; vielmehr wird sie ihre Aufgabe in einer möglichst ausgewogenen Berücksichtigung aller, auch einander widerstrebender Interessen einschließlich ihrer eigenen in möglichst hohen Steuereinnahmen und möglichst zahlreichen Wählerstimmen ganzer Interessengruppen sehen.

So war schon 1952 (und nicht erst seit dem Kennedy-Report) bekannt, daß ca. 90 Prozent der an Lungenkrebs Verstorbenen Raucher waren; die übrigen rekrutierten sich zumeist aus Berufen, die in verrauchten Räumen arbeiten mußten, wie Kellner und Eisenbahnschaffner. Inzwischen ist weiter erforscht worden, daß das Blasenkrebs- und Magenkrebsrisiko bei Rauchern erhöht ist, daß Kinder aus Raucherfamilien untergewichtig und mit geringeren Überlebenschancen zur Welt kommen, daß Rauchen impotent machen kann, daß das Risiko von Herzinfarkt und Gefäßverschlüssen stark erhöht ist, daß bei Rauchern viel häufiger Steinlungen und andere Lungenschäden auftreten. Aber konnten die Regierungen deshalb das Rauchen verbieten? Sie hätten die Existenz der Tabakanbauer, die Arbeitsplätze in der Tabak- und Zubehörindustrie, die hohen Tabaksteuereinnahmen und die Millionen Wählerstimmen der vom Nikotin abhängig gewordenen Bürger aufs

Spiel gesetzt. So mußte es bei oberflächlichen Maßnahmen wie einem gewissen Schutz der Nichtraucher in öffentlichen Räumen bleiben, wo sie nach neueren Erkenntnissen unfreiwillige Mitraucher sind.

Nicht viel anders liegen die Dinge beim Alkohol. Der Verbrauch nimmt ständig weiter zu, schon unter den Jugendlichen. Viele sind unrettbar in den Alkoholismus abgeglitten; teure Entziehungskuren in staatlichen oder wohltätigen Einrichtungen bewahren nur einen kleinen Teil vor Rückfällen. Die Leberzirrhose, an deren Entstehung der Alkoholkonsum wesentlich beteiligt ist (neben der Zunahme des Arzneimittelkonsums und der Giftbelastungen aus der Umwelt), ist eine der am schnellsten zunehmenden Krankheiten geworden.

In Schweden wurde kürzlich eine Gruppe von Personen untersucht, die täglich 50 g Alkohol oder mehr konsumieren. Das entspricht ungefähr zwei Flaschen Bier oder einer kleinen Flasche Wein oder zwei bis drei Gläsern Schnaps oder Likör. Das Ergebnis: 19 Prozent dieser Personen waren an Leberzirrhose erkrankt; 49 Prozent zeigten eine computertomographisch (so werden auch Babys im Mutterleib untersucht) nachweisbare Gehirnschrumpfung; 59 Prozent wiesen nachweisbare Beeinträchtigungen ihrer Gehirnfunktionen auf.

50 g Alkohol pro Tag ist zur Zeit auch der Durchschnittskonsum der erwachsenen Bundesbürger (1980: 12700 g pro Jahr und Kopf im Gesamtbevölkerungsdurchschnitt, in dem auch Säuglinge und Kinder enthalten sind, die noch keinen Alkohol konsumieren). Das bedeutet, daß die Gehirnfunktionen eines wesentlichen Teils der erwachsenen Bundesbürger durch Alkohol beeinträchtigt sein und viele eine Gehirnschrumpfung aufweisen müssen!

Aber können Regierungen deshalb ihre Weinbauern verärgern, die Arbeitsplätze in den staatlich lizenzierten Schnapsbrennereien gefährden, auf die hohen Einnahmen an Alkoholsteuern verzichten, den Bürgern und Wählern ein Symbol des versprochenen Wohlstandes wegnehmen? Natürlich nicht.

Diese Interessen sind so stark, daß in der Bundesrepublik sogar ein bestehendes Gesetz (Lebensmittelgesetz) nicht zum Einsatz kommt, welches es verbietet, Substanzen als Nahrungsmittel in Verkehr zu bringen, welche geeignet sind, die menschliche Gesundheit zu schädigen, was ganz eindeutig bei

Alkohol ebenso wie z. B. bei Industriezucker (als Hauptursache der Zahnkaries) wissenschaftlich nachgewiesen ist.

Auch scheinbar unabhängige wissenschaftliche Meinungsäußerungen, die einen großen Einfluß auf das Verhalten der Bürger ausüben, können von Interessen im Hintergrund beeinflußt sein: wenn z. B. ein Forschungsinstitut zum Teil zur Aufrechterhaltung seines Personalbestandes auf Aufträge von Interessengruppen angewiesen ist, oder wenn die Anerkennung neuer fremder Forschungsergebnisse oder Erfahrungen das Eingeständnis des eigenen Irrtums, die Aufgabe des eigenen bisherigen Lehrdogmas bedeuten würde. Da wird dann weniger mit Unwahrheiten als durch Weglassen eines Teils der Wahrheit argumentiert, wie schon Mitte der 60er Jahre der Tübinger Rechtswissenschaftler Professor Fechner in seinem Gutachten »Über den Einfluß wirtschaftlicher Interessen auf wissenschaftliche Institutionen und wissenschaftliche Meinungen« aufgezeigt hat.

Diesen Hintergrund muß der Unbefangene zumindest in einigen Teilen ahnen, um sich von den Wirkungen interessengesteuerter Beruhigungspillen und Verschleierungsmeldungen, ja von gezielter Desinformation durch beauftragte Public-Relations-Dienste frei zu machen. Erst dann wird es ihm möglich sein, die ganze Bedeutung des Wissens über die heute wirksamen Krankheitsursachen für sein ganz persönliches Schicksal und das seiner Familienmitglieder und Freunde zu erfassen und daraus auch die notwendigen Konsequenzen zu ziehen.

Was also sind die Ursachen der heutigen chronischen Krankheiten und hauptsächlichen Todesursachen?

Sind die chronischen Krankheiten vererbt?

Nicht selten wird die Auffassung geäußert, die chronischen und degenerativen Krankheiten seien im Erbgut verankert und kämen nur deshalb vermehrt zum Ausbruch, weil heute die Lebenserwartung höher sei als früher. Untermauert wird diese Auffassung durch die Feststellung, daß manche dieser Krankheiten auch schon bei Eltern oder Großeltern eines Erkrankten festgestellt wurden.

Dagegen spricht, daß einmal die Lebenserwartung nicht wirklich höher als früher, sondern eher geringer geworden ist;

und daß zum anderen derart nachteilige Erbeigenschaften in den 10 Millionen Jahren Evolution des Menschen längst ausgeschieden worden wären.

Dem könnte wiederum entgegengehalten werden, daß es sich um erst jüngst eingetretene Degenerationen der ursprünglich intakten Erbsubstanz handeln könnte – ausgelöst durch immer ungünstiger werdende Umwelteinflüsse.

Dagegen spricht die Erfahrung, daß viele Eltern geschädigter Kinder dann wieder kerngesunden Nachwuchs bekommen können, wenn sie vor Beginn der nächsten Schwangerschaft ihre Lebensweise in bestimmten Punkten ändern.

Diese Beobachtung legt die Vermutung nahe, daß eine Beeinträchtigung genetisch bestimmter Fähigkeiten und Funktionen in der Weise erfolgt, daß die Erbanlagen selbst zwar noch intakt bleiben, jedoch daran gehindert werden, sich während der Entwicklung des Embryos im Mutterleib voll auszubilden und zu verwirklichen.

Wird die Realisierung von Erbinformationen behindert?

Bei der Befruchtung der Eizelle durch eine Samenzelle bestimmen die in beiden enthaltenen Erbinformationen das »Programm« für die Entwicklung eines neuen Lebewesens. Darin sind alle Einzelheiten festgelegt. Was nicht in diesem Programm enthalten ist, kann auch nicht verwirklicht werden. Das heißt aber noch nicht, daß auch alles realisiert werden muß, was programmiert ist.

Die Frage nach optimalen Bedingungen für die Embryonalentwicklung und möglichen Störfaktoren beschäftigte Professor Dr. Georg H. M. Gottschewski durch sein ganzes Forscherleben. Dabei entdeckte er – gewissermaßen als Nebenergebnis – die Ovulationshemmer, aus welchen sein Freund Pinkus dann »die Pille« zur Empfängnisverhütung entwickelt hat.

Gottschewski fand heraus, daß die Erbanlagen nach einem strengen Zeitplan zur Verwirklichung abgerufen werden, der an Vollkommenheit alles übertrifft, was der Mensch an Planungsverfahren, wie z.B. der Netzplantechnik, je erdacht hat. Daß solches zur Entwicklung eines funktionierenden Organismus unentbehrlich ist, kann man sich leicht vorstellen. So wäre es sicher wenig sinnvoll, wenn sich die Ohren entwickeln würden, bevor der Kopf da ist. Außerdem muß das Ganze nach 9 Monaten fertig sein; »Lieferverzögerungen« wie in der Wirtschaft, eine Geburt nach 10 oder 12 Monaten, sind nicht vorgesehen. Das bedeutet, daß bei irgendwelchen Störungen des Informationsflusses der gerade anstehende Abruf einer Information später nicht nachgeholt werden kann; vielmehr fällt er dann aus, und die betreffende Anweisung wird nicht realisiert.

Solche Störungen gibt es bei der Embryonalentwicklung tatsächlich. Erstaunlicherweise gehen sie weniger von direkten Gifteinwirkungen aus, für die der Embryo relativ unempfindlich ist. Sehr empfindlich hingegen reagiert er auf Störungen des Stoffwechselgleichgewichts der Mutter. Der Abruf von Erbinformationen wird jedesmal unterbrochen, wenn dieses Gleichgewicht gestört ist. Je mehr Störungen vorkommen, desto mehr Realisierungslücken gibt es.

So hängt es nur vom Zeitpunkt der Störung ab, ob sie eine ungenügende Gehirnentwicklung, eine zu geringe Zahl an Muskelzellen, ein Fehlen des Verschlusses zwischen beiden Herzkammern (blue babies), ein ungenügendes Kieferwachstum (Folge: Engstand der Zähne), das Fehlen einzelner Zahnanlagen und eine zu schwache Ausbildung anderer Organe bewirkt oder ob sie z. B. das Zusammenwachsen der seitlichen Gesichtslappen mit dem mittleren verhindert (Folgen: Hasenscharten und Wolfsrachen).

Die Störung des Stoffwechselgleichgewichts kann schon durch ein Glas Saft ausgelöst werden. Dieses Getränk bewirkt einen von der Natur in dieser Intensität nicht vorgesehenen Zuckerstoß, der seinerseits die Bauchspeicheldrüse zu einem starken Insulinstoß (zur Herabsetzung des zu hohen Blutzuckerspiegels) zwingt. Dieser führt in der Folge zu einem zu starken Absinken des Blutzuckerspiegels. Da die Blutzuckerwerte innerhalb bestimmter Grenzwerte ein wichtiger Teil des Stoffwechselgleichgewichts und eine unentbehrliche Voraussetzung für fast alle körperlichen und geistigen Funktionen sind, wird durch ihr vorübergehendes Entgleisen auch der Abruf von Erbinformationen beim Embryo gestört.

Andere Störfaktoren könnten die Verabreichung isolierter B-Vitamine sein, relativer Sauerstoffmangel während einer

Fahrt ins Hochgebirge oder eines Flugs (vor allem dann, wenn die Sauerstoffübertragung im Organismus ohnehin beeinträchtigt ist) oder starkes Erschrecken, das einen Adrenalinstoß auslöst. Den größten Einfluß aber haben Fehler in der Ernährung. Da die entscheidenden Entwicklungen beim Embryo in den 3 ersten Schwangerschaftsmonaten erfolgen, haben Störungen des Stoffwechselgleichgewichts der Mutter in dieser Zeit auch die schwerwiegendsten Folgen.

Der mütterliche Organismus verfügt offenbar über ein Kontrollsystem, welches schwerwiegende Entwicklungsstörungen beim Embryo entdeckt und es ihm ermöglicht, ihn in den ersten Wochen abzustoßen. Dies ist nach Schätzungen von Gynäkologen heute bei über 50 Prozent aller beginnenden Schwangerschaften der Fall; schon Gottschewski vermutete eine solche Größenordnung. Die meisten der betreffenden Frauen wußten dabei nicht einmal, daß sie schwanger waren, sondern registrierten nur eine stärkere und vielleicht verspätete Regelblutung.

Dieses Kontrollsystem kann aber auch selbst durch gesundheitliche Schädigung der Mutter außer Funktion gesetzt sein: Dann wird ein fehlentwickelter Embryo ausgetragen. Gottschewski sagte im Conterganprozeß als Sachverständiger aus, daß dieses Medikament nicht die Auslösung von Mißbildungen, sondern die Blockierung des mütterlichen Kontrollsystems bewirke und so Embryos ausgetragen wurden, die normalerweise abgestoßen worden wären.

Konstitution ist das Produkt aus realisierten Erbanlagen und Umwelteinflüssen

Dieses Wissen ist besonders wichtig für alle Eltern, die nicht nur die Zahl und die Geburtszeit ihrer Wunschkinder, sondern auch deren konstitutionelle Gesundheit planen möchten. Damit sind entscheidende positive Weichenstellungen für das spätere Fortkommen in Schule und Beruf sowie das persönliche Glück der Kinder möglich.

Selbst genetische Programmfehler (überzählige oder fehlende Chromosomenstücke), die z. B. zum Mongolismus führen können, haben ihre Ursache in einer frühen Störung des normalen Reproduktionsablaufs. Sie kommen vor, wenn sich die Chromosomen bei der ersten Reifeteilung des weiblichen Eis nicht alle sauber zu jeweils halben Chromosomensätzen lösen können. Vermutlich ist auch hier der auslösende Faktor eine Störung des Stoffwechselgleichgewichts der Mutter.

Was an Erbanlagen während der Embryonalentwicklung realisiert werden konnte, das ist gewissermaßen das gesundheitliche Startkapital des Neugeborenen. Nach der Geburt ist der Mensch sein ganzes Leben lang unmittelbar den Einflüssen seiner Umwelt ausgesetzt. Die Fähigkeiten, mit seiner Umwelt fertig zu werden und ihre Einflüsse in eigene Energie umzuwandeln, bestimmen den Verlauf seines weiteren gesundheitlichen Schicksals, seine Konstitution, seine Widerstandskraft und Ausdauer. Wenden wir uns nun der Frage zu, welches die wichtigsten Umwelteinflüsse sind, und ob wir auf sie einwirken können oder ihnen machtlos ausgeliefert sind.

Stärkster Umwelteinfluß: Die Art der Ernährung

Untersucht man, welches der größte Umwelteinfluß überhaupt ist, so stößt man auf die Nahrung. Auf keinem anderen Weg gelangt täglich eine solche Menge an Wirkstoffen aus der Umwelt in den Organismus wie durch den Vorgang der Nahrungsaufnahme. Nahrung ist in den Organismus aufgenommene Umwelt, die mit Hilfe seines Stoffwechsels assimiliert wird. Assimilation heißt Aufnahme und Umwandlung in körpereigene Substanz und stoffwechselgerechte Energieträger. Von Art und Zusammensetzung der Nahrungswirkstoffe hängen deshalb Zustand, Funktion und Leistungsfähigkeit des Menschen direkt ab – mehr als von allen anderen Umwelteinflüssen. Dabei werden die Nahrungswirkstoffe vor ihrer Assimilation keineswegs so vollständig in ihre Bausteine zerlegt, wie man bisher angenommen hatte. Vielmehr werden ganze Eiweißmoleküle, Darmbakterien, Stärkekörner usw. auch direkt über die Darmwand aufgenommen. So erklärt sich die erstaunliche Tatsache, daß das Kind einer Mutter, die während der Schwangerschaft Schweinefleisch aß, immunologisch dem Schwein nahesteht, wie Professor Dr. Gottschewski bei seinen Forschungen am Max-Planck-Institut für Immunbiologie in Freiburg entdeckte. Solche Erfahrungen geben dem alten Sprichwort neues Gewicht: »Der Mensch ist, was er ißt.«

Es liegt bei uns

Schon der römische Philosoph Epiktet lehrte, daß es wenig Sinn hätte, sich über Mißstände aufzuregen, die man doch nicht ändern könne. Man solle damit seine Zeit und Energien nicht verschwenden, sondern sie auf jene Umstände richten, die man tatsächlich beeinflussen könne.

So ist es für den einzelnen Menschen z. B. schwer, die Qualität seines Leitungswassers zu verbessern. Er kann sich aber, wird sie unzumutbar, ein gutes Quellwasser in Flaschen vom Getränkehandel liefern lassen. Dort, wo er leben und arbeiten muß, wird er auch die Luft nicht von Schadstoffen frei machen können; aber er kann dazu beitragen, daß sie durch Tabakrauch nicht noch zusätzlich angereichert wird.

Glücklicherweise leben wir fast alle in geregelten Verhältnissen und können selbst bestimmen, was wir als Nahrung zu uns nehmen. Zwar sind wir gewohnt, in bestimmter Weise zu essen, und erzogen, das aufzuessen, was uns vorgesetzt wird. Wenn wir aber zu der Erkenntnis gelangen, daß dadurch Krankheiten verursacht werden können, so hat jeder von uns die Möglichkeit, die notwendigen Änderungen in den Ernährungsgewohnheiten vorzunehmen. Wir müssen nur wissen, welche für uns von Nachteil sind.

Die Unzulänglichkeit einseitig analytischer Ernährungsforschung, daraus abgeleiteter Ernährungslehren und Nahrungsmittel

Ein verhängnisvoller Fehler der Ernährungsforschung besteht darin, daß sie ein Prinzip der Arzneimittelforschung auch auf die Ernährung des Menschen überträgt. In der Arzneimittellehre ist es richtig, dem Patienten nur diejenigen Substanzen zuzuführen, deren Zusammensetzung und deren Wirkungen erforscht sind. Wenn man aber dasselbe Prinzip auf die Ernährung des Menschen anwendet, wie das heute geschieht, so hat dies zur Folge, daß die allgemein empfohlene Ernährungsweise nur solche Substanzen enthält, deren Zusammensetzung und Wirkungen erforscht sind: Zwangsläufig fehlen also all jene, die zufällig noch nicht erforscht, aber ebenso lebens- und gesundheitsnotwendig sind.

Diesen entscheidenden Mangel weisen alle Nahrungsmittel auf, die nach diesem Prinzip hergestellt werden. Sie machen heute einen wesentlichen Teil der Nahrung in den zivilisierten Ländern aus.

Das erklärt die große Verbreitung der ernährungsbedingten Zivilisationskrankheiten. Der direkte Zusammenhang wurde erst spät entdeckt, weil zwischen der Einführung solcher Nahrungsmittel und dem Anstieg der betreffenden Krankheiten ein Verzögerungsfaktor von etwa 20 Jahren liegt. Diese »Regel der 20 Jahre« wurde von den englischen Forschern Cleave und Campbell in einer großen wissenschaftlichen Arbeit in Südafrika und Indien nachgewiesen. Sie verglichen den Gesundheitszustand indischer Einwanderer nach Südafrika, welche die dortigen westlichen Ernährungsgewohnheiten angenommen hatten, mit dem Gesundheitszustand ihrer zu Hause gebliebenen Landsleute, die bei der ursprünglichen natürlichen Kost geblieben waren. Es zeigte sich, daß bei den Indern in Südafrika nach etwa 20jährigem Aufenthalt zahlreiche Zivilisationskrankheiten steil zunahmen, darunter Diabetes, Herzinfarkt, Bluthochdruck, Krampfadern und einiges mehr.

Die Bundesrepublik Deutschland lieferte eine klassische Bestätigung dieser Regel: Im Jahre 1969 – 20 Jahre nach der Währungsreform, die eine tiefgreifende Ernährungsänderung in Richtung verfeinerter Zivilisationskost mit sich brachte – kam es zu einem steilen Anstieg von Diabetes, Herzinfarkt und Übergewicht.

Die Wirkungen solcher »raffinierter« (= reiner), von »Ballaststoffen befreiter« Nahrungsmittel sollen hier näher betrachtet werden.

Gesundheitsschäden durch isolierte Kohlenhydrate (Industriezucker, Auszugsmehle)

Die isolierten Kohlenhydrate – Industriezucker, Auszugsmehle, reine Stärken, polierter Reis usw. – sind ein Hauptbestandteil üblicher Zivilisationskost. Sie werden fabrikmäßig hergestellt und dabei von allen für überflüssig gehaltenen »Ballaststoffen« befreit, um »dem Körper konzentrierte Energie zuzuführen und ihm überflüssige Arbeit abzunehmen«. Der wirtschaftlich wichtige Nebeneffekt ist, daß so aus verderblichen Naturprodukten lager- und handelsfähige Dauerkonserven entstehen.

Leider kann der menschliche Organismus diese auf Dauer nicht ohne Störung verarbeiten. Ihm fehlen die natürlichen Begleitstoffe – Vitamine des B-Komplexes, Spurenelemente, Mineralstoffe, Fermente –, die mit den vermeintlich überflüssigen »Ballaststoffen« entfernt wurden. Während vorher der Kohlenhydratabbau durch Sauerstoffanlagerung zu Kohlendioxid (das ausgeatmet wird) und Wasser erfolgte, verschiebt sich nun der Kohlenhydratstoffwechsel in den anaereob-glykolytischen Bereich. »Veratmung« wird durch »Vergärung« ohne Sauerstoff ersetzt. Endprodukte sind nun Milchsäure und Brenztraubensäure, flüssige Säuren, die nicht ausgeatmet werden können. Das trägt wesentlich zu einer »Übersäuerung« des Organimus bei. Die Beanspruchung von Mineralstoffreserven zur Neutralisierung begünstigt Zahnkaries und Osteoporose (Knochenbrüchigkeit). Da Krebszellen, wie der Nobelpreisträger Professor Otto Warburg nachgewiesen hat, ebenfalls anaereob-glykolytisch (ohne Sauerstoff) arbeiten, fühlen sie sich in diesem Stoffwechselmilieu besonders wohl.

Die unvollkommene Verarbeitung isolierter Kohlenhydrate führt auch zur teilweisen Umwandlung in gesättigte Fette. Diese tragen zur Füllung der Fettspeicher und damit zum Übergewicht bei. Außerdem verdrängen sie die hauchdünne Schicht hochungesättigter Fettsäuren auf den Innenwänden des Blutgefäßsystems, welche dort die Aufgabe der Sauerstoffversorgung der auskleidenden Zellschicht (Intima) und insgesamt der Sauerstoffübertragung von den roten Blutkörperchen zu allen Zellen des Organismus haben. Die Intima erstickt teilweise unter dem reaktionsunfähigen Fettfilm. Dies ist ein entscheidender Teilmechanismus bei der Entstehung von Arteriosklerose, Bluthochdruck, Herzinfarkt und Hirnschlag. Außerdem wird die Sauerstoffversorgung des Gesamtorganismus beeinträchtigt.

Industriezucker und damit versetzte Produkte sind auch die entscheidende Ursache der Zahnkaries und Mitursache der Parodontose, weil sie im Mund direkt zum Wachstum einer karies- und parodontosefördernden Bakterienflora führen. Der hohe osmotische Druck konzentrierter Süßigkeiten setzt am Zahnfleischsaum einen Entzündungsreiz, welcher Parodontose auslösen kann. Dieser Druck sorgt auch für ein rasches Einwandern der Zuckermoleküle in die Zahnhartsubstanz. Es ist nachgewiesen worden, daß Zucker innerhalb von 30 Minuten durch Zahnschmelz und Zahnbein gesunder Zähne bis in die Pulpa (»Zahnnerv«) eindringt. Auf diesem Wege gehen die Zuckermoleküle wasserlösliche Verbindungen mit den Mineralstoffen ein, aus welchen der Zahn besteht. Diese Verbindungen wandern dann aus der Zahnhartsubstanz aus. Zucker macht so den Zahn selbst im Speichel löslich.

Der Verzehr von Nahrungsmitteln, Speisen und Getränken, die Zusätze von Industriezucker enthalten, führt auch zu einem unnatürlich raschen Anstieg des Blutzuckerspiegels. Dies löst eine unnatürlich starke Insulinausschüttung der Bauchspeicheldrüse zur Gegensteuerung aus. Dies wiederum kann mehrere Folgen haben.

Wenn gleichzeitig reichlich Eiweiß in der Nahrung enthalten ist, was heute in der Regel der Fall ist, so führt jeder Insulinstoß bei heranwachsenden Kindern und Jugendlichen gleichzeitig zur Ausschüttung von Wachstumshormonen. Hierin liegt eine Hauptursache für das unnatürliche Längenwachstum der heutigen Jugend in vielen Ländern.

Der starke Insulinstoß führt dazu, daß in der zweiten Phase des Geschehens der Blutzuckerspiegel zu weit absinkt. Ein zu niedriger Blutzuckerspiegel kann zu Reaktionsmangel und Aggressivität, zu erhöhter Infektionsanfälligkeit oder – bei schwangeren Frauen – zu Entwicklungsstörungen des Embryos führen.

Ein Überschuß an isolierten Kohlenhydraten in der Nahrung trägt auch zu einer erheblichen Überproduktion von Mukopolysacchariden bei. Diese Substanz findet man hauptsächlich bei Bluthochdruck, Arteriosklerose und Herzinfarkt in den Gefäßwänden des Kreislaufsystems eingelagert. Auch durch Eiweißüberschüsse in der Nahrung wird die Überproduktion von Mukopolysacchariden gefördert.

Gefährliche Eiweißüberfütterung

Zum Aufbau und Ersatz seines Körpereiweißes braucht der Mensch 11 verschiedene Eiweißbausteine (Aminosäuren), die er nicht selbst herstellen kann. Die analytische Ernährungsforschung machte den Fehler, jeweils nur ein einzelnes Nahrungsmittel daraufhin zu untersuchen, ob es alle diese 11 Aminosäuren in genügender Menge enthält. Da dies nur bei tierischen Produkten der Fall ist, kam sie zu der irrigen Auffassung, daß der Mensch tierische Nahrung brauche, um seine Eiweißversorgung sicherzustellen. In Wirklichkeit ist diese ebensogut durch die Kombination pflanzlicher Eiweißträger möglich, die sich gegenseitig in ihrem Aminosäuregehalt ergänzen, wie z. B. Getreide und Grünblattsalate, Getreide und Leguminosen (Erbsen oder Bohnen) oder Mais und Leguminosen.

Außerdem entstand in der Ernährungslehre der bisweilen noch heute verfochtene Irrtum, daß der Organismus Eiweiß nicht speichern könne, sondern jeden Überschuß sofort verbrennen müsse.

Beide Irrtümer führten zu der Empfehlung, viel tierisches Eiweiß zu essen: Fleisch, Fisch, Käse, Quark, Milch, Ei. Wie aber mehrfach, besonders gründlich durch Professor L. Wendt, nachgewiesen wurde, kommt es bei reichlicher Eiweißzufuhr zur Einlagerung von überschüssigem Eiweiß in die Eiweißspeicher des Organismus. Diese liegen in der Basalmembran der Blutkapillaren, in der Wand der Blutgefäße, im gesamten Bindegewebe des Organismus und in der Wand (Hülle, Oberfläche) jeder einzelnen Körperzelle.

Die Wände der Blutkapillaren und größeren Blutgefäße verdicken sich hierdurch und werden für den Stofftransport in beiden Richtungen immer weniger durchlässig. Dadurch sind die gesamten Organe und jede einzelne Körperzelle schlechter ernährt und schlechter »entsorgt«. Sie funktionieren weniger gut; Stoffwechsel-Abbauprodukte häufen sich im ganzen Organismus an. Auch die von den inneren Drüsen produzierten Hormone gelangen nun viel schwerer in die Blutbahn; dies ist z. B. ein ursächlicher Mechanismus des Erwachsenendiabetes.

Die Verdickung der Gefäßwand bewirkt auch eine Verengung des Innendurchmessers im arteriellen System und bei den Blutkapillaren. Soll nun weiterhin gleich viel Blut durchgepumpt werden, um alle Körperzellen zu ernähren und mit Sauerstoff zu versorgen, so muß der Blutdruck erhöht werden: Hier liegt – in Ergänzung zu den Wirkungen der isolierten Kohlenhydrate – der andere entscheidende Vorgang, der zu Bluthochdruck und Arteriosklerose führt.

Der erhöhte Eiweißgehalt des Blutes selbst erhöht seine Viskosität (Dickflüssigkeit), wodurch eine weitere Erhöhung des Blutdrucks erforderlich wird. Gleichzeitig erhöht dieser die Gerinnungsneigung des Blutes, so daß sich spontan Blutgerinnsel bilden können. Diese Ursachenmechanismen können zu Embolien (Gefäßverschlüssen), Hirnschlag, Herzinfarkt, erhöhter Emboliegefahr nach Operationen oder auch, vor allem an den Gliedmaßen, zu völligem Verschluß von Gefäßen führen, so daß amputiert werden muß. Beim Rauchen werden diese Vorgänge noch durch das Kohlenmonoxid gefördert: nicht ohne Grund gibt es ca. 100000 amputierte Raucherbeine pro Jahr in der Bundesrepublik.

Bei den Venen führt die Eiweißspeicherung nicht zur Wandverdickung, sondern zu ihrer Flächenvergrößerung und damit Ausweitung. Die Folge sind Hämorrhoiden und Krampfadern.

Die Speicherung von Eiweißüberschüssen im Bindegewebe leistet durch die starke Wasserbindungsfähigkeit der Eiweißverbindungen einen wesentlichen Beitrag zum Übergewicht. Wird gleichzeitig noch reichlich Salz mit der Nahrung zugeführt, so steigt diese Wasserbindungsfähigkeit der Eiweißüberschüsse im Bindegewebe auf ein Vielfaches an.

Die Eiweißeinlagerung in die Oberflächen der Körperzellen verringert deren Fähigkeit, mit ihrer Umgebung Stoffe auszutauschen. Offenbar werden dadurch außerdem Rezeptoren (»Empfangsantennen«) für Hormonsignale, die in den Zelloberflächen sitzen, blockiert.

Daß die Blockierung der Insulinrezeptoren in den Körperzellen die Hauptursache des Altersdiabetes ist und nicht etwa ein Mangel an produziertem Insulin, wurde erst kürzlich entdeckt. Die bis zu 70 Prozent blockierten Rezeptoren werden schon bald nach einer Ernährungsumstellung wieder voll funktionsfähig.

In der Forschung über die Ursache des Alterns wendet sich das Interesse neuerdings ebenfalls den Rezeptoren in den Zellwänden zu: ihre zunehmende Blockierung (Unfähigkeit zum Empfang von Hormonsignalen) wird heute in erster Linie für den Alterungsprozeß verantwortlich gemacht.

Bei eiweißreicher Ernährung entsteht auch reichlich Harnsäure als Eiweißabbauprodukt. Da diese bei verdickten Gefäßwänden gleichzeitig schlechter abtransportiert wird, kommt es zu ihrer Anhäufung in den Geweben: Gicht breitet sich aus.

Arthrosen entstehen durch die bei verdickten Kapillarwänden schlechte Ernährung der Gelenkknorpel und der Zellen, welche die Gelenke mit Schmierstoffen versorgen sollen; außerdem kann sich auch im Gelenkspalt Harnsäure ablagern. Dadurch kommt »Sand ins Getriebe«. Das Gelenk läuft trokken und wird verschlissen.

Bei Muskelrheuma hat man sogenannte »Rheumaknötchen« gefunden – Ablagerungen von Stoffwechselzwischenprodukten im Muskelgewebe, die der Organismus wegen der verdickten Kapillarwände nicht auf normalem Wege abtransportieren kann und es deshalb zum Teil mit entzündlichen Prozessen versucht.

Eine Ernährung, die viel Fleisch, Fett, Zucker und Salz enthält, führt nach Feststellung des amerikanischen Krebsforschungsinstituts und der Weltgesundheitsorganisation WHO zu 60 Prozent aller Krebserkrankungen. Ein solcher Nahrungsbrei bietet – zumal bei der oft dadurch bewirkten Verstopfung – einen idealen Nährboden für Fäulnisbakterien, die im Zusammenwirken mit Gallensäuren giftige, krebserzeugende Nitrosamine produzieren. Die so entstehenden Krebszellen finden bei einem gleichzeitig anaerob entgleisten Kohlenhydratstoffwechsel ideale Bedingungen zu widerstandsloser Vermehrung, da auch die gesunden Körperzellen in ihrer Atmung beeinträchtigt und damit geschwächt sind.

Das Fettproblem

Grundsätzlich braucht der Mensch keine Zufuhr einfacher gesättigter Fette. Er kann sie in seinem Stoffwechsel im notwendigen Umfang aus Kohlenhydraten selbst herstellen. Werden zu viele Kohlenhydrate zugeführt, so werden auch zu viele gesättigte Fette produziert und als Fettpolster auf Vorrat abgelagert.

In der heute üblichen Ernährung sind große Mengen gesättigter Fette enthalten. Teils werden sie in »offener« Form zugeführt, so als Brotaufstrich (mit Butter oder Margarinen) oder als Back- und Bratfette. Überwiegend jedoch werden sie »versteckt« aufgenommen: mit Fleisch, Wurst, Speck, Käse,

Milch, in Form fett- oder ölhaltiger Soßen, mit fetthaltigen Gebäcken und Süßspeisen oder in Form von Schokolade.

Dieses starke Angebot gesättigter Fette führt bei der heute insgesamt kalorienreichen Ernährung dazu, daß der größte Teil in den Fettspeichern des Organismus eingelagert wird. Durch Einlagerung in die Gefäßwände erhöhen diese Fette auch das Risiko, einen Herzinfarkt oder Hirnschlag zu erleiden. Nach einer besonders fettreichen Mahlzeit kann es – vor allem bei vorgeschädigtem Gefäßsystem – zu einer Fettembolie, d.h. zur völligen Verstopfung einzelner Blutgefäße durch Fett kommen. Es ist nachgewiesen worden, daß nach einem solchen Essen die vom Magen-Darm-Kanal wegführenden Lymphgefäße eine große Zahl von Fetttröpfchen mitführen, die der Lymphflüssigkeit ein regelrecht milchiges Aussehen geben. Die Lymphe fließt sodann in den Blutkreislauf ein. Erhöhte Blutfettwerte aber gelten nach wie vor als wesentliche Risikomerkmale für Herz- und Gefäßkrankheiten und durch sie ausgelöste Todesfälle.

Eine andere Art von Fetten indessen muß dem Organismus mit der Nahrung zugeführt werden: Die ungesättigten und hochungesättigten Fettsäuren. Die erforderliche Tagesmenge beider wird direkt nach ihrem Sauerstoffbindungswert berechnet. Dies zeigt schon, welche entscheidende Bedeutung sie für die Sauerstoffversorgung des Organismus haben. Der Tagesbedarf des Organismus ist höher, wenn größere Mengen gesättigter Fette in der Nahrung enthalten sind, und geringer bei kleineren Mengen.

Die ungesättigten und hochungesättigten Fette (oder Fettsäuren) sind aufgrund ihrer Sauerstoffbindungsfähigkeit sehr sauerstoffempfindlich. Sie kommen u.a. vor im Keim des lebendigen, keimfähigen Getreidekorns; wird dieses gemahlen, so oxidieren sie nach kurzer Zeit. Auch Nüsse und Leinsamen enthalten ungesättigte und hochungesättigte Fettsäuren; mahlt man indessen Leinsamen, so ist ein wesentlicher Teil schon 10 Minuten später oxidiert. Ebenso wie bei frisch gemahlenem Getreide kann der Oxidationsvorgang gestoppt werden, wenn das Mahlprodukt sofort »unter Wasser« kommt, indem man z.B. einen Teig oder ein Frischkorngericht zubereitet.

Hochungesättigte Fettsäuren sind auch in einigen Pflanzenölen enthalten, besonders reichlich in Distelöl.

Schädliche Hitzebehandlung der Nahrung

Es ist heute selbstverständlich, Nahrungsmittel zu kochen, sterilisieren, grillen, pasteurisieren oder zu uperisieren. Man hält diese Hitzebehandlung nicht nur für unbedenklich, sondern sogar für gesundheitlich vorteilhaft, weil eventuell vorhandene Bakterien mit abgetötet werden. Erst in jüngster Zeit setzte sich allmählich die Erkenntnis durch, daß Hitze den gesundheitlichen Wert der Nahrung zum Teil entscheidend herabsetzt.

Hitze denaturiert Eiweiß schon beim Überschreiten von 41 Grad Celsius. Mit Kochkost wird dem Körper kein ursprüngliches, natürliches Eiweiß, sondern ein denaturiertes Produkt zugeführt. Hitze zerstört auch die wertvollen sauerstoffübertragenden Fermente und die Reduktone, welche unter anderem das Milieu für eine gesunde Darmbakterienflora sichern. Wird sie verändert, kann der Organismus nicht gesund bleiben. So fehlen z. B. der Leber dann Stoffe, welche die gesunde Flora erzeugt, so daß es zu chronischen Leberfunktionsstörungen kommen kann. Ebenso kann ein Mangel an Vitaminen auftreten, auf deren Anlieferung durch eine gesunde Darmbakterienflora der Organismus angewiesen ist.

Offenbar entstehen bei der Erhitzung auch schädliche Stoffe: Trotz ausreichender Rohkost löst u. a. schon wenig gekochtes Gemüse Zahnfleischbluten aus, was der Beginn einer Parodontose sein kann. Es gibt aber auch Lebensmittel wie Getreide, die unter Hitzeeinwirkung keine direkt schädlichen Stoffe zu erzeugen scheinen, so daß der Gesunde einen Teil davon (nicht alles!) gekocht oder gebacken zu sich nehmen kann, ein anderer muß auch dann noch roh gegessen werden.

Wer krank ist und gesund werden will oder wer gesund ist und in Höchstform sein möchte, kann dies nur erreichen, wenn er den gesundheitlichen Wert seiner Nahrung im wesentlichen nicht durch Hitze beeinträchtigt.

Welche Bedeutung rohe, lebendige Kost für die Gesundheit hat, geht auch daraus hervor, daß in der gesamten lebenden Natur sowohl Pflanzen wie Tiere darauf angewiesen sind, lebendige Nahrung aufzunehmen. Selbst Pflanzen werden krank und vermehrungsunfähig, wenn sie nur mit toten Nährlösungen ernährt werden. Auch sie sind darauf angewiesen, ihre Nahrung von lebenden Bodenbakterien aufbereiten zu lassen. Nur wenige Einzeller (Bodenbakterien) sind in der Lage, aus toter anorganischer Substanz belebte, biologisch reaktionsfähige Substanzen herzustellen. Auf ihnen baut sich die gesamte Pyramide höherer Lebewesen auf, welche alle davon existieren, lebendige Strukturen als Nahrung weitergereicht zu bekommen.

Daß ausgerechnet der Mensch – der sich als Spitze der Lebenspyramide betrachtet – in der Lage sein soll, ohne Schaden von toter Substanz zu leben, ist unlogisch und unwahrscheinlich. Tatsächlich kann sich der Mensch nur bis in ein hohes Alter gesund, reaktionsfähig und vital erhalten, wenn der überwiegende Teil seiner Nahrung lebendig ist. Nimmt er hingegen einen wesentlichen Teil an Nahrung in toter, hitzedenaturierter Form auf, so verliert er mehr und mehr an Vitalität, wird chronisch krank und stirbt schließlich.

Wie sehr lebendes Gewebe durch Hitze beeinträchtigt wird, kann man selbst feststellen, wenn man aus Versehen mit kochendem Wasser in Berührung kommt.

Solange man annahm, daß aufgenommenes Nahrungseiweiß vollständig in seine Aminosäuren-Bausteine zerlegt und dann wieder zu körpereigenem Eiweiß aufgebaut würde, konnte man noch davon ausgehen, daß eine Hitzebehandlung keine Nachteile hätte. Heute aber weiß man, daß der Organismus bei der Verdauung auch ganze Eiweißmoleküle aufnimmt, die dann über das Lymphsystem den Körperzellen zugeführt werden. Daß es hierbei gesundheitlich von Nachteil ist, wenn statt unveränderter, lebendiger Eiweißmoleküle irreversibel denaturierte, verklumpte angeliefert werden, kann man sich leicht vorstellen.

Im Tierversuch mit Katzen über mehrere Generationen hinweg hat sich gezeigt, daß schon das Pasteurisieren von Milch zu Degenerationserscheinungen in der Folgegeneration führt: Die langen Röhrenknochen des Skeletts werden dünner und länger, Schädel und Kiefer schmaler, so daß die Zähne keinen Platz mehr haben und unregelmäßige Zahnstellungen entstehen. Die heutige Jugend mit ca. 70 Prozent Zahnfehlstellungen und übermäßigem Längenwachstum gibt ein ganz ähnliches Bild ab – wobei ihr starker Konsum von Zucker nachgewiesenermaßen noch beschleunigend wirkt. Denn nach jedem Zuckerstoß kommt es neben der starken Insulinausschüttung auch zu einer Ausschüttung von Wachstumshormonen. Im

Tierversuch ist die degenerierende Wirkung hitzebehandelter Eiweißnahrung um so stärker, je größer die zugeführte Hitze ist. Dies gilt nicht nur für Milch, sondern ebenso für Fleisch. Nach der dritten Generation waren die Versuchskatzen überwiegend fortpflanzungsunfähig. Wurde rechtzeitig wieder auf rohe Milch und rohes Fleisch umgestellt, so dauerte es mehrere Generationen, bis die Katzen ihre volle Reproduktionsfähigkeit zurückerlangt hatten. Beim Menschen geht dies nach unserer Erfahrung schneller. Wenn Eltern von akzelerierten Kindern mit Zahnfehlstellungen ihre Ernährung konsequent auf lebendige, nicht denaturierte zivilisierte Urnahrung umstellen, so sind schon die nachfolgenden Kinder in der Regel wieder gesund, nicht akzeleriert und bekommen schöne, gleichmäßig stehende Zahnreihen.

Stärkemoleküle quellen durch Hitzebehandlung auf und werden dadurch beim Verdauungsvorgang viel rascher aufgenommen und in Blutzuckermoleküle umgewandelt; der Vorteil der langfristigen gleichmäßigen Energieversorgung durch nicht hitzebehandelte Stärke (z. B. aus Getreidekörnern) geht dabei verloren.

Es ist wahrscheinlich, daß dieses Aufquellen und Eindicken durch Hitzeeinwirkung auch nicht ohne Wirkung auf die Viskosität der gesamten Körperflüssigkeiten bleibt. Werden sie jedoch zu dickflüssig, so ist der ganze Stoffaustausch erschwert. Außerdem binden diese aufgequollenen Substanzen weit mehr Wasser, und es ist anzunehmen, daß sie ihre Eigenschaft auch im Organismus nicht ganz verlieren und so durch die Wasserbindung ihren Teil zum heutigen Übergewicht beitragen. Diese Annahme wird bestätigt durch die kräftige Wasserausschwemmung des Organismus schon in den ersten 24 Stunden einer Umstellung auf rohe, nicht hitzebehandelte, lebendige Nahrung!

Die so wichtigen hochungesättigten Fettsäuren können durch Hitzeeinwirkung sogar zu sehr schädlichen Polymerisationsprodukten umgewandelt werden.

Dies alles sind Beispiele, die noch weiter fortgesetzt werden könnten. Sie zeigen, daß die Hitzebehandlung von Nahrung einen weit schwerwiegenderen Eingriff in die Gesundheitsgrundlagen des Menschen darstellt, als man sich bisher gemeinhin vorgestellt hat.

Betätigungsmangel

Wer schon einmal ein Bein gebrochen hatte, weiß: Nach 8 Wochen Gips sind die Wadenmuskeln auf die Hälfte des gesunden Umfangs geschrumpft.

Astronauten, die sich längere Zeit in der Schwerelosigkeit aufhalten, müssen tägliche Trainingsprogramme absolvieren, um den Bewegungsapparat, um Herz, Kreislauf und Lunge voll funktionsfähig zu erhalten. Sie würden sonst bei ihrer Rückkehr zur Erde unter der Schwerkraft zusammenbrechen. Trotz dieses Trainings erleiden sie – wegen der ungenügenden Schwerkraftbelastung – einen erheblichen Verlust an Mineralsubstanzen ihres Knochenskeletts.

Kinder, die sich während des Heranwachsens nicht genügend durch Sport und körperliche Arbeit belasten, verfügen als Erwachsene über keinen voll entwickelten Bewegungsapparat (Muskeln, Skelett, Sehnen, Bänder, Knorpel, Bandscheiben usw.). Auch ihr Kreislauf ist nicht voll leistungs- und belastungsfähig. Erwachsene, die sich nicht ausreichend körperlich betätigen, erleiden einen frühzeitigen Muskelschwund, häufig zugunsten einer Zunahme von eiweiß- oder fettüberfülltem Bindegewebe.

Dieses biologische Prinzip der Funktionserhaltung durch Beanspruchung gilt nicht nur für den Bewegungsapparat.

So muß eine ständige Vernachlässigung von Zärtlichkeit, Liebe und Sexualität beim Erwachsenen zu – mit dem Alter zunehmenden – Verlusten an Empfindungsvermögen, Liebesfähigkeit und Potenz führen. Beim Mann fördert dieser Mangel an funktioneller Beanspruchung außerdem die Vergrößerung der Prostata, die durch zu viel Eiweiß in der Nahrung zusätzlich begünstigt wird.

Selbst das Gehirn leidet unter ungenügendem Betätigungstraining. Beim Kind und Heranwachsenden können die Gehirnzellen bei ungenügender Forderung nicht so viele Verbindungen wie bei ausreichender Beanspruchung zueinander knüpfen. Später ist ein solches Gehirn dann weniger leistungsfähig.

Erwachsene, die lange Zeit nur einfachen, geistig anspruchslosen Tätigkeiten nachgehen und auch in ihrer Freizeit wenig Anforderungen an ihr Gehirn stellen, erleiden frühzeitig einen Gewichtsverlust ihrer Gehirnsubstanz. Bei Menschen, die geistig tätig sind, behält das Gehirn auch im hohen Alter sein volles Gewicht.

Jeder lebende Organismus braucht, soll er voll funktionsfähig bleiben, häufige Mindestbeanspruchungen aller seiner Funktionen. Bleiben diese aus, so kommt es zu Rückbildungen an den vernachlässigten Organen.

Beim zivilisationsgeschädigten Menschen von heute ist dieses Mindestmaß an Anforderungen unterschritten. Wer morgens von seiner Wohnung mit dem Lift zur Garage fährt, dort in sein Auto steigt, wiederum mit dem Aufzug an seinen Arbeitsplatz gelangt, seine Tätigkeit an einem Schreibtisch oder einer Maschine ausübt, bis er abends denselben Rückweg nimmt, um dann nach einem natürlich sitzend eingenommenen Abendessen erschöpft im Fernsehsessel zu versinken – der unterschreitet das gesundheitserhaltende Bewegungsminimum mit Sicherheit. Er muß nicht nur mit Funktionsverlusten, sondern auch mit der Begünstigung von Erkrankungen seines ungenutzten Bewegungsapparates rechnen.

Unter natürlichen Umständen reguliert der Appetit die Energiezufuhr entsprechend dem Energiebedarf durch geleistete Arbeit. Wird aber ein Bewegungsminimum unterschritten, so nimmt der Appetit nicht weiter ab, sondern wieder zu. So haben viele Leute mit zu geringer körperlicher Bewegung einen zu großen Appetit und setzen deshalb Übergewicht an. Eine Erhöhung der körperlichen Bewegung führt in diesen Fällen zu einer Reduzierung des Appetits und der Nahrungsaufnahme, so daß das natürliche Gleichgewicht von Energiebedarf und Energiezufuhr wieder hergestellt werden kann.

»Haben Sie heute schon geschwitzt?« ist ein alter chinesischer Gruß mit tiefem Sinn.

Was für die körperliche Bewegung gilt, gilt ebenso für die anderen Organfunktionen, auch für unser Gehirn, welches heutzutage schon durch die ungünstige Ernährung nicht ausreichend mit Glutaminsäure und Vitaminen des B-Komplexes versorgt wird – und außerdem durch Alkohol geschädigt ist. Wird es noch ungenügend trainiert, so muß mit ernsten Funktionsbeeinträchtigungen gerechnet werden.

Ist jeder Streß schädlich?

Beinahe jeder leidet heute unter *Streß* und glaubt, dies sei für ihn gesundheitsschädlich. Lange Zeit war man sogar der Auffassung, Streß sei die Hauptursache des Herzinfarkts.

Das Wort kommt aus dem Englischen und wird mit »Druck, Beanspruchung, Belastung, Spannung« übersetzt.

Bei unbefangener Betrachtung erscheint es zunächst merkwürdig, daß Beanspruchungen und Belastungen Krankheiten auslösen sollen; sind sie doch genau jene Faktoren, die normalerweise für den jugendlichen Organismus Entwicklungsreize darstellen und den Erwachsenenorganismus fit halten. Tatsächlich müssen prinzipiell zwei ungünstige Voraussetzungen zusammenkommen, damit Streß nicht aufbauend, trainierend, sondern abbauend, schädlich, krankmachend wirkt:

1. Die betreffende Person muß streßanfällig sein. Selye, der Entdecker des Streß, konnte in seinen Versuchen Streßsyndrome nur erzeugen, wenn die Ernährung Überschüsse an Eiweiß und Kochsalz enthielt: *stress conditioning factors.* Beides bedingt einander; denn Fleisch, Fisch und Käse würden ohne Salz fade schmecken, und wenn eine Ernährung diese reichlich enthält, so ist sie gleichzeitig ärmer an frischen Salaten und Vollkornprodukten. Das bedeutet, daß die heute übliche Ernährung die erste Voraussetzung ist, damit Streß seine schädlichen Wirkungen entfalten kann. Belastung und Druck treffen dann auf einen geschwächten Organismus, der sich an ihnen nicht trainieren kann, sondern durch sie geschädigt und weiter geschwächt wird.

Hinzu kommt, daß bei der heute üblichen *gemischten Kost* die Versorgung mit der für Gehirn und Nerven wichtigen Glutaminsäure um 40 Prozent schlechter ist als bei einer dem Menschen von Natur aus entsprechenden Ernährung. Ähnliches gilt für die Versorgung mit den Vitaminen des B-Komplexes; auch sie sind von großer Bedeutung für das richtige Funktionieren des Gehirns und des Nervensystems. Und schließlich trifft Streß in ausgesprochen vielen Fällen Menschen, deren Gehirnfunktionen ohnehin schon durch regelmäßigen Alkoholkonsum von 50 g pro Tag und mehr beeinträchtigt sind.

2. Der Streß muß über die Belastungsfähigkeit des Individu-

ums hinausgehen. Dies ist relativ, denn mitunter genügt schon geringfügige Belastung, um einem Organismus Schäden durch Streß zuzufügen.

Tatsächlich sind die heutigen Anforderungen zum Teil weit über das natürliche Maß hinausgewachsen. Eine wichtige Ursache dafür ist unsere Leistungsgesellschaft. Gerade in Ländern mit hohen Löhnen muß die Wirtschaft besonders hohe Leistungen abverlangen, um nicht in die Verlustzone zu geraten; und der Zwang zu immer höherem technischem Wissensstand setzt schon die Schuljugend unter Streß, dem sie um so weniger gewachsen ist, je schlechter ihr Gesundheitszustand durch fehlerhafte Ernährungsgewohnheiten geworden ist.

Ein weiterer Grund für die absolute Vermehrung und Erhöhung der Streßfaktoren ist die gesteigerte Aggressivität vieler Zeitgenossen. Sie geht besonders tief, wenn sie ohne erkennbaren Grund oder gegebenen Anlaß zum Ausbruch kommt und deshalb vom Betroffenen als ungerecht empfunden werden muß.

Der so verstandene *schädliche* Streß löst im Organismus starke Reaktionen aus. Über die Ausschüttung entsprechender Hormone wird alles darauf eingerichtet, den *Stressor* sofort anzugreifen oder vor ihm flüchten zu können. Alle übrigen Körperfunktionen werden auf das lebensnotwendige Minimum reduziert. So hört der Verdauungsprozeß fast vollständig auf. Dazu ist es fast unmöglich, sich unter Streßeinfluß anderen Aufgaben, Arbeit oder auch nur der Erholung unbefangen und vollständig zu widmen.

Der Gestreßte wird in den meisten Fällen durch vielerlei Sachzwänge, Rücksichtnahmen oder Überlegungen der Zweckdienlichkeit daran gehindert, die in der Streßreaktion vom Organismus vorbereiteten Handlungen auszuführen. Erst dieser Umstand ist es, welcher den eigentlichen Schaden bewirkt. Die Streßhormone zirkulieren weiter, der Organismus bleibt sprungbereit, alle übrigen Körperfunktionen und geistigen Kapazitäten sind weiterhin blockiert. Die Folgen sind ungenügende Arbeitsleistung und entsprechend fehlende Befriedigung, mangelnde Erholung und in einer Art Teufelskreis eine immer größere Sensibilisierung auf Streß.

Es gibt einen kleinen, aber sehr wirksamen Trick, Gesundheitsschäden durch Streßsituationen fernzuhalten: Man führt, sobald es irgend geht, eine geeignete *Ersatzhandlung* aus, die zum Abbau der ausgeschütteten Hormone und zum Verbrauch der bereitgestellten Streßenergien führt. Die Palette der Möglichkeiten reicht von laut ausgesprochenen Kraftausdrücken über 3 Minuten Kniebeugen oder Seilspringen bis zu einem abendlichen Waldlauf von einer halben Stunde.

Ursachen der heutigen Aggressivität

Woher kommt die heute so gestiegene Aggressivität, die uns mit Streß belastet und mit der wir vielleicht selbst auf Streß reagieren? Es lohnt, sich mit diesem Komplex zu befassen.

Wer als Bürger eines hochzivilisierten Landes in weniger »entwickelte« Länder reist, dem fallen Freundlichkeit und Unbeschwertheit der Menschen dort auf. Das scheint absurd; denn eigentlich müßten sie, die oft nur das Allernotwendigste zum Leben haben, viel sorgenvoller und ernster sein als wir, die wir über sehr viel mehr verfügen. Es gibt verschiedene Gründe für diese nur scheinbar absurde Sachlage.

Weniger private und öffentliche Verkehrsmittel zwingen zu größerer körperlicher Bewegung – Gehen, Laufen, Reiten, Radfahren –, so daß etwa entstandene Streßbelastungen auf natürliche Weise wieder abgebaut werden.

Bei wesentlich niedrigerem Lohnniveau ist auch der Leistungsdruck geringer: Da ist es nicht so wichtig, ob ein Haus gemächlich gebaut und einige Monate später fertig wird. Bauarbeiter, Architekt und Bauherr – sie stehen nicht unter dem Druck wie ihre Kollegen in Ländern mit hohen Löhnen, in denen jede einzelne Arbeitsstunde spürbare Kostensteigerungen bringt.

Erhebliche Unterschiede bestehen auch in der ernährungsbedingten Streß-Konditionierung. In den hochzivilisierten Ländern mit ihrem hohen Eiweiß- und Salzkonsum löst der gleiche Streß viel stärkere Reaktionen und Schäden aus.

Die Ernährungsfaktoren sind so wirksam, daß sie selbst im Tierversuch mehrfach nachgewiesen wurden. Während Versuchsratten, die mit Getreidekörnern und Frischgemüsen ernährt werden, ein freundliches und fröhliches Verhalten zeigen, reagieren andere, mit eiweißreicher und hitzedenaturierter *Zivilisationskost* gefütterte aggressiv, hinterhältig und bissig. Es kann sogar vorkommen, daß sie ihre eigenen Jungen auffressen.

Diese Ernährungsfaktoren potenzieren sich beim Menschen mit der durch den Alkohol geförderten Aggressivität und mit den noch wenig bekannten aggressivitätssteigernden Wirkungen von Phosphaten. Sie werden zur Herstellung mancher heute üblicher Nahrungsmittel benötigt, z. B. bei der Fabrikation von Wurstwaren und Schmelzkäsen. Außerdem werden sie in vielen Haushalten regelmäßig dem Trinkwasser beigefügt, damit das Leitungssystem weder Rost noch Kalk ansetzt. Die aggressivitätssteigernde Wirkung dieser Phosphate konnte erst vor relativ kurzer Zeit durch wissenschaftliche Untersuchungen entdeckt werden.

An einem Einzelfall konnte ich diesen Zusammenhang bestätigt finden. Ein vierjähriger Junge war besonders aggressiv und schwer erziehbar. Auf Befragen sagte mir die Mutter, daß ihr Sohn täglich Schmelzkäse als Brotaufstrich zu sich nehme. Wenige Wochen nach Weglassen dieses phosphathaltigen Nahrungsmittels war aus einem schwierigen Kind ein freundlicher, ganz normaler Junge geworden.

Auch stark zuckerhaltige Nahrungsmittel und Getränke führen mitunter zu Aggressionen. Durch den intensiven Insulinstoß, den sie verursachen, wird der Blutzuckerspiegel unnatürlich stark heruntergedrückt. In dieser Phase der Hypoglykämie können unberechenbare, aggressive Handlungen ausgelöst werden. In den USA wurden diese Zusammenhänge näher untersucht und unter der Überschrift veröffentlicht: *Sugar as a highway killer* (Zucker als Autobahnmörder).

Von einem bestimmten Aggressivitätsniveau an entsteht so ein Teufelskreis: Die Aggressivität in der Gesellschaft schaukelt sich immer höher hinauf. Ohne Zweifel haben wir in den hochzivilisierten Ländern diesen Punkt bereits überschritten, wie sich täglich beobachten und den Berichten der Medien über gewalttätige Demonstrationen und Terrorhandlungen entnehmen läßt.

So ist das Risiko heute für jedermann groß, von der überhöhten Aggressivität anderer streßgeschädigt zu werden oder sogar selbst dazu beizutragen. Deshalb ist es mehr denn je erforderlich, sich *streßfest* zu machen, *Streßblockaden* möglichst umgehend aufzuheben und auf *streßkonditionierte* Mitmenschen beruhigend und informierend einzuwirken.

s einer der besten Aggressions- und Streßpuffer wirkt ichkeit. In Unkenntnis ihrer tieferen Bedeutung wird sie te oft als überflüssig abgetan. In Wirklichkeit aber hat sich Höflichkeit in vielen Generationen als die beste und angenehmste Form menschlichen Zusammenlebens entwickelt. Nicht umsonst ist sie im volkreichsten Land der Erde, in China, besonders hoch entwickelt.

Machen Sie selbst einmal den Versuch, auf die Aggression eines Mitmenschen mit freundlicher Höflichkeit zu reagieren. Sie werden erstaunt sein, wie schnell bei ihm die »Luft raus ist«!

Sonstige schädliche Umwelteinflüsse

Pestizide: das ist der Sammelbegriff für Schädlings- und Unkrautbekämpfungsmittel. Sie werden erforderlich, wenn der Mensch durch unbiologische Eingriffe in die Natur das ökologische Gleichgewicht durcheinanderbringt. Schon der Anbau von Kulturpflanzen an sich ist ein solcher Eingriff. Seine Folgen bleiben aber mit natürlichen Mitteln kompensierbar. Wichtigste Voraussetzung ist die Erhaltung der natürlichen Bodenbakterienflora. Sie entsteht durch *Fütterung* mit natürlichen, von Faulstoffen (Mist und Jauche) freien, organischen Abfällen wie Laub, kurzgeschnittenem Gras in dünner Schicht oder reifem, unter mehrmaligem Umsetzen gewonnenem Kompost. Bei gesundem Bodenleben ist die Kulturpflanze vital und verfügt auch über Abwehrstoffe gegen Schädlinge. Sobald aber das Bodenleben durch chemische Dünger (vor allem leicht lösliche Mineraldünger) gestört wird oder die Sauerstoff liebenden Bodenbakterien durch die Verwendung von faulstoffhaltigen Mist-, Jauche- und Klärschlammdüngern vertrieben werden, wird die Kulturpflanze krank und zieht dann »Schädlinge« an. Solche »Schädlinge« sind in Wirklichkeit nichts anderes als bisher ganz harmlose Mitglieder einer ökologischen Gemeinschaft, auf die jetzt die Aufgabe zukommt, erkrankte Pflanzen aus dem System zu entfernen, weshalb sie sich entsprechend vermehren.

In Verkennung der natürlichen Regelmechanismen wird heute noch weithin nicht für eine Normalisierung des Bodenlebens gesorgt, sondern man bekämpft mit großem Aufwand die Folgen in der zweiten Reihe, indem Gifte gegen die sogenannten Schädlinge eingesetzt werden. Diese wiederum reagieren auf den Angriff der Pestizide, die sie bei der Erfüllung ihres natürlichen Auftrags behindern: Sie entwickeln deshalb bald Immunität gegen die angewandten Gifte, so daß ständig neue und noch giftigere Schädlingsbekämpfungsmittel entwikkelt werden müssen. Diese Gifte machen dem Bodenleben vollends den Garaus. Die Folge sind Erosion und Wüstenbildung, weil kein Boden- und Pflanzenleben mehr vorhanden ist, das die Erde vor Erosion schützen könnte.

Die Schädlingsbekämpfungsmittel werden von den Kulturpflanzen mit den Wurzeln aufgenommen. So enthalten viele Nahrungspflanzen gesundheitsschädliche Konzentrationen dieser Gifte. Ihre Wirkungen sind in vielen Fällen krebsbegünstigend oder krebserzeugend, leberschädigend und insgesamt lebensverkürzend. Die Pestizide reichern sich mit der Zeit im Bindegewebe des Organismus an, so daß bei Gewichtsabnahme eine verstärkte Konzentration in den Körperflüssigkeiten auftritt.

In der Nahrungskette Pflanze – Tier – Mensch kommt es zu einer starken Anreicherung auf der jeweils nächsten Nahrungsstufe. Der Organismus des Menschen und z.B. die menschliche Muttermilch enthalten dann die höchsten Giftkonzentrationen, wenn nicht nur Pflanzennahrung, sondern auch tierische Nahrung mit entsprechend höherer Giftkonzentration aufgenommen wird.

Unkrautbekämpfungsmittel sind überwiegend hormonähnliche Substanzen, welche die Pflanzen zu übertriebenem Wachstum – mit der Folge von Erschöpfung – veranlassen. Sie sind verwandt mit den im Vietnamkrieg eingesetzten Entlaubungsmitteln. Diese Substanzen wirken auf großblättrige Pflanzen stärker als auf die schmalblättrigen Getreidearten, so daß sie im Getreideanbau besonders häufig eingesetzt werden. Indessen ist auch das Überwuchern von Kulturpflanzen durch Unkraut nur bei erkranktem Boden möglich. In gesunden Böden ist die Kulturpflanze vitaler und überwuchert das Unkraut, so daß keinerlei besondere Eingriffe erforderlich werden.

Erfreulicherweise werden Nahrungspflanzen zunehmend *biologisch* angebaut, das heißt, ohne Anwendung von Pestiziden. Leider läßt sich trotzdem nicht mit Sicherheit sagen, daß sie frei von Schadstoffen sind. Denn manchmal liegt das giftgespritzte Feld des Nachbarn nahe! Es ist deshalb gut, solche Produkte nach der Ernte zusätzlich auf Pestizidrückstände zu untersuchen. Erst dann besteht die Gewähr, nicht höheren Konzentrationen ausgesetzt zu sein.

Chemische Industriegifte: Unter diesen Sammelbegriff fallen unzählige chemische Produkte, die in der heutigen Industriegesellschaft benutzt werden. Viele von ihnen wurden lange Zeit für harmlos gehalten, bis man entdeckte, daß sie nach jahrelanger Einwirkung schädlich sind. Die Ereignisse in Seveso stehen nur als besonders erschreckendes Beispiel für diese Gruppe von Gesundheitsgefahren.

Es kann sich auch um giftige Abgase wie schweflige Säure handeln, die bei der Verbrennung von Kohle und Erdöl entsteht. Sie zerfrißt bei genügender Konzentration die Lungen und ist meist der Hauptanlaß für Smogalarm.

Abgase von Ziegeleien und Aluminiumhütten können Fluordämpfe enthalten, die zum Absterben von Bäumen und zu Knochenerkrankungen bei Tier und Mensch beitragen.

Asbestfasern aus Luftfiltern oder der Produktion von asbesthaltigen Industrieerzeugnissen können Krebs auslösen.

Anreicherungen von Quecksilber oder Kadmium in Abwässern können sich in Fischen und Muscheln weiter konzentrieren und nach deren Verzehr auch beim Menschen zu schweren degenerativen Erkrankungen führen.

Die Zahl dieser Industriegifte ist so groß und ihre Schädigungsmechanismen sind so vielfältig, daß mehrere Bücher dieses Thema nicht erschöpfend behandeln können.

So ist am Krebsforschungszentrum in Heidelberg allein das Thema *Krebsursachen am Arbeitsplatz* Forschungsaufgabe einer ganzen Gruppe.

Straßen- und Reifenabriebe und Autoabgase sind eine zusätzliche gesundheitliche Belastung. Soweit es sich um Teerstraßen handelt, sind ihre Abriebe krebserzeugend. Ähnliche Wirkungen haben auch die der Reifen. Autoabgase enthalten das giftige Blei und außerdem krebserzeugende Verbrennungsprodukte des Treibstoffs. Noch vor wenigen Jahren hielt man dabei die Abgase der Benzinautos für gefährlicher als die der Dieselmotoren. Inzwischen haben jedoch Untersuchungen gezeigt, daß auch Dieselabgase sehr schädliche Produkte enthalten, vor allem wegen der oft ungenügenden Verbrennung durch schlechte Einstellung des Motors. Dabei werden häufig bis zu 60 Prozent des Dieseltreibstoffs unverbrannt oder halbverbrannt zum Auspuff hinausgejagt (nebenbei eine grandiose Energieverschwendung!).

Besonders widersinnig ist dabei, daß die gesetzlichen Bauvorschriften für Kraftfahrzeuge verlangen, die Auspufföffnungen bei Dieselfahrzeugen genau auf der Höhe der Frischluftansaugung der Personenfahrzeuge anzubringen. Das Beispiel zeigt, wie wenig der Bürger im konkreten Einzelfall die Berücksichtigung seines Gesundheitsinteresses durch die Gesetzgebung erwarten kann.

Wer an der Frischluftansaugung seines Wagens einen Filter hat, sollte diesen in regelmäßigen Abständen kontrollieren und austauschen lassen.

Kosmetika: Es ist gewiß hübsch anzusehen, wenn Frauen ihre Reize durch dezente Kosmetika zusätzlich unterstreichen. Allerdings wird häufig nicht bedacht, daß die natürlichen Grundlagen der Schönheit in der Gesundheit des Organismus liegen. Diese wiederum hängt davon ab, daß die betreffende Person sich aktiv um die natürlichen Voraussetzungen ihrer Gesundheit bemüht, in allererster Linie um eine natürliche Ernährung. Nur dann bleiben Hautunreinheiten aus, ist die Figur schlank, sind die Augen strahlend, ist das Körpergewebe straff und elastisch. Auch ist das Vermeiden schädlicher Süchte dafür Voraussetzung. So führt Rauchen zu frühem Altern und einer Verlederung der Haut; das Naschen von Schokolade und anderen Süßigkeiten ist ebenso wie der Verzehr von tierischem Eiweiß manchmal die Ursache für Pickelbildung und Akne.

Sind aber die Voraussetzungen für eine natürliche Schönheit gegeben, dann ist es immer noch nicht gleichgültig, welche Kosmetika verwendet werden. So hat sich erst jüngst herausgestellt, daß bestimmte Bräunungsmittel, welche unter Sonneneinstrahlung die Pigmentbildung beschleunigen, eine krebsfördernde Wirkung haben. Ebenso sind manche Kosmetikfarben keineswegs harmlos. Schließlich können vor allem aromatische Bestandteile mit der Zeit zu allergischen Reaktionen führen.

Es gibt zunehmend mehr Firmen, welche sich um die Herstellung *biologischer,* das heißt unschädlicher Kosmetika bemühen. Solchen Produkten sollte man wo irgend möglich den Vorzug geben.

Kleidung: Das gesündeste ist für den Menschen mit Sicherheit seine unbedeckte Haut. Nicht umsonst hat der »Urlaub ohne Hüllen« eine so große Anziehungskraft gewonnen; so kann die Haut wenigstens für einige Wochen wieder ihre natürlichen Funktionen trainieren. Das ist ein Grund, weshalb ein FKK-Urlaub, möglichst an Meeresstränden mit noch gesundem Wasser verbracht, eine besonders tiefgreifende und lang anhaltende Regenerationswirkung hat.

Natürliche Stoffe wie Wolle, Leinen, Seide sind für den Organismus weniger ungünstig als Kleidung aus Kunstfasern. Solche natürlichen Stoffe reichen aber längst nicht mehr zur Bekleidung aller Menschen aus. Wir kommen deshalb nicht umhin, auch Kleider aus Kunstfasern zu tragen. Selbst für die Schuhherstellung reichen natürliche Leder nicht mehr aus, so daß Kunstleder entwickelt werden mußten, welche den Eigenschaften des natürlichen Produkts so nahe wie möglich kommen sollen.

Grundsätzlich ist jede Art von Bekleidung, auch solche mit natürlichen Geweben, gesundheitlich von Nachteil – vorausgesetzt, man kann sich in Klimazonen aufhalten, in welchen die Außentemperaturen den natürlichen Bedürfnissen des Menschen entsprechen. Da solche günstigen Umstände in den wenigsten Fällen gegeben sind, muß man sich vor ungünstigeren Klimabedingungen durch eine Kleidung schützen, von der keine gesundheitsschädigenden Wirkungen ausgehen.

Wärmestauende, luftundurchlässige Kleider können zu einer Überhitzung des Organismus führen; häufig sind Erkältungen die Folge.

Zu enge, unelastische Beinkleidung kann bei Männern Unfruchtbarkeit nach sich ziehen, weil die Hoden ungenügend durchblutet werden und durch das Anpressen an den Körper zu viel Wärme erhalten; denn sie liegen eigens deshalb außerhalb des Organismus, weil die Entwicklung befruchtungsfähiger Samen nur bei Temperaturen um zirka 28 Grad Celsius erfolgen kann. Bei normaler Körpertemperatur gehen sie zugrunde.

Unelastische Kleidung kann auf die Dauer auch die Bewegungsfähigkeit von Gelenken, Bändern und Muskeln beeinträchtigen.

Es kommt vor, daß die elektrostatische Aufladung mancher Kunstfasern Leistungsabfall und Beschwerden auslöst.

Nicht saugfähige Kleidung durchnäßt bei körperlicher Tätigkeit rasch; sie kann dadurch Ursache für rheumatische Beschwerden oder Erkältungen werden.

Wird die Bauchatmung durch unelastische Hosenbünde oder Gürtel behindert, so beeinträchtigt das sowohl das Funktionieren des Blutkreislaufs als auch das freie Arbeiten der Eingeweide. Erhöhte Anfälligkeit für Krampfadern, Hämorrhoiden und Stuhlverstopfung können die Folgen sein.

Schließlich kann Kunststoffkleidung auch chemische Substanzen abgeben, welche sich im Schweiß lösen und dann in den Organismus eindringen.

Und selbst natürliche Fasern können die vom Organismus ausgeschiedenen Toxine speichern und so einen Rückstau im Organismus bewirken, wenn die Kleidung nicht täglich gewechselt wird.

Das Bett ist der Ort, an dem der Mensch mehr als ein Drittel seines Lebens zubringt. Ein falsches Bett kann die Ursache von Wirbelsäulenerkrankungen, Migräne, bei zu großem Wärmestau auch von häufigen Erkältungskrankheiten und mangelnder Leistungsfähigkeit sein. Ein gutes Bett sollte möglichst aus natürlichen Materialien bestehen und mit Leinen oder auch Baumwolltüchern bezogen sein. Es muß luftdurchlässig sein und darf weder Wärmestau noch Auskühlung zulassen. Der Schlafraum soll kühl, frisch durchlüftet, aber nicht zugig sein. Wissenschaftler, die sich mit Erdstrahlung und magnetischen Einflüssen befassen, empfehlen eine Aufstellung des Bettes an einer Stelle der Wohnung, an der es keine ungünstigen Konzentrationen von Erdstrahlungen und Spannungsfeldern von Wasseradern gibt. Sie wiesen nach, daß es sonst zur Häufung schwerer Erkrankungen kommen kann.

Das Haus, in dem man wohnt, ist auch nicht ohne Belang. Besonders schädlich sind Betonbauten, die durch ihre Stahlarmierungen einen vollkommenen Faradayschen Käfig bilden. Sie schirmen das natürliche Spannungsgefälle vollkommen ab, was auf Dauer zu Krankheiten führen kann. Auch das Leben in vollklimatisierten Wohnanlagen ist von Nachteil, weil die körpereigenen Regulationssysteme nicht mehr trainiert werden und dann eine erhöhte Erkältungsanfälligkeit die Folge ist. Die negativen Auswirkungen von Betonbauten können durch Ionengeräte zum Teil kompensiert werden, welche, an der Decke angebracht, das natürliche Spannungsgefälle in etwa wieder herstellen.

Gesünderes Wohnen ist möglich in Backstein-, Fachwerk-, Holz- oder Lehmhäusern.

Städte können Atmosphäre haben, können das Zusammenleben und die Entwicklung ihrer Menschen fördern. Die heutigen modernen haben diese Eigenschaften nur selten. Zu viele Städte und Stadtteile sind unwirtlich geworden; sie fördern durch Zerstörung der natürlichen Sozialstrukturen Kriminalität, Krankheit, Vereinsamung, Depression und die Flucht aus der Wirklichkeit in die Scheinwelt der Drogen.

Luft braucht der Mensch zum Atmen. Sie hat in manchen Ballungsgebieten einen so hohen Schadstoffgehalt, daß sie lebensverkürzend wirkt. Sicher ist dieser Schadstoffgehalt nicht der einzige Grund dafür, daß die Einwohner von Großstädten im Durchschnitt bis zu 5 Jahren kürzer leben als Einwohner von Kleinstädten und Dörfern. Aber einen gewichtigen Anteil an der Lebensverkürzung hat schadstoffreiche Luft gewiß.

Hierbei darf nicht übersehen werden, daß selbst die dickste Industrieluft weniger schädlich ist als das, was sich und seinen Mitmenschen ein Raucher antut. Hierauf stieß man, als man den Kohlenmonoxidgehalt im Blut von Polizisten untersuchte, die an vielbefahrenen Kreuzungen den Verkehr regeln. Überraschenderweise fand man bei einigen, daß ihr Kohlenmonoxidgehalt nach dem Dienst geringer war als davor. Des Rätsels Lösung: Sie waren Raucher und durften während des Dienstes nicht rauchen! Für sie war die dickste Abgaskonzentration noch »gesunde Frischluft«. 70 Prozent des gesamten Rauchs werden übrigens von allen im Raum anwesenden Personen gemeinsam inhaliert; nur 30 Prozent treffen den Raucher allein. Daß Rauchen Krebs erzeugt – bei einem täglichen Konsum von 20 Zigaretten im Durchschnitt nach 20 Jahren –, ist wissenschaftlich längst bewiesen. Erster Schritt zur Luftverbesserung ist daher immer, etwaige Rauchgewohnheiten bei sich und den Nächsten abzustellen.

Wasser ist ein anderer Faktor, der von großem Einfluß auf Gesundheit und Lebenserwartung sein kann. Wie der französische Wissenschaftler Vincent nachgewiesen hat, hängt die Lebenserwartung der Bevölkerung einer Stadt in ganz wesentlichem Umfang von der Qualität des Wassers ab. Besonders schädlich sind Trinkwasser, die mineralstoffreich, basisch und oxidiert sind. Am günstigsten sind Trinkwasser, welche mineralstoffarm, reduziert und leicht sauer sind.

Schädliche Strahlenbelastungen können durch Überschreiten der natürlichen Strahlungsintensitäten erfolgen.

So ist ein gewisses Maß an Ultraviolettbestrahlung der Haut gesundheitsnotwendig. Wird es aber überschritten, entweder durch zu große Intensität (ausgelöst z. B. durch die Treibgase von Sprayflaschen, welche den Strahlenschutzgürtel um die Erde schwächen) oder durch plötzlich stundenlanges Sonnenbaden nach Monaten völligen Strahlungsentzugs oder durch zu häufige Benutzung unvollkommen konstruierter künstlicher UV-Strahler – dann kann Hautkrebs entstehen. Dabei muß man wissen, daß Hautkrebs begünstigt wird durch den Verzehr gesättigter und künstlich gehärteter Fette, während der Verzehr hochungesättigter Fette (wie sie im Keim des vollen Korns enthalten sind) den natürlichen Strahlenschutz durch Bräunung fördert.

Röntgenstrahlen und die Strahlungen radioaktiver Substanzen können in jeder noch so geringen Dosierung schädlich wirken, weil sie die chemischen Bindungen lebender Strukturen durch Ionisation trennen, so daß diese entweder zerbrochen bleiben (Beispiel Chromosomenbrüche) oder andere, falsche Bindungen eingehen. So können z. B. durch »Vertauschen« von Genbindungen erbliche Schädigungen an Samen- und Eizellen ausgelöst werden. Man sollte sich deshalb nur bei unabweisbarer Notwendigkeit Röntgenstrahlen aussetzen. Dabei ist abzuwägen, ob nicht eine Röntgenaufnahme die Diagnose von Erkrankungen möglich macht, deren Auswirkung weit schwerer als die einer Röntgenaufnahme sein kann, deren Behebung aber so starke Regenerationskräfte weckt, daß die Röntgenbelastung »kompensiert« wird.

Die routinemäßigen zweijährigen Röntgenreihenuntersuchungen müßten allerdings abgeschafft und durch heute verfügbare harmlosere Verfahren wie die Computertomographie ersetzt werden.

Atomwaffen und Atomkraftwerke sind gewiß das gefährlichste »Spielzeug« des Menschen, und es wäre besser, wenn er auf beides verzichten könnte. Leider müssen wir den Realitäten ins Auge sehen: Die Aussicht auf die furchtbaren Folgen eines Atomkrieges sind der bisher wirksamste Schutz vor einem dritten Weltkrieg, und der Bau von Atomkraftwerken ist als einzige Möglichkeit für zahlreiche Industrienationen geblieben, die vom Öl hinterlassene, rasch wachsende Energielücke zu schließen. Bei frühzeitigerem Erkennen durch die verantwortlichen Regierungen wäre der Ausbau »alternativer« Energien wie Erdwärme, Windenergie und Sonnenenergie ein ausreichender Ersatz gewesen. Dafür ist es aber zumindest für die nahe Zukunft zu spät. So bleibt nur in bezug auf die Atomwaffen darauf zu hoffen, daß die Machtblöcke die hohe eigene Gefährdung beim Anzetteln eines Atomkrieges klar genug erkennen. Die Atomkraftwerke, wenn sie schon unvermeidlich sind, müssen so narren- und terrorsicher wie möglich konstruiert und außerdem das Abfallproblem so gelöst werden, daß wir nicht mit der Verwaltung unseres Atomabfalls unsere Nachfolgegenerationen belasten, die vielleicht zu ganz anderen Lebensformen mit geringerem Energiebedarf gelangen.

In besonderer Weise gefährden wir unsere Nachfolgegenerationen dann, wenn der heutige hohe technische Wissensstand nicht auf Dauer aufrechterhalten werden kann. Sie wären dann unter Umständen nicht einmal in der Lage, Zonen besonderer Radioaktivität zu erkennen und zu meiden.

Diese Aufzählung schädlicher Umwelteinflüsse ist bei weitem nicht vollständig. Sie soll nur aufzeigen, wie bedroht, gefährdet, geschädigt heute die Gesundheit jedes einzelnen Menschen ist. Wo möglich, sollten diese Gefahren gemieden werden. Wo sie noch unerkannt sind, muß man wissen, daß ein Organismus, der möglichst weitgehend in den natürlichen Grundlagen der Gesundheit wurzelt, mit den verbleibenden schädlichen Umwelteinflüssen besser fertig wird.

Warum Krankheitsbekämpfung oft noch kränker macht

Leider läßt sich die biologische Schwere von Krankheiten nicht nach dem subjektiven Empfinden des Patienten bestimmen. So kann ein Krebs, bevor er ins Endstadium kommt, durchaus beschwerdefrei verlaufen. Auch Diabetes tut nicht weh, braucht nicht bettlägerig zu machen. Trotzdem sind beide Erkrankungen biologisch weit schwerer als etwa eine Grippe mit hohem Fieber, Kopfschmerzen, eine akute Mandelentzündung oder eine Magenverstimmung mit Übelkeit, Erbrechen und Durchfall.

Da es jedoch vorwiegend die fühlbaren Beschwerden sind, welche die Patienten zum Arzt führen, und weil sie vor allem deren rasche Beseitigung von ihm erwarten, sind die heute üblichen Behandlungen und Medikamente genau auf dieses Ziel gerichtet. Fieber muß möglichst schnell heruntergedrückt, Entzündungen müssen raschest gestoppt werden.

Fieber und Entzündungen sind indessen die seit Jahrmillionen bewährten Maßnahmen des *Systems der Großen Abwehr,* die der Körper immer dann einsetzt, wenn gesundheitsschädliche Stoffe oder deren »Erzeuger« (Bakterien, Viren) auf »normalem« Wege nicht mehr abgewehrt und neutralisiert werden können. Unterdrückt man diesen gutprogrammierten Ablauf mit entzündungshemmenden oder fiebersenkenden Medikamenten, so trifft ein schädigender Schlag das System der Großen Abwehr inmitten höchster Aktivität, in der es gleichzeitig am empfindlichsten ist. Von dieser Schädigung erholt es sich nur schlecht und ist deshalb später folgenden Abwehraufgaben weit schlechter gewachsen. Die während der entzündlichen oder fieberhaften Phase in Abbindung befindlichen Gifte konnten nicht voll abgebunden und ausgeschieden werden, sondern bleiben (als Schiffsche Basen) in den Körpergeweben liegen. Bei der geringsten Belastung des Organismus werden sie erneut aktiv.

Die Folge solcher fiebersenkenden, entzündungshemmenden Maßnahmen ist zwar subjektiv zunächst erfreulich: Die Beschwerden verschwinden. Objektiv ist aber eine Schädigung erfolgt, die irgendwann später zu einer chronischen Krankheit führen kann, die dann weit schwerer auszuheilen ist; nicht selten ist sie unheilbar.

Ganz verhängnisvoll wird das Geschehen für den Patienten, wenn diese Zusammenhänge nicht erkannt werden und gegen erneute Bemühungen des Organismus zur fieberhaften, entzündlichen Neutralisation der Krankheitsursachen erneut fiebersenkende und entzündungshemmende Mittel eingesetzt werden. Die abermalige Unterdrückung der natürlichen Abwehrmaßnahmen des Organismus schädigt sein Abwehrsystem so grundlegend, daß in manchen Fällen wenige Wochen darauf eine schwere, manchmal gar zum Tode führende Krankheit auftritt.

So findet sich in der Vorgeschichte mancher Leukämie eine akute Grippe, die mit Sulfonamiden unterdrückt wurde. Einem chronischen Asthma ist nicht selten ein Milchschorf vorangegangen, der nicht biologisch ausgeheilt, sondern mit entzündungshemmenden Salben erfolgreich zum Verschwinden gebracht wurde. Bei vielen Krebskranken fällt auf, daß sie seit Jahren nicht mehr in der Lage waren, eine akute Reaktion wie Schnupfen, Grippe, Fieber zu produzieren.

Die Kenntnis dieser Zusammenhänge ist wichtig, um sich vor schädigenden Eingriffen bei akuten Krankheiten zu schützen. Sie erklärt auch, warum es der heutigen Medizin zwar gelungen ist, durch immer wirksamere Mittel die akuten Erkrankungen, Fieber und Infektionen weitgehend in den Griff zu bekommen – warum sie sich aber andererseits einer ständig weiter steigenden Flut chronischer, unheilbarer Erkrankungen gegenübersieht.

Herde und Störfelder als Krankheitsursachen

Eine besondere Gruppe von schwer erkennbaren Krankheitsursachen stellen Herde und Störfelder im eigenen Organismus dar. So können Narben von Verletzungen oder Operationen zu Herden werden, welche an ganz anderer Stelle des Organismus Erkrankungen auslösen.

Besonders häufig finden sich solche Herde und Störfelder im Mundbereich; in Form von Füllungen z. B. aus quecksilberhaltigem Amalgam, in Form wurzeltoter oder verlagerter Zähne, aber auch als chronisch entzündete oder Narben von operierten Mandeln (Tonsillen). Ebenso mag ein chronisch entzündeter Blinddarm, eine irritierte Prostata oder bei der

Frau eine Fehlschaltung des Frankenhäuserschen Nervengeflechts, welches die Gebärmutter umgibt, die Ursache sein.

Auf dem Gebiet der Herde und Störfelder sind die unglaublichsten Zusammenhänge möglich und vielfach nachgewiesen. Die Kenntnis dieser Art von Krankheitsursachen ist für ihre Vermeidung ebenso wichtig wie für die erfolgreiche Überwindung chronischer Folgekrankheiten, die durch Herde und Störfelder »am Leben erhalten« werden.

Gibt es eine Alternative?

Der vorangegangene Überblick über die Höhe des heutigen Erkrankungsrisikos für den einzelnen Zivilisationsmenschen hat deutlich gemacht, wie bedroht, gefährdet, geschädigt nahezu jedermann ist.

Die ganzen bisherigen Vorkehrungen schützen vor diesen Gefahren nicht. Das so gut gemeinte »soziale Netz« droht unter der riesigen Kostenbelastung zu zerreißen. Die heute übliche Medizin ist trotz größten Personal- und Kosteneinsatzes – in der Bundesrepublik z.B. 100000 Ärzte, 30000 Zahnärzte, Gesamtkostenaufwand für Krankheitsbehandlung 160 Milliarden DM pro Jahr – nicht in der Lage, auch nur das weitere Ansteigen der chronischen Krankheiten und der Haupttodesursachen zu verhindern.

Angesichts dieser Sachlage gibt es zwei Möglichkeiten:

Entweder es sind alle wissenschaftlichen, medizinischen und finanziellen Möglichkeiten ausgeschöpft, eine Alternative bestünde nicht: Dies wäre die Verurteilung der zivilisierten Menschheit zum degenerativen Aussterben.

Oder aber: Der ganze riesige Aufwand ist deshalb unwirksam, weil ihm eine falsche Strategie zugrunde liegt, weil er in eine falsche Richtung gelenkt wird.

Erfreulicherweise ist das letztere der Fall. Es gibt eine Alternative, zunächst realisierbar für den einzelnen und die einzelne Familie – und später auch realisierbar für die menschliche Gesellschaft im ganzen, wenn diese Alternative von genügend Menschen verwirklicht worden ist.

Alternative Gesundheit

Die Alternative zu 1000 Krankheiten: Gesundheit

Noch heute ist man weithin in der Vorstellung befangen, daß automatisch nach erfolgreicher Bekämpfung aller Krankheiten die Gesundheit übrigbleiben müßte. Diese Annahme hat sich als großer Irrtum herausgestellt. Übrig bleibt am Schluß häufig nicht einmal der Patient, weil er die Bekämpfung seiner letzten Krankheit nicht überlebt hat.

Die Krankheiten sind auf dem langen Wege der Krankheitsbekämpfungsmedizin zu einer tausendköpfigen Hydra angewachsen. Da und dort waren zwar Einzelerfolge zu verzeichnen – gleichzeitig aber nahm die Gesamtzahl der Erkrankungsarten und der daran leidenden Menschen ständig zu. So muß man bei objektiver Betrachtung des Geschehens eingestehen, daß der Weg der Krankheitsbekämpfung nicht zur erwünschten Gesundheit, sondern immer tiefer in chronische Krankheiten hineingeführt hat. Der Kampf gegen Negatives hat nicht zu positivem Ergebnis geführt. Mit der Zunahme der Krankheiten wurde dieser Kampf vielmehr immer aussichtsloser.

Deshalb wenden wir uns einer anderen Strategie zu. Während es nämlich eine unbegrenzte Zahl von Krankheiten gibt, gibt es nur zwei Arten von Gesundheit. Niemand wird ernsthaft bestreiten, daß Gesundheit das beste Mittel gegen alle Krankheiten ist. Beschäftigen wir uns also mit den beiden Arten von Gesundheit, um herauszufinden, welche die bessere davon ist. Haben wir sie gefunden, so dürfte es mit weit geringerem Aufwand, als bisher zur Krankheitsbekämpfung notwendig schien, möglich sein, auf breiter Basis die Grundlagen dieser Gesundheit zu sichern.

Teure »Kunstgesundheit«

Als »Kunstgesundheit« bezeichnen wir einen labilen, durch künstliche Stützen aufrechterhaltenen krankheitsfreien Zustand, der nur anhält, solange z. B. mittels absoluter Hygiene alle Bakterien von der betreffenden Person ferngehalten werden. Klimatisierte Räume schützen vor Erkältungen, Abführmittel halten die Verdauungstätigkeit in Gang, Weckmittel halten wach, Schlafmittel erlauben Schlaf. Blutdrucksenker drücken erhöhten Blutdruck hinab, regelmäßige Insulininjektionen normalisieren zu hohe Blutzuckerspiegel, und Lipoidsenker vermeiden, daß der Blutfettgehalt zu hoch wird. Tritt doch einmal eine Infektion ein, so werden sofort die stärksten Antibiotika eingesetzt. Ist etwa die Gerinnungsneigung des Blutes gefährlich hoch, so werden gerinnungshemmende Mittel verordnet. Schließt eine Herzklappe nicht mehr ganz, so wird ein künstliches »Ventil« einoperiert, und klappt der Herzrhythmus nicht mehr, so setzt man ein steuerndes Schrittmachergerät unter die Haut. Auch »abgenutzte Gelenke« werden durch medizinische »Ersatzteile« ersetzt. Die Funktion der Zähne übernimmt eine Prothese. Das geschwächte Gehör wird mittels Verstärkungsapparaten aufgebessert. Schlaff gewordene natürliche Rundungen werden mit Silikon aufgepolstert, in die Breite verlaufende Haut wird durch Liften gekürzt und gestrafft. Sollte schließlich ein Stück Darm funktionsunfähig werden, so übernimmt die Aufgabe ein künstlicher Ausgang; und endlich werden ganze Organe durch künstliche oder Spenderorgane von Verstorbenen ersetzt.

Dies ist im Extrakt die teure, immer teurer werdende »Kunstgesundheit«, welche schon heute die finanziellen und medizinischen Möglichkeiten der reichsten Völker der Erde überfordert. So droht eine Neuauflage des »weil du weniger reich als andere bist, mußt du früher sterben«.

Alternative: Robuste Naturgesundheit

Im Gegensatz hierzu ruht eine robuste Naturgesundheit in sich selbst. Sie braucht nicht künstlich gestützt zu werden. Auf gesundheitsbeeinträchtigende Angriffe reagiert sie mit Gegenregulationen, deren Ziel und Ergebnis immer die Wiederherstellung des ursprünglichen Gesundheitszustandes ist. Weil sie von selbst funktioniert, kostet sie auch nichts.

Was ist natürliche Gesundheit?

Wer eine natürliche Gesundheit als »bestes Mittel gegen Krankheiten« erhalten oder wiedererlangen will, muß wissen, welches Ziel er damit ansteuert; denn »wer als Steuermann nicht weiß, welchen Hafen er anlaufen will, für den ist kein Kurs der richtige Kurs«.

Die Medizin versteht unter Gesundheit offensichtlich das Fehlen feststellbarer krankhafter Befunde. Gesund ist in ihren Augen ein Mensch, bei dem als Ergebnis aller Untersuchungsmaßnahmen jeweils ein »o. B.« vermerkt werden kann, das heißt: ohne Befund. Er befindet sich damit außerhalb des Gesichtsfeldes der Medizin, die ihre Aufgabe im Heilen und Lindern von Krankheiten und Beschwerden sieht. In führenden medizinischen Nachschlagewerken wie dem »Klinischen Wörterbuch« oder der »Medizinisch-Klinischen Diagnostik« fehlt die Behandlung des Begriffes »Gesundheit« ebenso wie in den »Daten des Gesundheitswesens« des Bundesministeriums für Jugend, Familie und Gesundheit, in welchem nur Daten über Krankheiten, Berufe zu ihrer Behandlung, Kosten durch Krankheiten und Sterblichkeitszahlen der unterschiedlichen Krankheiten aufgeführt sind.

Die Homotoxinlehre definiert Gesundheit als Freisein von Giften und Giftschädigungen.

Die Brockhaus-Enzyklopädie umschreibt Gesundheit als den »Zustand, in dem sich Lebewesen befinden, wenn alle ihre Organe ungestört tätig sind und harmonisch zur Erhaltung ihres ganzen Wesens zusammenwirken sowie ihre Fortpflanzung gewährleisten«.

Nach der Definition der Weltgesundheitsorganisation (WHO) ist »allgemein der Zustand völligen körperlichen, seelischen und sozialen Wohlbefindens und das für jeden Menschen erreichbare Höchstmaß an Gesundheit eines seiner Grundrechte«.

Alle diese Definitionsversuche machen deutlich, wie wenig noch die Gesundheit wissenschaftlich untersucht und bestimmt worden ist; sie wird im wesentlichen nur mit der Negativierung des Negativen definiert, mit dem Fehlen von Krankheiten und ihren Ursachen. Nur in der Umschreibung der Weltgesundheitsorganisation klingt in dem Begriff »erreichbares Höchstmaß an Gesundheit« an, daß mit dem Fehlen von Krankheiten allein dieses Höchstmaß vielleicht noch nicht erreicht ist. Genausogut kann aber auch hier nur ein möglichst geringes Maß an Krankheiten und Beschwerden gemeint sein.

Wo Krankheiten aufhören, fängt Gesundheit erst an

Der Bereich der Gesundheit ist in Wirklichkeit ein ebenso weites Feld wie der Bereich der Krankheiten. So wird ein untrainierter Büroangestellter, der arbeitsfähig ist und keine Krankheiten hat, zwar ebenso als gesund bezeichnet wie ein hochtrainierter Olympia-Kämpfer, ein Naturbursche aus Afrika oder ein Hunza aus dem Himalaja. Wenn aber erhöhte Anforderungen an sie gestellt, zusätzliche Belastungen von ihnen bewältigt werden müssen, dann zeigen sich erhebliche Unterschiede im Grad der Gesundheit. Wie sieht z. B. die Gesundheit des Büroangestellten aus, wenn er zwei Tage lang im Laufschritt große Entfernungen in heißer Steppe zurücklegen müßte? Wie lange braucht der Olympia-Kämpfer, um eine banale Infektion zu überwinden, und wie gut ist seine Kondition danach?

Demnach ergibt die bisherige medizinische Auffassung von der Gesundheit (Freisein von Krankheiten und Krankheitsursachen) nur den Nullpunkt, der zwischen dem Bereich der Krankheiten und dem Bereich der Gesundheit liegt. An diesem Punkt fängt die Gesundheit erst an. Man kann dies an einem Zahlenstrahl verdeutlichen:

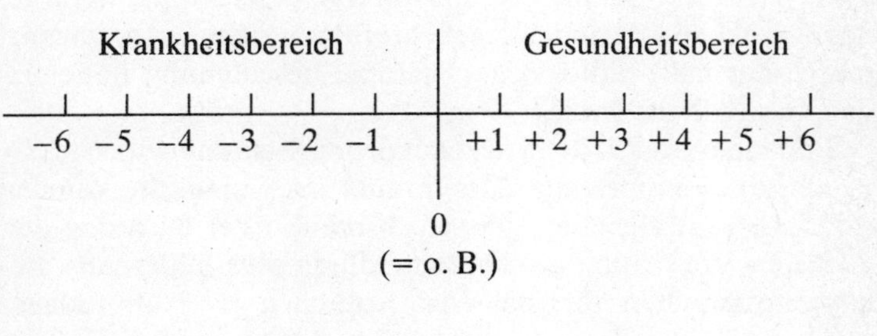

Der Krankheitsbereich ist weithin untersucht, dokumentiert und insbesondere durch die klare Klassifizierung der Homotoxinlehre Dr. Reckewegs in sechs homotoxische Phasen geordnet. Hierdurch ist es möglich zu erkennen, wie tief sich der Patient im Krankheitsbereich befindet, und ob er sich tiefer in ihn hinein oder aus ihm heraus bewegt.

Der Gesundheitsbereich ist weithin unerforscht. Die verschiedenen Stufen der Gesundheit sind nicht klassifiziert. Einige wichtige Erkenntnisse konnten jedoch in der langjährigen Beschäftigung mit dem Geheimnis der Gesundheit gewonnen werden:

Wer weit im Gesundheitsbereich steht, gerät durch vorübergehende Sonderbelastungen nicht in den Krankheitsbereich.

Wer am Nullpunkt zwischen Krankheitsbereich und Gesundheitsbereich schwebt, wird durch jede ungewöhnliche Belastung mehr oder weniger tief in den Krankheitsbereich abgedrängt.

Wer tief im Krankheitsbereich steckt, für den kann jede kleine Zusatzbelastung den Tod bedeuten oder eine tödlich verlaufende schwere Krankheit in Gang setzen.

Alle Kräfte, die in Richtung Krankheitsbereich wirken, bewirken je nach dem Stand-Punkt des einzelnen im Krankheitsbereich mehr Krankheit, in der Nähe des Nullpunktes Erkrankung, hoch im Gesundheitsbereich weniger Gesundheit. Und umgekehrt: Alle Kräfte, die in Richtung Gesundheitsbereich wirken, bewirken je nach dem Stand-Punkt des einzelnen im Krankheitsbereich weniger Krankheit, um den Nullpunkt Gesundung, im Gesundungsbereich mehr, stabilere, belastungsfähigere Gesundheit.

Mehrere Kräfte können gleichzeitig wirksam sein. Sie addieren oder potenzieren sich in gleicher Richtung, wenn sie gleichgerichtet sind. So führen z. B. fehlerhafte Ernährung plus (oder mal!) retoxische Behandlung beschleunigt tiefer in den Krankheitsbereich. Umgekehrt führen richtige Ernährung plus (oder mal) biologische Therapie beschleunigt höher in den Gesundheitsbereich.

Sind mehrere Kräfte in verschiedener Richtung wirksam, so wirken die Summe oder das Produkt aus ihnen. Sie können sich z. B. neutralisieren, oder sie wirken in der Richtung der stärksten Kraft. Biologische Behandlung plus fehlerhafte Ernährung erlauben höchstens das Erreichen des Nullpunktes, meistens jedoch nur einen Rückzug in leichtere Phasen des Krankheitsbereiches. Richtige Ernährung plus retoxische Behandlung bei akuten Phasen kann, oft kurz vor Überschreiten des Nullpunktes, weit in den Krankheitsbereich zurückwerfen.

Stärkste Kraft ist die Ernährung. Ist sie fehlerhaft, so besteht ein ständiges Gefälle in Richtung Krankheit. Noch so viele sonstige therapeutische Maßnahmen können dann nicht aus dem Krankheitsbereich herausführen. Werden sie zeitweise abgesetzt, bewegt sich das Geschehen alsbald wieder tiefer in den Krankheitsbereich hinein.

Ist die Ernährung richtig, so erzeugt sie ein ständiges Gefälle in Richtung Gesundheit. In vielen Fällen führt sie schon allein aus dem Krankheitsbereich heraus und weit in den der Gesundheit hinein. Alle biotherapeutischen Maßnahmen verstärken das positive Gefälle. Werden sie abgesetzt, so wird es nur flacher; ein Rückfall ist praktisch nicht möglich.

Die Hauptgrundlagen natürlicher Gesundheit

Die natürliche Gesundheit des Menschen wird von drei Grundpfeilern getragen.

1. Alle für den Organismus lebens- und gesundheitsnotwendigen Wirkstoffe müssen durch eine optimal gesunde, natürliche Ernährung in harmonischer Ausgewogenheit verfügbar sein.

2. Gesundheitsabträgliche, für den Menschen schädliche, Krankheiten auslösende Gifte (Homotoxine) müssen vom Organismus ferngehalten werden.

3. Der Mensch braucht die Möglichkeit zu ausreichender Betätigung aller körperlichen und geistigen Funktionen seines Organismus, die Anerkennung als Mensch durch seine Mitmenschen und die Zuwendung und Liebe seiner Nächsten.

Weitere wichtige Gesundheitsvoraussetzungen sind:

- ▷ Ein Mindestmaß an Naturkontakten
- ▷ Gesunde Kleidung
- ▷ Gesundes Wohnen
- ▷ Inneres Gleichgewicht

- ▷ Harmonisches Familienleben
- ▷ Eine befriedigende Aufgabe und Anerkennung am Arbeitsplatz
- ▷ Wertschätzung in der menschlichen Gemeinschaft
- ▷ Das Wissen um den Sinn des eigenen Lebens

Zufuhr aller lebensnotwendigen Substanzen

Es ist leicht zu verstehen, daß unser Organismus nur dann richtig funktionieren kann, wenn ihm *alle* zum Leben notwendigen Substanzen zugeführt werden. Ebenso offensichtlich liegt die Hauptquelle dieser Substanzen in der täglichen Nahrung.

Wesentlich schwieriger ist herauszufinden, welche Substanzen lebensnotwendig sind, in welchem Verhältnis sie zueinander stehen und in welcher Form sie einzunehmen sind. Wir wir bereits gesehen haben, genügen hierzu analytische Forschungen nicht. Stellt man nach ihren Ergebnissen eine Ernährung zusammen, so müssen zwangsläufig alle jene Substanzen fehlen, die zwar auch lebensnotwendig, aber zufällig noch nicht erforscht sind.

Wie aber kann dann eine den Menschen auf Dauer gesunderhaltende Ernährungsweise gefunden werden?

Die Suche nach der Urnahrung des Menschen

Wir sind von der Überlegung ausgegangen, daß der Organismus des Menschen mit seinen Verdauungsorganen und den Regelsystemen seines Stoffwechsels am besten mit der während Jahrmillionen seiner Entwicklung immer gegebenen Urnahrung funktionieren muß. Denn auf diese »Lebens«-Mittel muß der Organismus durch die Evolution vollkommen angepaßt sein. Wer mit jener Urnahrung nicht fit und leistungsfähig war, hatte geringere Überlebenschancen und weniger oder keinen Nachwuchs.

Deshalb haben wir schon vor Jahren eine Methodik angewandt, die neuerdings in der Forschung häufiger genutzt wird: Die »Biomimetik«. Hierunter versteht man das möglichst genaue Kopieren biologischer Verfahren. Es bringt deshalb besonders sicheren Erfolg, weil es die von der Natur in Jahrmillionen der Evolution gemachten Erfahrungen nutzt.

Wie aber sah diese Urnahrung aus? War der Mensch ursprünglich Fleischfresser, Allesfresser oder Pflanzenfresser? Eine genaue Antwort auf diese Frage wurde durch die von dem Zahnarzt Dr. Richard Lehne begründete vergleichende Gebißanatomie möglich. Er verglich die Gebißkonstruktionen der verschiedenen Tierarten mit ihren natürlichen Nahrungsformen und kam zu dem Ergebnis, daß ihre Gebisse sehr spezifisch angepaßte Zerkleinerungswerkzeuge sind, die genaue Rückschlüsse auf die Art der natürlichen Nahrung erlauben. So haben Fleischfresser starke, als Reißzähne ausgebildete Eckzähne und auch seitlich scharfe, messerartige Zahngebilde. Nagetiere haben endlos nachwachsende Frontzähne, um die starke Abnutzung zu kompensieren. Grasfresser besitzen vorne richtige Abreißvorrichtungen, auf den Seiten raspelartige Zahnreihen. Ein typisches Allesfressergebiß – sowohl für tierische als auch für pflanzliche Nahrung gebaut – besitzt das Wildschwein.

Der Mensch – ein Fruchtesser (Frugivore)!

Der Mensch ist – das sagt die Konstruktion seines Kauorgans eindeutig aus – ein *Frugivore,* ein Fruchtesser wie die meisten der ihm am nächsten verwandten Primaten (Affen und Halbaffen).

Neben der Bauart seines Gebisses weisen auch die übrige körperliche Ausstattung des Menschen und die in seine Psyche eingebaute starke Tötungshemmung darauf hin. Ohne die in seiner zehn Millionen Jahre langen Evolution erst sehr spät erfundenen Waffen wäre der Mensch weder körperlich noch psychisch in der Lage, sich überhaupt tierische Nahrung als wesentliche Ernährungsgrundlage zu beschaffen.

Nur unter besonderen Bedingungen kann der Mensch aufgrund seiner Anpassungsfähigkeit mit Fleisch als Notnahrung existieren, wenn er z.B. durch vegetationsfeindliches Klima (Eiszeiten, Leben in der Polarregion) dazu gezwungen wird. Das Nahrungsangebot muß dann insgesamt sehr knapp (unterkalorisch) bleiben, damit der Eiweißüberschuß voll verheizt wird; alles muß roh verzehrt werden; auch die Innereien müssen gegessen werden; und es ist notwendig, daneben erhebliche Mengen an Pflanzen, z. B. den pflanzlichen Mageninhalt erlegter Tiere oder Seetang, zu verspeisen. Trotzdem sind seine Lebenserwartung, seine Ausdauer und seine geistige Leistungsfähigkeit unter solchen Lebensbedingungen geringer. Keine der menschlichen Hochkulturen hat sich auf derartigen Ernährungsgrundlagen entwickelt.

Es wäre deshalb falsch, aus der entwicklungsgeschichtlich erst eine geringe Weile zurückliegenden Ernährungsweise der Jäger und Sammler in den Eiszeiten und Zwischeneiszeiten auf die richtige Ernährung zu schließen. Unsere Erbeigenschaften sind immer noch überwiegend aus der viel längeren, vor den Eiszeiten liegenden Evolutionszeit geprägt, in welcher der Mensch noch nicht über Waffen verfügte und auch das Feuer noch nicht gezähmt hatte.

Diese frugivore Ernährungsweise ist von so grundlegender gesundheitlicher Bedeutung, daß selbst ausgeprägte Fleischfresser wie z. B. Hunde, Löwen und Tiger mit ihr nicht nur gesund existieren können, sondern zum Teil sogar damit von Krankheiten geheilt werden und bei dieser Kost ein besonders glänzendes Fell als Zeichen hervorragender Gesundheit bekommen.

Urnahrung: Drei Gruppen natürlicher Früchte

Die Urnahrung des Menschen setzt sich aus drei Gruppen von natürlichen Früchten zusammen.

1. *Samen:* Ursprünglich waren es die fast überall gedeihenden Gräser, welche mit ihren Samen Nahrung lieferten. Noch heute sammeln die Tuaregs, ein Nomadenstamm in Afrika, Gräsersamen. Auch die afrikanischen Berggorillas kann man dabei beobachten, wie sie mit der Hand durch Gräserähren streifen und deren Samen verzehren. Als der Mensch lernte, Ackerbau zu treiben, züchtete er aus Gräsern Getreide: Weizen, Roggen, Hafer, Gerste, Buchweizen, Emer, Dinkel, Hirse, Reis, Mais. Daneben spielten auch andere Samen wie Erbsen, Sojabohnen, Nüsse und Sonnenblumenkerne eine mehr oder weniger wichtige Rolle.
2. *Wurzelknollen:* Ihre Urform sind Wildwurzeln wie die des

Löwenzahns und der wilden Möhre, auch die Zwiebelknollen mancher Wildpflanzen. Mit der Entwicklung der Acker- und Gartenkulturen wurden daraus die heutigen Wurzel-, Knollen- und Zwiebelgemüse gezüchtet: Möhren, rote Bete, Rettiche, Radieschen, Sellerie, Bodenkohlrüben, Kohlrabi, Topinambur, Maniok, Kartoffeln, Schwarzwurzeln, Zwiebeln, Lauch, Knoblauch und viele andere.
3. *Blattschößlinge:* Wildformen sind die Blätter des Löwenzahns, junger Brennesseln, des Sauerampfers, auch manche Blattknospen, junge Tannensprossen, Brunnenkresse. Heute umfaßt diese Gruppe eine reiche Palette an Blattsalaten, Kohlsorten und Gewürzkräutern: Endiviensalat, Kopfsalat, Pflücksalat, Ackersalat, Eissalat, Kresse, Spinat, Mangold; Weißkohl, Grünkohl, Wirsingkohl, Rotkohl, Rosenkohl, Chinakohl; Petersilie, Schnittlauch, Liebstöckel, Dill, Borretsch, Melisse, Estragon.

Die beiden ersten Gruppen stellen Vorräte an Lebensenergie dar, welche die Pflanzen für sich angelegt haben, um daraus die nächste Pflanzengeneration oder Blüten und Austriebe entwickeln zu können. Dazu sind nicht nur Energieträger (Stärken, Fette), sondern auch »chemische Werkzeuge« wie Fermente, Vitamine, hochungesättigte Fettsäuren, Spurenelemente, Mineralstoffe, Aromastoffe, Baumaterial und Informationsträger in der Form der Eiweißsubstanzen bereitgestellt.

Die dritte Gruppe repräsentiert die Blattorgane der Pflanzen. Sie sind »chemische Fabriken« mit hochaktiven Zellverbänden, deren biochemische Einrichtungen mit Sonnenlicht als Energiequelle arbeiten. Aus dem Kohlendioxid der Luft stellen sie die Kohlenhydrate her, in denen die aufgefangene Sonnenenergie gespeichert wird. Bei dieser *Photosynthese* setzen sie gleichzeitig den Sauerstoff aus dem Kohlendioxid frei und geben ihn an die Atmosphäre ab. Mit Hilfe des Sauerstoffs nutzen Mensch und Tier die Energie in den Kohlenhydraten zum Leben. Sie atmen ihn ein, lagern ihn unter Energiefreisetzung an die Kohlenhydrate an und atmen Kohlendioxid aus. Dieses für Mensch, Tier und Pflanze gleich wichtige *Recycling* (= Wiederaufbereitung) bewältigen die Pflanzen mit Hilfe ihres grünen Farbstoffs, des *Chlorophylls.* Dieses komplizierte Molekül unterscheidet sich von unserem roten Butfarbstoff nur gering: Es besitzt als zentrales Atom Magnesium, während es beim Hämoglobin ein Eisenatom ist. Daneben enthalten die Blattorgane eine Vielzahl von Vitaminen, Fermenten, Spurenelementen, Mineralstoffen und Eiweißbausteinen. Bei den Kohlpflanzen erfüllen die Blätter gleichzeitig Speicherfunktionen wie die Wurzelknollen bei anderen Pflanzen.

Mensch und Tier haben während ihrer eigenen biologischen Entwicklung diese für die Pflanzen selbst so zweckmäßigen, unentbehrlichen, in langer Evolution bewährten Samen, Vorratsspeicher und Blattorgane genutzt. Deshalb sind Mensch und Tier durch ihre eigene Evolution optimal an deren Nutzung angepaßt – und gleichzeitig auf sie angewiesen. Ihre Organismen funktionieren am besten mit diesen Naturprodukten als Nahrungsgrundlage. Sie müssen Funktionsstörungen erleiden, wenn plötzliche Veränderungen auftreten: Wenn z. B. ein Teil der bisher verwendeten »chemischen Werkzeuge« nicht mehr mitgeliefert wird oder wenn statt lebender, reaktionsfähiger, wohlorganisierter Molekülstrukturen nur noch ein »Chaos« von hitzedenaturierten oder durch Licht- und Sauerstoffeinwirkung beschädigten »Trümmerstücken« als Nachschub zur Verfügung steht.

Obst ist weniger wichtig

In der Urnahrung befindet sich keine der heutigen Obstsorten. Sie sind zumeist erst in den jüngsten Perioden gezüchtet worden – vor einigen Jahrzehnten, Jahrhunderten oder, wie Apfel und Kirsche, vermutlich vor einigen Jahrtausenden. Im Verhältnis zu den Jahrmillionen der Evolution sind so kurze Zeiträume kaum von Bedeutung. Der Mensch hatte Obstfrüchte während seiner Entwicklung nicht zur Verfügung und braucht sie deshalb auch nicht.

Dafür gibt es aber noch einen weiteren Grund. Obstfrüchte sind keine von den Pflanzen für eigene Zwecke angelegte funktionelle Einheiten wie Samen, Knollen und Blattorgane. Ihre Wirkstoffzusammensetzung ist deshalb nicht so reichhaltig und ausgewogen. Sie haben vielmehr den Zweck, durch angenehmen Duft, Geschmack und schönes Aussehen zum Gegessenwerden zu verführen. Warum? Damit die darin enthaltenen Samen möglichst unversehrt verbreitet und dabei gleich noch gedüngt werden. Solche Samen sind deshalb besonders gut geschützt: Durch bitteren oder sauren Geschmack, durch eine rutschige, glitschige oder sehr harte Umhüllung, und manche sogar durch Blausäure!

Obst und obstartige Früchte (Samenträger mit eßbarem Fruchtfleisch) sind aus diesen Gründen zur Einhaltung der Gesundheit nicht erforderlich. Sie sind als unschädliche *Genußmittel* einer natürlichen Ernährung zu betrachten. Deshalb dürfen sie auch keinen so wesentlichen Anteil an der Gesamtnahrung erhalten, daß die Aufnahme anderer, wichtigerer Grundnahrung dadurch eingeschränkt wird.

Die besondere Bedeutung der Getreide

Es sind mehrere Gründe, weshalb die Getreide eine so große Bedeutung als Ernährungsgrundlage für den Menschen erlangt haben:

1. *Getreide sind Kompaktspeicher an Lebensenergie.* Als Samen enthalten sie alles, was zur Entfaltung von neuem Leben erforderlich ist, auf kleinstem Raum kompakt gespeichert: Vitale Lebensenergie und dazu alle Informationen und Hilfsmittel, um sie freizusetzen.
2. *Wohlausgewogenheit der Inhaltsstoffe.* Das Getreidekorn enthält von allen Substanzen gerade so viel, wie zur neuen Lebensentfaltung nötig; alle sind aufeinander abgestimmt. So sind z. B. an Vitaminen des B-Komplexes und zugehörigen Spurenelementen und Mineralstoffen gerade die Mengen vorhanden, die zum Abbau der ebenfalls vorhandenen Stärke (Kohlenhydrate = Energiespeicher) notwendig sind – gleich, ob sie von der keimenden Pflanze oder von unserem Organismus genutzt wird.
3. *Getreide sind haltbare, »lebende Konserven«.* Als Samen können Getreide unter geeigneten Bedingungen mehrere Jahre, unter Umständen sogar Jahrzehnte und Jahrhunderte in keimfähigem Zustand aufbewahrt werden. Dieser Vorteil macht es möglich, auch Mißernten durch Vorratshaltung zu überbrücken.
4. *Getreide gedeihen fast in allen Klimazonen der Erde.* Als Abkömmlinge der Gräser sind sie genügsam. Sie sind leicht anzupflanzen und leicht zu ernten.

5. *Aus Getreide läßt sich eine Vielzahl von wohlschmeckenden Gerichten bereiten,* die sättigen und leistungsfähig erhalten.

Daß in den Getreiden so bedeutende Vorteile vereint sind, hat sie zum wichtigsten Grundnahrungsmittel der Menschheit gemacht. Alle Hochkulturen haben sich auf der Grundlage einer Getreideart entwickelt, und die Menschen hätten ohne die Getreide ihre heutige Verbreitung und Zahl nicht erreichen können.

Mit »einer Handvoll Reis« pro Tag bauten die Chinesen ihre jahrtausendealte Kultur auf. Mit 850 g Weizen pro Tag und Mann eroberten die römischen Legionäre zu Fuß ein Weltreich. Pro Kohorte (100 Mann) führten sie auf einem Wagen eine Steinmühle mit. Gab man ihnen Fleisch, weil das Getreide knapp wurde, so meuterten sie – sie wußten wohl, daß ihnen dann die Marschleistungen schwerer fielen. Die Phönizier, zu ihrer Zeit ungewöhnlich erfolgreiche Seefahrer, führten auf ihren Schiffen ebenfalls Getreidevorräte und eine Steinmühle mit. Dasselbe machen neuerdings auch Eigner moderner Hochseeyachten, die herausgefunden haben, daß sie so auch auf monate- und jahrelangen Seereisen am sichersten gesund und leistungsfähig bleiben. Südlich der Sahelzone füttern manche Stämme ihre Babys mit frisch zermahlener Hirse, die mit kaltem Wasser zu einem Brei angerührt wird. Die Babys gedeihen dabei auffallend gut und sind sehr gesund.

Ursprüngliche Formen der Zubereitung

In der langen Menschheitsgeschichte entwickelten sich verschiedene Formen der Zubereitung von Getreiden. Während der längsten Zeit hat man sicher eine Handvoll Samen in den Mund gesteckt und zerkaut. Dann wurde entdeckt, daß man die Körner auch zwischen Steinen vermahlen und mit Wasser zu einem Brei anrühren kann. Das hatte den Vorteil, daß man sich größere Nahrungsmengen in kürzerer Zeit weniger mühsam einverleiben konnte. Die Phönizier aßen ihre Getreide ebenso in dieser Breiform wie die römischen Legionäre, die Breireste in der Sonne oder auch auf heißen Steinen trockneten: zu Fladenbroten, wie sie aus Reis, Mais, Hirse, Roggen oder Weizen zubereitet bis heute ein Hauptnahrungsmittel mancher Völkerstämme darstellen.

So kam es dann auch zur Entdeckung der *Gärbrote:* Als einmal ein solcher Körnerbrei 1 oder 2 Tage stehenblieb, zu gären anfing und dann gebacken wurde, entstand kein flacher Fladen, sondern ein hochgewölbter, im Innern lockerer Laib, der so gut schmeckte, daß bald ein Drittel der Menschheit solches Brot zur Nahrungsgrundlage machte. Zwei Drittel hielten sich weiter an den Brei, auch aus dem einfachen Grund, weil die von ihnen angebauten Getreidesorten sich nicht zu Gärbroten verarbeiten lassen. Ihr Gesundheitszustand blieb besser (u.a. weniger Zahnkaries) als jener der brotessenden Völker.

Fehlentwicklungen – und eine Flut von Folgekrankheiten

Schon die Veränderung der Zubereitungsmethode vom unerhitzt als Brei gegessenen Getreide zu hitzebehandelten Brotfladen und Gärbroten bedeutete den Verlust der hitzeempfindlichen Fermente und einiger Vitamine; außerdem wurde das Eiweiß hitzedenaturiert. Auch der Übergang zum gekochten statt rohen Körnerbrei (Hirsebrei, Buchweizengrütze, Hafermus, Polenta usw.) bedeutete eine Verringerung des gesundheitlichen Wertes. Eine allmähliche Verschiebung, wie sie sich später vielfach wiederholte: Ausnahmen werden zur Regel. Die ursprüngliche »Resteverwertung«, das Trocknen von Fladen, wird zur üblichen Zubereitung und verdrängt den wertvollen Frischkornbrei. Gleiches gilt für die Gärbrote und gleiches gilt für alle Feiertagsgewohnheiten, die schädliche Wirkungen entfalten, wenn sie zu Alltagsgewohnheiten werden.

Die verhängnisvollste Schwächung unserer Gesundheitsgrundlagen erfolgte, als Ende des 19. Jahrhunderts mit der industriellen Revolution die Energiequellen vervielfacht wurden und die neuen Fabrikationsmethoden auch die Nahrungsaufbereitung erfaßten. Getreide wurde jetzt nicht mehr nur für ein Breigericht oder die Teigbereitung zum Backen, sondern in großen Mengen auf Vorrat gemahlen und gelagert. Hierbei stellte sich bald heraus, daß das Mahlprodukt nicht lagerfähig ist, sondern sehr rasch einen muffigen und ranzigen Geschmack und Geruch annimmt. Nun wäre es logisch gewesen, zum alten Verfahren zurückzukehren, nämlich nur zu mahlen, was man sofort verbraucht. Aber man hatte sich schon anders eingerichtet, hatte große Kapitalbeträge in das Verfahren selbst und in die Vermarktung der Produkte investiert. So geschah, was Schwarzwälder Tüftler »Verschlimmbesserung« nennen. Findige Köpfe suchten nach den Ursachen des unangenehmen Geschmacks und Geruchs – und fanden sie in der Zersetzung der Öle des Getreidekeims. Da der Keim und die Randschichten beim Mahlen etwas gröber ausfallen als der Stärkekern, war die Lösung des Problems scheinbar einfach: Man nahm ein Siebtuch mit geeigneter Maschenweite und siebte die Kleie aus. Der Rest in Form des reinen Stärkekerns erwies sich tatsächlich als haltbare, lagerfähige Konserve: Seither ist feines Auszugsmehl die Grundlage aller Getreidenahrung der hochzivilisierten Völker.

Der Pferdefuß dieser Manipulation kam erst später zum Vorschein. Mit einem Verzögerungsfaktor von 20 Jahren, den die schon erwähnten englischen Forscher Cleave und Campell entdeckten und 1966 veröffentlichten (»The Saccharine Disease«), setzten Folgekrankheiten ein, die heute zusammen mit Folgen zu hoher Eiweißzufuhr den größten Teil der Zivilisationskrankheiten ausmachen.

Erst heute, ein ganzes Jahrhundert später, rücken die Folgen dieser Manipulation allmählich ins Bewußtsein der Fachleute. Die Forderungen nach einer Rückkehr zur Verwendung der Getreide in ihrer ursprünglichen, nicht denaturierten Form werden immer zahlreicher. Wissenschaftler und Institutionen, die bisher raffinierte Kohlenhydrate (Auszugsmehle und Industriezucker) verteidigten, argumentieren immer vorsichtiger.

Eine von der Regierung der Vereinigten Staaten eingesetzte Senatskommission untersuchte mit Hilfe der wenigen noch von Interessengruppen unabhängigen Ernährungsforscher die Ernährungssituation in den USA und kam im sogenannten McGovern-Report zu der Forderung, den bisherigen 22-Prozent-Anteil »komplexer« Kohlenhydrate in der amerikanischen Ernährung auf 48 Prozent zu erhöhen.

Bei immer mehr Krankheiten wird das Fehlen von »Faser- und Ballaststoffen« (Stoffe, die man bisher als überflüssigen Ballast betrachtet hatte) als eine ihrer Hauptursachen nachgewiesen – bei Stuhlverstopfung ebenso wie bei Divertikulose des Darms, Colitis ulcerosa, Schizophrenie und neben Eiweißüberschuß auch bei Altersdiabetes.

Untaugliche – weil inkonsequente – Korrekturversuche

Viele Menschen glauben jetzt, sie könnten durch Einnahme von Kleie die vorher aus dem Mehl entfernten und daher fehlenden Substanzen ersetzen. Aber die Kleie ist eben jener nicht haltbare, nicht lagerfähige Bestandteil gemahlener Getreide und wurde gerade aus diesem Grund herausgesiebt. Abgepackt und gelagert hat sie nur noch einen Bruchteil ihres ursprünglichen gesundheitlichen Wertes; lebenswichtige Substanzen sind durch Sauerstoff- und Lichteinwirkung in wertlose oder sogar gesundheitsschädliche Zersetzungsprodukte umgewandelt. Man kann es schon mit der Nase am muffigen Geruch feststellen; der Geschmack bestätigt die unguten Veränderungen. Der Prozeß kann nur durch Hitzedenaturierung der lebenden, sauerstoffübertragenden Fermente des Getreidekeims verlangsamt werden. Hitzekonservierten Kleieprodukten fehlen daher diese gesundheitlich wichtigen Fermente. Selbst frisch hätte Kleie einen entscheidenden Nachteil: Ihr würde die natürliche Ausgewogenheit aller Inhaltsstoffe fehlen, die das ganze Getreidekorn so auszeichnet.

Ähnliches gilt für die vielen Getreideflocken- und -müslezubereitungen, wie sie täglich auf vielen Frühstückstischen stehen. Sie haben als Grundlage gequetschte oder geschrotete Getreidearten. Da diese jedoch nur als lebende, keimfähige Körner haltbar sind, beginnt alsbald der Oxidations- und Zersetzungsprozeß, bei dem lebens- und gesundheitsnotwendige Substanzen verändert und in bisweilen sogar ungünstig wirkende Stoffe umgewandelt werden. Ein Teil dieser Produkte wird deshalb über heiße Walzen geführt und erhöhten Temperaturen bis zur Röstung ausgesetzt, damit die sauerstoffübertragenden Fermente im Keim zerstört werden. Zwar verlangsamt sich so der Oxidationsprozeß; aber ganz verhindert wird er nicht, und die wertvollen Fermente fehlen ebenso, wie das wertvolle natürliche Eiweiß hitzedenaturiert wird.

Aus diesen Gründen habe ich schon seit Jahren von der Verwendung solcher Fertigprodukte abgeraten – lange bevor neuerdings auch noch festgestellt wurde, daß bei ihrem Einweichen (je älter sie werden, um so mehr) ein lebhaftes Wachstum von zum Teil gesundheitsabträglichen Bakterienstämmen und Schimmelkulturen erfolgt. Es bleibt hinzuzufügen, daß solche Fertigmüsles zum Teil erhebliche Zusätze von Industriezucker enthalten.

Auch Vollkornbrote müssen dann von zweifelhaftem Wert bleiben, wenn sie aus angekauftem, angeliefertem Schrot hergestellt sind. Wenn dieses auch nur sechs Wochen alt ist, so ist der Oxidationsprozeß praktisch vollkommen abgeschlossen. Er beginnt schon unmittelbar nach dem Mahlen; die Aromastoffe (wichtig für die Anregung der Verdauungssäfteproduktion) haben sich bereits zwei Stunden nach dem Mahlen weitgehend verflüchtigt. Nicht wenige als Vollkornbrote angepriesene Backprodukte enthalten außerdem erhebliche Zusätze an Auszugsmehlen, Backhilfsmittel und chemische Schimmelverhütungsmittel.

Ebensowenig taugt der Versuch, Auszugsmehle durch den Zusatz einiger zufällig erforschter und preiswerter Vitamine aufzuwerten. Es fehlen dann immer noch die unerforschten, dennoch lebenswichtigen Inhaltsstoffe, die lebenden Fermente – und das nur im lebenden Korn vorhandene ausgewogene Verhältnis aller Wirkstoffe zueinander.

Nutzung der Urkräfte der Getreide durch richtige Zubereitung und Vermeidung von Verlusten

Wenn wir die in den Getreiden schlummernden Urkräfte des Lebens wieder für unsere Gesundheit nutzen wollen, so müssen wir die Verluste auf dem Weg der Nahrungszubereitung vom lebenden, keimfähigen Korn bis zur Aufnahme in unseren Organismus vermeiden. Das ist nur möglich, wenn Getreide nicht mehr als Mahlprodukt gelagert wird, sondern in Form des sehr haltbaren unversehrten Kornes. Gemahlen werden darf erst unmittelbar vor der weiteren Zubereitung – im Haushalt wie in der Bäckerei, für Breigerichte wie fürs Bakken. Und am besten wie früher: auf Steinmühlen, da Eisenatome aus Stahlmahlkörpern ungünstig auf die wertvollen hochgesättigten Fettsäuren des Getreidekeims einwirken, wie man aus der Eisentherapie der Blutarmut weiß. Weder vor noch nach dem Mahlen darf etwas abgeschält, ausgesiebt oder hinzugefügt werden, weil sonst das natürliche Gleichgewicht aller Inhaltsstoffe des Getreidekorns zerstört wird.

Den gesundheitlich höchsten Wert repräsentieren Gerichte aus frisch gemahlenen, roh (unerhitzt) zubereiteten Getreiden. Sie entsprechen praktisch den Gerichten der breiessenden Urvölker. Sie können sowohl als Frühstücksmüsles mit Obst wie als Gewürz-Getreideschrote (Beilage zu Salaten) genossen werden. Das Getreide (fürs Frühstück 60 g pro Person, für Gewürzgetreideschrote 30 g) wird hierzu mittelgrob gemahlen und mit etwas Wasser (110 g bzw. 55 g) von höchstens 18 Grad Celsius eingeweicht. Eine halbe Stunde genügt; zehn Stunden sollen nicht überschritten werden. Hierbei entfalten die Fermente des lebenden Korns ihre Aktivitäten: Sie beginnen, die Stärke aufzuschließen und leichter verdaulich zu machen. Nur beim frisch gemahlenen Korn hat daher Einweichen überhaupt einen Sinn. Eine Oxidation ist nicht möglich, weil das Wasser den Sauerstoffzutritt verhindert.

Unter diesen Bedingungen können sich auch keine ungünstigen Bakterienstämme entwickeln. Ähnlich wie rohe, »lebendige« Milch von gesunden Kühen höchstens nach längerem Stehen von 2 bis 3 Tagen in zuträglicher Weise sauer wird, kann es bei frisch gemahlenen, in Wasser eingeweichten Getreiden mit ihren aktiven Fermenten höchstens nach längerem Stehen von 2 bis 3 Tagen zur Bildung natürlicher Gärteige kommen. Ein Beispiel ist das Herstellungsverfahren für Sauerteig (»Natursauer«) aus frisch gemahlenem Roggenschrot; er ist das natürliche Treibmittel für die noch heute beliebten Sauerteigbrote. Unabdingbare Voraussetzungen sind immer saubere, keimfähige Getreide, möglichst aus naturgemäßem Anbau und kontrolliert auf Pestizidspuren sowie kritische Schwermetalle; und einwandfreies Trinkwasser zum Einweichen.

Im Gegensatz hierzu können sich auf toten, oxidierten, muffig und ranzig gewordenen Mahlprodukten ähnlich ungünstige, gesundheitsabträgliche Bakterienstämme und Schimmelkulturen vermehren, wie sterilisierte, tote Milch nicht sauer wird, sondern fault und übel zu riechen beginnt.

Eine andere Form, rohe Getreide zu verzehren, ermöglicht das Ankeimen. Es stellt eine angenehme Ergänzung dar, da beim Keimvorgang einige Vitamine vermehrt werden. Andererseits werden dabei für den Keimvorgang auf Vorrat gelegte Substanzen verbraucht, so daß z. B. ein Verlust an Vitamin E eintritt. Angekeimte Körner können die Rohbreizubereitungen daher nicht ersetzen, sondern nur ergänzen. Die Keime sollen nicht länger als 1 bis 3 Millimeter sein, weil sonst zu viele wertvolle Substanzen für den Keimvorgang schon verbraucht sind.

Brote, Gebäcke und andere durch Backen oder Kochen hergestellte Gerichte aus frisch gemahlenen Getreiden stellen ergänzend eine weitere hochwertige Ernährungs- und Gesundheitsgrundlage dar. Denn bei Getreiden übersteht ein erheblicher Teil gesundheitlich wichtiger Substanzen die Hitzebehandlung. Der andere, hitzeempfindliche Teil wird mit den Gerichten aus unerhitzt zubereiteten Getreiden in den Mengen zugeführt, die für Gesunde ausreichend, aber auch unentbehrlich sind. Bei Kranken kann es notwendig werden, ausschließlich lebendige, nicht hitzedenaturierte Nahrung zu verwenden, damit genügend Lebensenergien zur Überwindung der Krankheit verfügbar werden. Gleiches gilt für gesunde Menschen, die Höchstleistungen erbringen müssen.

Zivilisierte Urnahrung: Intensivkost, Normalkost

Eine aus der menschlichen Urnahrung entwickelte Ernährungsweise hat den grundsätzlichen Vorteil, daß sie nicht nur die bekannten lebensnotwendigen Substanzen enthält, sondern auch die noch unerforschten, doch ebenso lebens- und gesundheitsnotwendigen Vitamine, Fermente, Spurenelemente, Aromastoffe und was immer sonst noch wichtig sein könnte. Es ist nicht schwer, unter solchen Voraussetzungen eine *Zivilisierte Urnahrung* zu entwickeln, die den Gewohnheiten und Ansprüchen des modernen Menschen angepaßt ist.

Ihre Grundlagen sind keimfähige Vollgetreide und daraus zubereitete Gerichte, frische Gemüsesalate und grüne Salate, Nüsse und etwas Obst.

Gesunde, die ihre individuell höchstmögliche Leistungsfähigkeit erzielen möchten, brauchen die vollen Urkräfte lebendiger Nahrung ebenso wie Kranke, die so rasch wie möglich wieder gesund werden möchten. Andererseits sollen Gesunde unter normalen Umständen nicht unnötig auf Genüsse verzichten müssen. Wir haben deshalb zwei Ernährungsformen angegeben, deren prinzipieller Aufbau auch aus der folgenden Tabelle ersichtlich ist (Seite 74):

1. *Intensivkost:* Sie besteht vollständig aus lebendigen, nicht hitzedenaturierten, natürlichen Lebensmitteln. Sie enthält alles, was der menschliche Organismus braucht, und sichert durch die Kombination pflanzlicher Eiweißträger auch eine ausreichende Eiweißversorgung. Dabei ist eine Eiweiß-Überversorgung nicht möglich, weil vorher Sättigung eintritt. Da sie vollständig aus lebendigen, hochreaktionsfähigen Wirkstoffsystemen besteht, hat sie die intensivsten gesundheitlichen Wirkungen. Da sie vollwertig ist, kann sie auch auf Dauer angewendet werden. Dies ist ein entscheidender Vorteil gegenüber bisherigen Rohkostformen.
2. *Normalkost:* Die Grundlage ist ebenfalls die Intensivkost. Es kommen lediglich einige Beilagen hinzu, die der Gesunde sich ohne Nachteile erlauben kann, wenn er nicht gerade körperliche oder geistige Höchstleistungen von sich fordern muß. Beim Kranken könnten diese Beilagen die intensiven Wirkungen der vollständig rohen, lebendigen Nahrung abschwächen. Solche Beilagen sind z. B. Vollkornbrote und -gebäcke, Vollkorngerichte, Vollkornpfannkuchen und -waffeln, gekochte Kartoffeln, gekochter Vollreis.

Welche der beiden Kostformen für den einzelnen am zweckmäßigsten ist, muß jeder für sich selbst entscheiden. Ebenso ist es möglich, zwischen den beiden Kostformen je nach den augenblicklichen Anforderungen und Zielsetzungen abzuwechseln. Auf jeden Fall ist es zweckmäßig, immer wieder Phasen von einigen Wochen mit reiner Intensivkost durchzuführen. Wird dauernd eine sehr hohe Leistungsfähigkeit gewünscht, oder war die Gesundheit sehr geschädigt, so kann es zweckmäßig sein, überwiegend oder auf Dauer bei der Intensivkost zu bleiben.

Die Tagesfolge dieser *zivilisierten Urnahrung* sieht etwa wie folgt aus:

▷ *Zum Frühstück* gibt es ein reichhaltiges Naturmüsle. Pro Person werden 60 g Weizen auf einer Steinmühle mittelgrob gemahlen und mit 110 g kaltem Wasser mindestens 30 Minuten, höchstens 10 Stunden lang eingeweicht. In kühlem Klima

Mahlzeit	*Intensivkost* (voll lebendig, vollwertig, intensivste Wirkung, höchste Leistung; bei Bedarf auch Mengenerhöhung möglich)	*zusätzlich bei Normalkost* (möglich für Gesunde, die auch nicht gerade höchste Leistungen erbringen müssen)
Frühstück	Naturmüsle aus 60 g frisch gemahlenem Getreide mit einem geriebenen Apfel, 100 g Obst und 30 g Nüssen Tee (wechselnde Sorten)	100–200 g Vollkorngebäck oder Brot aus frisch gemahlenem Getreide
Mittagessen	2× 100 g frische Wurzelgemüse-Salate (unerhitzt) z. B. von Möhren, Kohlrabi in Tunke mit Distelöl, Obstessig, Gewürzen 1× 100 g frische Blattsalate, z. B. grüner Salat, Chicoréesalat in Tunke mit Distelöl, Zitronensaft und Gewürzen 30 g angekeimte grüne Soja (Mung-)bohnen, angekeimte Weizenkörner oder z. B. frische grüne Erbsen Tafelwasser, mineralarm	100–200 g Vollkornpfannkuchen oder Vollreis, gedämpfte Kartoffeln, Kartoffelpuffer, Vollkornspätzle, . . .
Abendessen	2× 100 g frische Wurzelgemüse-Salate (andere als mittags), z. B. Sellerie, Rettiche in Tunke mit Distelöl, Obstessig, Gewürzen 1× 100 g frische Blattsalate, z. B. von Kresse, Ackersalat in Tunke mit Distelöl, Zitronensaft und Gewürzen Gewürzgetreideschrot aus 30 g frisch gemahlenem Getreide und Gewürzen	100–200 g Vollkornbrot aus frisch gemahlenem Weizen oder Roggen mit z. B. Tartex, Butter, manchmal etwas Käse oder 50–100 g Knäckebrot aus frisch gemahlenem Weizen oder Roggen

Prinzipieller Aufbau der Intensivkost (vollständige lebendige Nahrung, daher intensivste Wirkung) und der zusätzlichen Beilagen, die sie zur »Normalkost« machen.

kann man diese Vorbereitung abends treffen; in warmen Gegenden ist die Vorbereitung morgens mit kürzerer Einweichzeit besser. Das Müsle soll bei Zimmertemperatur, nicht etwa im Kühlschrank aufweichen, weil die Fermente des Getreides bei zu kalten Temperaturen inaktiviert sind; sie machen jedoch das Naturmüsle leicht verdaulich. Daß nur ganz frisch gemahlener, lebendiger Weizen verwendet wird, ist wegen der Empfindlichkeit wichtiger Inhaltsstoffe gegenüber der Oxidation durch den hinzutretenden Sauerstoff von entscheidender Bedeutung. Mahl*steine* sind angebracht, weil Eisenatome von Stahlmahlwerken die vollen hochungesättigten Fettsäuren des Keims und eventuell noch weitere gesundheitlich wichtige Stoffe denaturieren könnten und u. a. die reibende Mahlweise die Vitamine besser nutzbar macht.

Die weitere Zubereitung dieses »Naturmüsles« erfolgt erst direkt vor dem Frühstück, damit es ganz frisch ist: hierzu werden pro Person ein Teelöffel Zitronensaft (frisch gepreßt) untergemischt, ein aromatischer Apfel hineingerieben, 100 g Obst der Jahreszeit (größere Früchte zerschnitten) hinzugefügt und 30 g grob zerhackte Nüsse (wechselnde Sorten, jedoch keine Paranüsse oder Erdnüsse) oder Mandeln darübergestreut. Das Obst sollte in den ersten Wochen der Umstellung nicht zu süß gewählt werden.

Als Getränk wird ein beliebiger Tee gereicht. Wer noch eine geschwächte Produktion von Verdauungssäften hat, kann den Tee einige Minuten vor diesem Naturmüsle trinken, um sie während der Verdauungsarbeit nicht zu verdünnen.

Dieses Frühstück hat durch seinen reichen Gehalt an lebendigen, hochreaktionsfähigen Wirkstoffsystemen tiefgreifende Regenerationswirkungen. Sie betragen bereits 50 Prozent dessen, was durch eine Gesamtumstellung auf optimal gesunde Ernährung erzielt werden kann. Außerdem sorgt dieses Naturmüsle – im Gegensatz zu den üblichen Frühstücken – über mehrere Stunden hinweg für eine ganz gleichmäßige Energieversorgung, einen ausgeglichenen Verlauf der Blutzuckerkurve mit kaum nennenswerten Schwankungen und niederer liegenden Höchstwerten. Dies erklärt unter anderem die lang anhaltende Sättigung und Leistungsfähigkeit, die bis über die Mittagszeit hinausreichen kann. (Beim üblichen »Kontinentalfrühstück« kommt es zu einem raschen Blutzuckeranstieg, deshalb zu einer starken Insulinausschüttung und daher schon ca. 75 Minuten danach zu einem starken Blutzuckerabfall mit Leistungsschwäche.)

▷ *Erweiterung zum Normalkostfrühstück:* 100 bis 200 g Vollkorngebäck oder Brot aus frisch gemahlenem Getreide; zum Bestreichen können sowohl Butter als pflanzliche Brotaufstriche aus Soja (z. B. Tartex) verwendet werden.

▷ *Mittags und abends* sind Salate die Hauptsache: Blattsalate ebenso wie solche aus frisch geraspelten Vorratsorganen (Knollen) der Pflanzen, als auch Zubereitungen von Pflanzenschößlingen. Dabei ist es ebenso wichtig wie beim Frühstück, daß alles frisch und lebendig zubereitet wird und insbesondere keine hitzebehandelten Gemüse verwendet werden. Hitze zerstört bei Gemüsen nicht nur die Vitalstoffe und denaturiert das Eiweiß, sondern bewirkt offensichtlich auch die Entstehung schädigender Substanzen.

Damit eine Oxidation der Vitalstoffe in den frisch geraspelten Gemüsesalaten vermieden wird, bereitet man alle Salatsoßen schon vor dem Waschen, Schneiden, Raspeln der Salate zu:

1 Eßlöffel Distelöl (wichtig wegen der Versorgung mit hochungesättigten Fettsäuren) pro Person und Mahlzeit; ½ bis 1 Eßlöffel Obstessig oder frisch gepreßter Zitronensaft; 2 bis 3 Eßlöffel Wasser zum Verdünnen dazu. Diese Mischung verteilt man auf die benötigten Salatschüsseln und schmeckt dann mit den verschiedenen Kräutern und Gewürzen unterschiedlich ab. Senf darf verwendet werden; gemieden werden müssen Salz und Kräutersalzmischungen. Bei lebendiger pflanzlicher Nahrung ist es vom Geschmack her ohnehin nicht notwendig. Nur gekochte und tierische Nahrung schmeckt ohne Salz fade. Zusätzliches Salz belastet nur Kreislauf und Nieren unnötig und schwemmt die Gewebe auf. Die in den Nahrungspflanzen enthaltenen Salze und Spurenelemente reichen zur Versorgung des Organismus vollständig aus.

Die Salate werden kurz und gründlich gewaschen. Langes Einlegen in Wasser laugt Vitamine und Mineralsalze aus und soll deshalb unterlassen werden. Die Blattsalate werden zerschnitten oder zerteilt, die Knollengemüse geraspelt und alles so rasch wie möglich mit den Soßen vermischt, um die Oxidation zu vermeiden. Wie rasch sie stattfindet, sieht man an einem Apfel, der gleich nach dem Aufschneiden braun wird! Je höher die Oxidationsfähigkeit, desto günstiger sind die betreffenden Nahrungsmittel für die Gesundheit. Denn ihre Oxidationsfähigkeit ist eine der wesentlichen Eigenschaften, die der Organismus mit seinem Stoffwechsel nutzt. Auch für eine gesunde Darmbakterienflora ist es bedeutsam, daß ein wesentlicher Teil der Nahrung lebendig, oxidationsfähig, aber noch nicht oxidiert zugeführt wird.

In jeder Mittags- und Abendmahlzeit sollen insgesamt 300 g Salate pro Person vorhanden sein, die aus mindestens 3 Sorten zusammengesetzt werden. Dabei sind immer sowohl Blattsalate als auch Knollengemüse zu verwenden. Abends sollten es andere als mittags sein.

Beispiele für Pflanzen-Vorratsorgane (Knollen): Möhren, Schwarzwurzeln, rote Bete, Sellerie, Steckrüben, Rettiche, Radieschen, Kohlrabi, Yucca, Topinambur usw.

Beispiele für Blattsalate: Kopfsalat, Endiviensalat, Ackersalat, Schnittsalat, Eissalat, Spinat, Brunnenkresse, Kresse usw.

Gemüse mit gemischten Eigenschaften (Vorrats- und Blattorgan in einem): Weißkohl, Rotkohl, Wirsingkraut, Filderkraut usw.

Ergänzend können beerenfruchtartige Salatgemüse verwendet werden, die allerdings keine echten Vorratsorgane darstellen und deshalb nicht überwiegen dürfen: Gurken, Kürbisse, Tomaten, Avocados usw.

Blumenkohl und Broccoli kann man zu den pflanzlichen Vorratsorganen rechnen. Sie haben die Energie für das spätere Austreiben der Blüten gespeichert.

Wichtig ist, daß zum Schneiden oder Reiben der Salate und Gemüse Edelstahlmesser oder Edelstahl-Reiben verwendet werden, weil normaler Stahl katalytisch einen wesentlichen Teil der Vitamine zerstört.

Diese Salate allein reichen noch nicht aus, um auch die Eiweißversorgung auf rein pflanzlicher Basis sicherzustellen; auch ist damit noch keine volle Energieversorgung gewährleistet. Als Ergänzung sind Getreide erforderlich, womit gleichzeitig auch in diesen beiden Mahlzeiten die hochwertigen Vitalstoffe der Getreide verfügbar gemacht werden. Empfehlenswert sind zwei praktische Möglichkeiten:

Gewürzgetreideschrote werden aus frisch gemahlenem Weizen oder Roggen (30 g pro Person, ½ bis 3 Stunden eingeweicht mit 55 g kaltem Wasser) zubereitet. Man fügt Gewürzkräuter hinzu oder mischt sie mit einem fein geriebenen Gemüse. Angekeimte Weizenkörner oder angekeimte grüne Sojabohnen bieten ebenfalls die erforderliche Ergänzung, auch frische grüne Erbsen. Am besten wechselt man zwischen Gewürzgetreideschroten und angekeimten Getreiden oder sonstigen Samen ab.

Durch diese Gewürzgetreideschrote oder gekeimte Körner erfolgt die Aufwertung der reinen Rohkost zu einer auch auf Dauer vollwertigen Ernährung. Es ist bei dieser Ernährungsweise nicht möglich, die Eiweißspeicher zu überfüllen oder zuviel Kalorien zuzuführen, da bei dieser der menschlichen Urnahrung voll entsprechenden lebendigen Nahrung auch die Appetitregulation richtig funktioniert (dies ist schon nicht mehr so sicher, sobald auch nur hitzebehandelte Nahrungsbestandteile hinzukommen).

▷ *Erweiterung zur Normalkost:* Mittags z. B. mit 100 g Vollkornpfannkuchen, Vollreis, gedämpften Kartoffeln, Kartoffelpuffer, Vollkornspätzle und anderen ähnlichen Beilagen, die aus vollwertigen Lebensmitteln zubereitet werden. Abends wird man 100 bis 200 g Vollkornbrot aus frisch gemahlenem Weizen oder Roggen oder auch 50 bis 100 g Knäckebrot nehmen. Als Aufstrich lassen sich Tartex, Butter, manchmal (aber nicht zu häufig und zu viel) Käse verwenden.

Echtes Vollkornbrot

Es ist viel leichter, als man sich vorstellt, selbst ein echtes, köstliches Vollkornbrot zu backen. Jeder Haushaltsbackofen reicht dazu aus. Man braucht lediglich gesundes, keimfähiges Getreide und eine Steinmühle. Wer einen Römertopf (ein Backgefäß aus Ton mit Deckel) hat, kann darin ein besonders knuspriges Backergebnis erzielen.

Man braucht folgende Zutaten:

1250 g keimfähigen Weizen aus kontrolliertem Anbau zur Herstellung des frischen Mehls für den Teig
200 g des gleichen Weizens zur Herstellung des »Streumehls«
850 g kaltes Leitungswasser
75 g Hefe
25 g Voll-Meersalz

Man wiegt das Wasser genau ab (Meßgefäße sind zu ungenau) und rührt Hefe und Salz mit dem Schneebesen oder einer elektrischen Küchenmaschine hinein.

Dann wird die größere Weizenpartie fein gemahlen und unter kräftigem Kneten untergemischt. Man läßt diesen Teig 20 Minuten ruhen.

Inzwischen mahlt man die kleinere Weizenpartie zu feinem Streumehl.

Sobald die erste Teigruhe beendet ist, knetet man den Teig kurz durch und läßt ihm eine zweite Ruhezeit. Wünscht man ein größerporiges Brot, so kann man dem Teig auch noch eine dritte Ruhe genehmigen; zwei solche Phasen sind auf jeden Fall zweckmäßig, damit das Brot schön wird.

Inzwischen heizt man den Backofen schon auf 240 Grad vor und fettet ein Backblech mit Butter ein.

Sodann gibt man etwas Streumehl auf den Tisch und knetet den Teig darauf kräftig von den Rändern immer wieder an derselben Stelle nach innen, so daß auf der gegenüberliegenden Seite eine glatte, leicht gespannte *Teighaut* entsteht. Diese wird die Oberseite des Brotes, während jene Stelle, an der man den Teig nach innen geknetet hat, als *Teigschluß* nach unten auf das Backblech kommt.

Sobald man ein schönes Brotstück geknetet hat, legt man es mit dem Teigschluß auf das Backblech, überstreut es leicht mit Mehl und legt ein Tuch darüber, um es 5 bis höchstens 10 Minuten gehen zu lassen.

Bei Verwendung eines Römertopfes wird dieser innen ebenfalls mit etwas Butter bestrichen und das Teigstück hineingelegt. Zum Gehen setzt man den Deckel auf.

Inzwischen legt man unten in den Backofen ein flaches Edelstahlgefäß mit kochendem Wasser, so daß im Backofen eine feuchte Atmosphäre entsteht.

Sobald der Teig genügend gegangen ist, schiebt man den Laib in den Backofen – lieber zu früh als zu spät, weil er bei zu spätem Einschieben flach auseinanderläuft; im bauchigen Römertopf kann das natürlich nicht passieren, das ist sein Vorteil. Aber auch frei geschobene Brote ohne diese Stütze können schön hoch werden und – gerade durch das frühe Einschieben – eine rustikal aufgerissene Rinde mit köstlichem Geschmack bekommen.

Man bäckt zunächst 20 bis 30 Minuten bei 240 Grad; dann

stellt man den Ofen auf 170 Grad zurück und bäckt eine volle weitere Stunde aus.

Dieses Brot kann auch ganz frisch ohne Beschwerden gegessen werden; nur passiert es leicht, daß man zuviel davon ißt (zuviel im Hinblick auf die schlanke Linie), weil es so köstlich schmeckt.

Aus dem gleichen Teig lassen sich Vollkornbrötchen bakken, indem man kleinere Teigstücke knetet und auf dem Backblech auslegt.

Variationen sind möglich; man kann zerhackte Nüsse in den Teig geben oder die Teigstücke auf der Oberseite mit einem Pinsel mit Wasser bestreichen und dann in Mohnsamen tauchen, der auf der Oberseite haftenbleibt . . .

Vermeidung von Giften

Ohne Zweifel ist richtige, natürliche Ernährung die wichtigste Voraussetzung für eine stabile, natürliche Gesundheit. Ebenso sicher aber gibt es weitere wichtige Voraussetzungen, damit diese Gesundheit sich entfalten kann und nicht beeinträchtigt wird.

Eine dieser weiteren Voraussetzungen ist die Vermeidung und Ausschaltung von Giften. Gifte können von außen in den Organismus gelangen – durch die giftbeladene Umwelt, durch giftbeladene Nahrungsmittel, durch gewohnheitsmäßigen Konsum von Genußgiften, Suchtgiften, Rauschgiften, Drogen.

Gifte können aber auch im Organismus selbst gespeichert sein oder sogar bei entgleisten Stoffwechselabläufen ständig produziert werden.

Um sich vor der ersten Gruppe von Giftwirkungen zu schützen, sollte man schlicht jene Giftquellen abschalten, die man selbst in der Hand hat: Rauchen, regelmäßigen Alkoholkonsum, ständige Genußgifte wie Kaffee, oder gar den Gebrauch von Drogen, Beruhigungs- und Aufputschmitteln, Schmerzmitteln und anderen chemischen Wirkstoffen.

Im weiteren Sinne gehören dazu auch alle aus natürlichen Nahrungsmitteln isolierten chemisch reinen Wirkstoffe bis hin zu chemisch reinen Industriezuckern, Stärken, gehärteten Fetten, Eiweißkonzentraten.

Man muß sich darüber klar sein, daß unser Organismus von der Evolution her nicht für die Verarbeitung von chemisch isolierten Substanzen entwickelt werden konnte, einfach deshalb, weil diese nirgends verfügbar waren. Wir sind deshalb für ihre Verarbeitung auf Dauer ohne Störungen nicht programmiert.

Eine weitere Gruppe von Giften gelangt versteckt und in Spuren mit unserer normalen Nahrung, der Atemluft und dem Trinkwasser, zum Teil auch über die Haut durch Dämpfe oder als Substanzen von Kosmetika in unseren Organismus. Es ist besonders schwierig, sich vor diesen Stoffen zu schützen, denn sie sind meist nur mit Hilfe von komplizierten chemischen Untersuchungsmethoden feststellbar. Auch ihre Wirkungen treten häufig erst nach so langer Zeit in Erscheinung, daß Wohlbefinden allein kein Kriterium für die Harmlosigkeit eines Dauereinflusses solcher Substanzen sein kann. Es gibt viele Stoffe, deren krankheitserzeugende Wirkungen erst nach ca. 20 Jahren und mehr Wirkung zeigen, ähnlich wie eine falsche Ernährungsweise.

Ein Teil dieser in Spuren zugeführten Gifte sammelt sich in unserem Organismus an. Sie werden hauptsächlich im Bindegewebe und im Fettgewebe gespeichert. Besonders konzentriert gelangen sie in den Stoffwechsel dann, wenn z. B. durch Umstellung auf eine gesündere Ernährung Fettdepots und die überschüssigen Eiweißeinlagerungen im Bindegewebe abgebaut werden. Hierin liegt einer der Gründe, warum man es nie zu einer allzu starken Überfüllung dieser Depots (also erheblichem Übergewicht) kommen lassen sollte.

Manche dieser Gifte sind in ihrer Wirkung so heimtückisch, daß sie zwar selbst den Organismus wieder verlassen, sich ihre Wirkungen aber summieren; dies ist insbesondere bei den krebsauslösenden Giften der Fall. So kann es sein, daß ein durch Aflatoxine (Krebsgifte von Schimmelpilzen) erzeugter Krebs zu einem Zeitpunkt auftritt, zu welchem die Aflatoxine selbst den Organismus längst wieder verlassen haben.

Die dritte Gruppe von Giften sind Substanzen, welche der Organismus selbst in einem fehlgesteuerten Stoffwechsel produziert. Eine Ursache derartiger Fehlsteuerung kann falsche Ernährung sein; es fehlt dann an den notwendigen Fermenten, Vitaminen, Spurenelementen und Mineralstoffen, um den Stoffwechsel richtig ablaufen zu lassen. So werden dann z. B.

Kohlenhydrate nicht zu ausatembarem Kohlendioxid und Wasser, sondern zu Milchsäure und Brenztraubensäure abgebaut, und die führen zu einer allmählichen Verschiebung des Stoffwechsels in den sauren Bereich. Aus ähnlichen Gründen kann es auch zu einer übermäßigen Produktion von Fetten kommen.

Besonders schwerwiegende Störungen des Stoffwechsels erfolgen, wenn während akuter Krankheitsphasen entzündungshemmende und fiebersenkende Eingriffe stattfinden: dann können die Produktionsmatrizen in den Körperzellen selbst geschädigt und verändert werden. So wird z. B. nicht mehr exakt ein benötigtes Hormon produziert, sondern eine etwas veränderte Substanz, die den Stoffwechselablauf stört statt steuert. Dies wiederum veranlaßt das Abwehrsystem, Maßnahmen gegen jene Körperzellen zu ergreifen, welche solche schädlichen Substanzen produzieren. Dies ist in etwa der Mechanismus der »Autoaggressionskrankheiten«, jener Krankheiten, bei welchen das Abwehrsystem eigene Körperzellen und Organe angreift.

Vermeidung überfüllter Vorratsspeicher

Die Fähigkeit, Not- und Mangelsituationen zu überleben, hängt entscheidend von der Fähigkeit zur Speicherung aller lebensnotwendigen Substanzen ab. Individuen mit mangelhaften Speicherfähigkeiten wurden durch die Evolution ausgeschieden. Deshalb sind die Speicherfähigkeiten des menschlichen Organismus ausgezeichnet: Wir sind in der Lage, alle nicht ständig verfügbaren lebensnotwendigen Substanzen über mehr oder weniger lange Zeit hinweg zu speichern. Diese Fähigkeit ist nicht nur für Notsituationen, sondern auch für das normale Leben von großem Vorteil; sie erweitert unseren Handlungsspielraum beträchtlich. Hätte unser Organimus keine Vorratsspeicher, so wären wir z. B. gezwungen, ständig – Tag und Nacht hindurch – zu essen und zu trinken.

Nur relativ kurz – wenige Minuten – können wir ohne Sauerstoffzufuhr von außen leben. Der Grund liegt darin, daß Sauerstoff im ganzen normalen Lebensbereich des Menschen immer verfügbar gewesen ist.

Schon wesentlich höher ist unsere Fähigkeit ausgeprägt,

Wasser auf Vorrat zu halten. Je nach Umständen können wir es einen bis mehrere Tage ohne Wasserzufuhr aushalten. Das Wasser wird im Bindegewebe gespeichert; einen Teil des benötigten Wassers erzeugt der Organismus sogar selbst beim Abbau von Kohlenhydraten.

Ohne die Grundnährstoffe Eiweiß, Fette und Kohlenhydrate zuzuführen, können wir es sogar wochenlang aushalten, wenn wir regelmäßig Sauerstoff und Wasser erhalten. Diese Substanzen werden in erheblichen Mengen im Bindegewebe, im Fettgewebe, in den Muskeln, in der Leber und in den Wänden des Blutgefäßsystems gespeichert – teils in reiner Form, teils auch in Molekülen, welche diese Substanzen in Verbindungen enthalten.

Noch länger halten die Vitaminvorräte: Ein Mangel tritt manchmal erst nach mehreren Monaten auf. Die Mineralstoffvorräte halten sogar jahrelang, wenn auch unser Knochensystem bei ihrem Abbau an Festigkeit verliert.

Manche Spurenelemente sind in so geringen Mengen erforderlich, daß sie auch ohne Zufuhr von außen 1 bis 2 Generationen lang reichen, ehe Mangelerscheinungen wahrzunehmen sind.

In unserem Organismus ist der Durchfluß an Grundnährstoffen am größten. Da außerdem durch die Veränderung des Nahrungsangebots und der Nahrungsgewohnheiten gerade an Grundnährstoffen ein Überangebot besteht, ist hier die Gefahr der Speicherüberfüllung am größten.

Kein vernünftiger Mensch würde in sein Auto einen 400-Liter-Tank einbauen, ihn bis zum Rand füllen und dauernd nachtanken, wenn die ersten 40 Liter verbraucht sind. Es wäre unwirtschaftlich, das erhöhte Gewicht hätte unnötig schnellen Verschleiß durch ständige Überbelastung und ein stark reduziertes Leistungsgewicht (Kilowatt pro Kilogramm) zur Folge.

Weniger vernünftig verhalten sich die meisten Menschen im Verhältnis zu ihrem Körper. Viele schleppen ständig Vorräte an Grundnährstoffen für Wochen und Monate mit sich herum, essen aber trotzdem 3 und 4mal täglich, wenn sie ihre Speichervorräte noch kaum genutzt haben.

Offensichtlich trat in der Entwicklungsgeschichte des Menschen Mangel weit häufiger auf als Überfluß – und so werden wir mit letzterem nicht so recht fertig. Der Appetit als Regulativ wird selbst dann nicht geringer, wenn ein Mensch 30 Kilogramm Übergewicht und mehr mit sich herumschleppt. Im Gegenteil: Ähnlich wie beim Parkinsonschen Prinzip Verwaltungsapparate einen Hang zur wachsenden Beschäftigung mit sich selbst aufweisen, braucht auch die »Verwaltung« überhöhter Vorräte in unserem Organismus zusätzliche Energie, und erzeugt wird zusätzlicher Appetit.

Die überquellenden Speicher behindern zunehmend die normalen Funktionen, den Blutdurchfluß ebenso wie den Stoffwechseltransport. Das Leistungsgewicht (Muskelkraft pro Kilogramm Körpergewicht) wird schlechter, und schließlich kann die wachsende Verengung des Blutgefäßsystems die tödliche Gefahr von Gefäßverschlüssen heraufbeschwören.

Es ist deshalb wichtig für die Gesundheit, die Vorratsspeicher des Organismus nicht zu überfüllen. Werden sportliche Höchstleistungen verlangt, so ist es sogar notwendig, die Vorratsspeicher so knapp zu halten, daß kein unnötiger Ballast das Leistungsgewicht mindert. Gut trainierte Sportler haben z. B. auf der Bauchhaut keine größere Hautfaltendicke als ca. 5–8 mm (nehmen Sie Ihre eigene Bauchhaut an verschiedenen Stellen zwischen zwei Finger, und Sie können den Füllungszustand Ihrer eigenen Vorratsspeicher im Bindegewebe schätzen). Ein anderer wichtiger Maßstab ist der Blutdruck. Wird er zu hoch, so sind mit Sicherheit in den Gefäßwänden Eiweiß- und Zuckerstoffe zu reichlich gespeichert.

Zeichnet sich eine zu reichliche »Vorratshaltung« ab, so ist es zweckmäßig, »den Tank etwas mehr leer zu fahren«. Dazu ist eine Fastenkur hervorragend geeignet. Es gibt aber auch eine andere Möglichkeit: Längere Zeit hindurch konsequent Intensivkost essen. Bei dieser vollständig natürlichen Ernährungsweise funktioniert der Appetit als Regelmechanismus wieder; überfüllte Vorratsspeicher leeren sich allmählich bis auf einen vernünftigen, biologisch zweckmäßigen Mindestvorrat.

Training aller natürlichen Funktionen

Alle natürlichen Funktionen eines Organismus brauchen ein Mindestmaß an Betätigung in nicht zu langen Abständen. Wird es unterschritten, so entwickeln sich die betreffenden Organe oder Fähigkeiten nur unzureichend. Sind sie schon entwickelt, so werden sie bei Betätigungsmangel schwächer, bilden sich zurück und gehen teilweise oder ganz verloren. Oder positiv betrachtet: Die Trainingsabhängigkeit von Funktionen macht es möglich, daß die Organismen sich an die jeweiligen besonderen individuellen Gegebenheiten anpassen. Ohne dieses Regulativ wäre es nicht denkbar, daß Menschen so vielfältige und verschiedenartige besondere Fähigkeiten ausbilden, die in der Gesamtheit die Pluralität und Leistungsfähigkeit der menschlichen Gesellschaften bewirken.

Gefährlich geworden ist unter den heutigen Verhältnissen die Unterschreitung der Mindestbetätigung wichtiger Grundfunktionen des menschlichen Organismus. Zur Gesunderhaltung ist es deshalb notwendig, dieses Mindestmaß in den verschiedenen kritischen Betätigungsbereichen zu sichern. Das ist auf vielfache Weise möglich.

Zuerst: Man soll nicht erst lange auf die »große Gelegenheit« warten, die ohnehin wegen ihrer Seltenheit wenig nützt oder sogar schaden kann. Natürlich ist es schön, wenn Zeit und Energie für ein fast tägliches Lauftraining von mindestens 20–30 Minuten aufgebracht werden können. Dies von dem amerikanischen Luftwaffenarzt Cooper entwickelte systematische Lauftraining, heute »jogging« genannt, hat tatsächlich unwahrscheinlich positive Auwirkungen auf den gesamten Organismus, seine Leistungsfähigkeit, seinen Sauerstoffumsatz, seine Streßfestigkeit; ganz besonders dann, wenn gleichzeitig eine natürliche gesunde Ernährung gepflegt wird. Es reichen dann schon wesentlich kürzere tägliche Trainingszeiten aus, um gute Wirkungen zu erzielen.

Leider hat die große Mehrheit der Menschen nicht die Möglichkeit, ein solches regelmäßiges Training durchzuführen. In Ballungsgebieten mit ihrer schlechten, abgasverseuchten Luft ist meist noch eine Fahrt in gesündere Außenbezirke notwendig; widrige Witterungsverhältnisse sind ein nicht zu unterschätzender Hemmfaktor. Was soll man also tun, wenn man nicht regelmäßig zum »Jogging« kommt?

Das beste ist, die vielen kleinen täglichen Gelegenheiten wahrzunehmen, die sich auch unter den heutigen Lebensumständen bieten.

So ist es leicht und hochwirksam, auf den Lift zu verzichten und – ohne Zeitverlust – im Tempo des Lifts die Treppenstufen zu nehmen. Da es sich um die Überwindung von Höhenunterschieden handelt, wird dabei zumindest auf dem Weg nach oben echte physikalische Arbeit in Meterkilogramm erbracht, und es kann ebenso echte physikalische Leistung in Form von Meterkilogramm pro Minute erbracht werden. Dies hat, wie ein systematischer Versuch in einem Büro-Hochhaus bestätigt, einen außerordentlichen Trainings-Effekt. Herz, Kreislauf, Lunge und Gesamtleistungsfähigkeit der Treppenbenutzer sind um Entscheidendes besser als jene der Liftbenutzer.

Auch sonst sollte man die Fähigkeiten des Organismus bei jeder Gelegenheit üben. Sich bücken, etwas Schweres heben, die volle Drehfähigkeit der Wirbelsäule ausnutzen, unter Einsatz aller 10 Finger mit ihrer möglichen Einzelsteuerung arbeiten, zügig gehen, bei Gelegenheit einen kleinen Laufschritt einlegen, all dieses ist für jedermann ohne besonderen Aufwand und ohne Zeitverlust, ja sogar mit Zeitgewinn möglich.

Dabei sollte man auch nicht versäumen, die fantastischen Möglichkeiten unseres Gehirns so weit wie möglich auszunutzen und sie im Training zu halten. Bei vielen Tätigkeiten können wir gleichzeitig schon die nächste vorausplanen und so laufende Übergänge in Denken und Handeln gestalten. Wir können auch eine sich wiederholende Tätigkeit zunächst durchdenken und verbessern, um sie nach der Optimierung in eine automatische Steuerung des Gehirns einzuprogrammieren. Mit diesem Augenblick ist unser Denkapparat wieder frei, um neben der nun automatisch und schnell ablaufenden Wiederholungstätigkeit neue, ganz andere Dinge auszudenken.

Ähnliches gilt für die Gedächtnisleistung, die Merkfähigkeit unseres Gehirns. Je besser wir sie an den vielen kleinen sich bietenden Gelegenheiten trainieren, desto großartiger wird sie. Dabei ist der wichtigste Faktor der Grad des Interesses, welches wir einer Sache entgegenbringen. Interessiert sie uns wirklich, so prägen wir uns auch sofort ein, was mit ihr zusammenhängt. Wir brauchen dann nur noch die neuen Fakten sinnvoll oder auch über »Eselsbrücken« in unser vorhandenes Gedächtnisgerüst einzuknüpfen, und schon sind sie sicher und unlöschbar verankert.

Überhaupt ist der Grad des Interesses an einer Sache – oder an der Gesunderhaltung des Organismus – ein entscheidender Punkt für den Erfolg. Was interessiert, wird gern gemacht, weil man Spaß daran hat. Je besser man es durch das ständige

Training kann, um so mehr Spaß bereitet es, und um so mehr wird man die betreffenden Fähigkeiten trainieren.

Auch Klavierspielen oder Schreibmaschineschreiben (beides komplizierte hirngesteuerte Fingerbetätigungen mit Trainings-Effekt sowohl auf das Gehirn als auf die Fingerkraft und -geschicklichkeit) sind hervorragende Trainingsmöglichkeiten.

Nicht anders ist es mit der Liebe. Nur wer seine Liebe zu seinen Mitmenschen und seinen Nächsten – auch trotz aller ihrer eventuellen Schwächen und Mängel – täglich übt, wird sie sich erhalten. Die Fähigkeit, zärtlich und liebevoll zu seinem Partner zu sein, muß entweder gepflegt und geübt werden, oder sie schwindet allmählich. Auch sexuelle Potenz ist eine Fähigkeit, die unter den Voraussetzungen einer gesunden natürlichen Ernährung und der Vermeidung von Suchtgiften vor allem durch Übung gestärkt und bis ins hohe Alter erhalten wird.

Die Betätigung aller natürlichen Funktionen unseres Organismus, die Nutzung und Ausübung der durch sie gebotenen Möglichkeiten – dies ist im eigentlichen Sinne das Leben selbst. Das Leben selbst muß in seiner ganzen Vielfalt gelebt werden, um es sich zu erhalten.

Dies bedeutet, daß man nicht allzuviel Zeit darauf verwenden sollte, im Fernsehen oder auf dem Sportplatz anderen zuzuschauen, wie sie leben, statt in derselben Zeit selbst zu leben.

Ein Mindestmaß an Naturkontakten

Ähnlich, wie der Säugling den Hautkontakt zur Mutter braucht, um sich gesund zu entwickeln, braucht der heranwachsende und erwachsene Mensch sein Leben lang ein Mindestmaß an hautnahen Kontakten zur Natur. Es ist wie ein »Aufladen« mit Energie, ein immer wieder erneutes »Ausrichten« nach den Regelgesetzen der Natur, ein ausgleichendes »Ableiten« aufgestauter, künstlicher Streßeinwirkungen und innerer Verkrampfungen, wie sie so häufig in der heutigen naturfernen Lebenssphäre des Menschen entstehen.

Wer z.B. eben noch in einer hitzigen Debatte über irgendwelche scheinbar unlösbaren Probleme stand, empfindet die ausgleichende Ruhe eines stillen Waldweges besonders intensiv – und vielleicht fällt ihm dort sogar die Lösung des Problems ein.

Es sind die vielfältigsten psychischen, physikalischen, biochemischen und sonstigen Einwirkungen, welche wir in der freien Natur empfangen, ohne uns dessen bewußt zu sein. So ist es wohl noch kaum einem Bewohner waldreicher oder wiesenreicher Gebiete bewußt geworden, daß er dort erhebliche Mengen von Blütenpollen einatmet, die nach heutigem Wissen mit einiger Wahrscheinlichkeit einen wesentlichen Beitrag zu einem langen und gesunden Leben leisten. Nur jene Unglücklichen mit einer allergischen Fehlschaltung ihres Abwehrsystems, welche unter Heuschnupfen leiden, werden sich dieses Mechanismus bewußt (mit gesunder Ernährung, Homöopathie, Neuraltherapie und Akupunktur läßt sich diese Fehlschaltung in vielen Fällen überwinden).

Wie wichtig das natürliche elektrische Spannungsfeld für die Gesundheit ist, weiß man erst, seit sich herausgestellt hat, daß nicht wenige Familien unfruchtbar werden, wenn sie zwei bis drei Generationen in Betonhäusern in jenem durch die Stahlarmierung erzeugten Faradayschen Käfig leben.

Daß manche Augenkrankheiten und Sehstörungen durch einfaches Betrachten von natürlichem Grün – also durch einen Aufenthalt in Gebieten mit gesunder Vegetation – gebessert werden können, weist auf die Wichtigkeit des natürlichen Grüns für unsere Augen hin.

Die Sonnenstrahlung und das indirekte ultraviolette Licht bei bedecktem Himmel bewirken nicht nur die schön anzusehende natürliche Bräunung. Bei diesem Prozeß werden außerdem in der Haut Substanzen synthetisiert, wie z. B. das Vitamin D, welche für die Gesunderhaltung des Organismus von großer Wichtigkeit sind. Daß es sich bei der Hautbräune auch um weitere, z. B. für die Streßfestigkeit wichtige Stoffe handelt, läßt sich daraus schließen, daß bei sehr starker, länger dauernder Streßbelastung die Hautbräune innerhalb weniger Tage verblassen kann.

Man sollte deshalb in unseren Breiten zumindest jede Möglichkeit während des Sommerhalbjahres nutzen, sich eine gewisse natürliche Bräune zu erhalten – und zwar am ganzen Körper. Das teilweise Bräunen und das teilweise Abdecken von Körperflächen mit der Folge sogenannter »weißer Streifen« zerstört nicht nur im Anblick die Harmonie eines gesunden Körpers, sondern ist auch für den Körper selbst nicht gesund. Ebenso ungesund ist das unterschiedliche Auskühlen verschiedener Hautregionen nach dem Baden je nach Stoffbedeckung oder Blöße. Es spricht für das Funktionieren einer natürlichen Empfindung der Menschen, daß Baden und Sonnen ohne Textilien zu einer Millionenbewegung geworden ist.

Es gibt noch andere Gründe dafür, warum es wichtig ist, alle Körperpartien der freien Natur auszusetzen und nicht nur Teile des Körpers. Wie man heute weiß, haben die inneren Organe »Außenstationen« auf der Körperoberfläche.

So wurden von der Heilpraktikerin Hanne Marquardt an den Fußsohlen Reflexzonen entdeckt, die in direkter Beziehung zu Organen unseres Organismus stehen. Die Massage einer solchen Zone hat direkte Einflüsse auf das betreffende Organ: Aus dieser Erkenntnis hat sie die *Reflexzonentherapie* entwickelt. Diese Tatsache erhellt schlagartig, warum es so wichtig ist, barfuß zu laufen: Dadurch erhalten nicht nur diese Reflexzonen eine ganz andere Massage als beim Gehen in Schuhwerk, sondern sie nehmen auch Wirkungen und Substanzen aus dem berührten Boden auf, sei es nun eine Wiese, ein Waldboden, der Meeresstrand oder ein steiniger Weg.

Die *Irisdiagnostik* ermöglicht es, am Zustand bestimmter Segmente in der Iris des Auges (das farbige Feld um die Pupille herum) den Zustand bestimmter Organe abzulesen. Die Leistungsfähigkeit dieser Diagnostik wurde in systematischen wissenschaftlichen Versuchen dokumentiert. Diese Entdeckung weist darauf hin, daß alle Organe des Körpers einen Ausläufer im Auge plaziert haben, um dort durch das klare optische Medium des Auges hindurch natürliche Lichteinwirkungen zu empfangen. Es kann deshalb nicht gleichgültig sein, welchem Licht wir uns aussetzen. Vor allem sollte man im Freien nicht ständig eine Sonnenbrille tragen, sondern das Auge an die Helligkeit des natürlichen Lichts gewöhnen (was nicht heißt, daß man direkt in die Sonne blicken sollte, was zu Schäden am Augenhintergrund führen könnte).

Auf der gesamten Hautoberfläche befinden sich Zonen, die inneren Organen zugeordnet sind; nach ihrem Entdecker hat man sie *Head-Zonen* genannt. Es ist natürlich nicht gleichgültig, ob einige von ihnen von der Sonnenbestrahlung ausgeschlossen werden oder andere eine Überdosis davon erhalten.

Ferner zeigen die dicht unter der Haut sitzenden Meßpunkte der Elektroakupunktur, daß über die ganze Oberfläche des Organismus hinweg äußere Zonen mit Beziehung zu inneren Organen verteilt sind. Auch die inneren Organe brauchen die direkte Beziehung zur natürlichen Außenwelt, um richtig funktionieren zu können.

Wer sich z. B. während des Sommers einige Tage oder Wochen am Meer aufhält, die meersalzhaltige Luft einatmet und im Meer badet, der füllt unbewußt Defizite seines Körpers an Spurenelementen auf, und zwar mit einer Langzeitwirkung von mindestens 1 bis 2 Jahren. Im Meer ist einstmals das Leben entstanden, und alles Leben auf dem Land stammt vom Leben im Urmeer ab. Wie wichtig dessen Salzzusammensetzung auch heute noch ist, geht schon daraus hervor, daß im menschlichen Blut noch heute im wesentlichen ein »Miniatur-Urmeer« erhalten ist, das dieselben Verhältnisse der Salzkonzentrationen zueinander aufweist wie das Meer selbst. Deshalb benutzt man bei der Arzneimittelherstellung gerne 0,9prozentige Meerwasserlösungen zur Zubereitung von Injektionsmitteln und Infusionen, die direkt in die Blutbahn gegeben werden sollen. Sie sind verträglicher und von besserer Wirkung als einfache Kochsalzlösungen.

Sicher sind noch längst nicht alle Wirkungen der freien Natur auf unseren Organismus erforscht, doch nicht zuletzt macht es Spaß, sich im Freien aufzuhalten. Die Amerikaner haben den Begriff der *Outdoor-men* geprägt. Wir sollten uns die Freude am Aufenthalt im Freien erhalten oder sie zurückgewinnen, sonst geht uns ein wesentlicher Teil der Lebensfreude verloren, die zugleich Voraussetzung und Auswirkung einer intakten Gesundheit ist.

Welche Kleidung?

Dieser Frage muß man bei der großen Bedeutung direkter Naturkontakte für die Gesundheit des Menschen zunächst eine radikalere vorausschicken: Warum überhaupt Kleidung?

Die Wiege der Menschheit stand, das kann man aus der natürlichen körperlichen Ausstattung des Menschen schließen, in freundlichen Klimazonen, die das ganze Jahr hindurch einen unbekleideten Aufenthalt im Freien ermöglichten. Allerdings darf man in der Abschätzung dieses natürlichen Klimaspektrums nicht vom heutigen verweichlichten Zivilisationsmenschen ausgehen. Unser Organismus ist von Natur aus einer der anpassungsfähigsten, was die Existenzfähigkeit unter verschiedenen Klimabedingungen ohne Kleidung betrifft.

So sind wir mit einer hervorragenden Kühleinrichtung ausgestattet. Während ein Hund seine Zunge heraushängen und hecheln muß, um Verdunstungskälte zu erzeugen, können wir dies auf der gesamten Körperoberfläche. Dieses Kühlsystem funktioniert besonders gut, weil unsere Körperoberfläche weitgehend unbehaart ist und das zur Kühlung ausgeschwitzte Wasser so leicht verdunsten kann. Bei natürlicher Ernährung, die keine zusätzliche Salzzufuhr erfordert (während gekochte und tierische Nahrung ohne Salzzusatz fade schmecken würde), verdunstet der salzarme Schweiß rasch und wirksam. Die Hautoberfläche ist dann auch bei hohen Außentemperaturen nicht naß, sondern nur feucht und kühl. Bei salzreichem Schweiß hält das ausgeschiedene Salz das Wasser von der Verdunstung zurück, so daß die dann immer weiter ansteigende Körpertemperatur den Organismus zur Ausscheidung großer Schweißmengen zwingt, der aufgrund seiner schlechten Verdunstungsmöglichkeiten in Strömen am Körper hinunterrinnt. Es wäre also falsch, in heißem Klima oder bei körperlichen Anstrengungen zusätzlich Salz aufzunehmen, zumal beim Schwitzen in jedem Fall eine Erhöhung der Salzkonzentrationen im Körper erfolgt. Es wird nämlich immer im Verhältnis mehr Wasser als Salz ausgeschieden. Bei natürlicher Ernährung beträgt die Salzkonzentration im Schweiß ca. 0,1 Prozent, bei üblicher Ernährung mit zusätzlicher Salzzufuhr 0,3 Prozent; die physiologische Konzentration löslicher Salze in den Körperflüssigkeiten und im Blut beträgt hingegen 0,9 Prozent. Daher bedeutet die Schweißausscheidung immer eine »Eindickung« der Körpersäfte, so daß Wasser zuzuführen ist, nicht Salz.

Auch für den umgekehrten Fall – den Aufenthalt in kälterem Klima – sind wir gut ausgestattet. Als Warmblüter verfügen wir über ein »Heizsystem mit Thermostat«, welches uns die Erhaltung einer gleichmäßigen Körpertemperatur und damit das reibungslose Funktionieren aller Organe auch bei kälterer Außentemperatur sichert, in der etwa Insekten und Reptilien schon recht langsam und träge werden. Der heutige Zivilisationsmensch friert zwar schnell, wenn es draußen kühl wird; das ist aber nicht immer so gewesen. Ein Wissenschaftler erfuhr dies anschaulich bei einer Forschungsreise im Norden Kanadas. Er gab einem Indianer gegenüber seine Verwunderung zu verstehen, daß dieser in der kalten Witterung, obwohl fast unbekleidet, nicht friere. Der Indianer fragte zurück, ob er im Gesicht friere? Der Wissenschaftler verneinte. Darauf der Indianer: Sehen Sie, bei mir ist eben alles Gesicht.

Ein anderer Wissenschaftler unterzog eine Gruppe von Studenten nördlich des Polarkreises einem Experiment zur Erforschung der Kälteanpassungsfähigkeit des Menschen. Er ließ sie zunächst in geheizten Räumen gut bedeckt schlafen, baute dann allmählich die Heizungstemperatur völlig ab, reduzierte die Körperbedeckung laufend und ließ sie schließlich leicht bedeckt im Freien schlafen. All dies überstanden sie ohne Erkrankungen. Vorübergehende Probleme traten erst auf, als das Experiment beendet wurde. Die Studenten konnten nicht mehr in einem normalen Schlafzimmer und Bett schlafen, weil es ihnen dabei viel zu heiß wurde.

Das Anlegen von Kleidung ermöglichte dem Menschen ursprünglich den Aufenthalt unter extrem kalten Klimabedingungen, die seine natürlichen Anpassungsmöglichkeiten überfordert hätten. Damit ist die Bekleidung eine wichtige Grundvoraussetzung für die Menschheit gewesen, sich über den ganzen Erdball ausbreiten zu können. Mit dem Tragen von Kleidung aber verringerten sich die ursprünglichen natürlichen Anpassungsfähigkeiten, so daß der heutige Zivilisationsmensch schon in mäßigen Klimazonen friert, in denen er sich ursprünglich unbekleidet bewegen konnte.

Wir haben im vorangegangenen Kapitel gesehen, wie wichtig ein Mindestmaß an natürlichen Kontakten für die Gesundheit des Menschen ist. Die größte Kontaktfläche zur Umwelt ist nun einmal seine Haut. Als Zivilisationsmensch aber hat er zwischen sich und die Umwelt fast wie die Schalen einer Zwiebel seine Kleidungsstücke geschoben. Sie isolieren ihn mehr oder weniger von der natürlichen Umwelt, je nachdem, wie umfangreich und mit welchen Materialien er sich bekleidet hat.

Für die Erhaltung eines Minimums an Naturkontakten ist es wichtig, sich stets so wenig und so dünn wie möglich zu bekleiden. Dann sind nicht nur die gesundheitsnotwendigen

Umweltkontakte stärker, sondern es erfolgt auch ein stärkeres Training der körpereigenen Temperaturanpassungsmechanismen – sowohl im Hinblick auf die Kühlung bei heißem Wetter als auf das »Heizen« bei kühlen Außentemperaturen.

Damit dies richtig funktioniert, muß die verwendete Kleidung einige weitere Eigenschaften haben. Sie muß einen guten Luftaustausch erlauben. Sie muß selbst wärmedämmend sein, darf aber nicht völlig wärmeisolierend sein, was zu einem Wärmestau führen könnte. Sie muß Feuchtigkeit in gewissem Umfang aufsaugen können, da der Verdunstungsvorgang zur Kühlung von der Hautoberfläche an die Kleidungsoberfläche verlegt werden muß. Da es aber bei kalten Außentemperaturen innerhalb der Kleidungsschicht zu einem Nässeniederschlag mit Aufhebung der Wärmedämmung kommen könnte, muß die oberste Kleidungsschicht bei sehr kühlen Temperaturen weniger saugfähig, dafür stärker wärmedämmend und gut luftdurchlässig sein.

So könnte bei mäßiger Kühle Baumwollkleidung (saugfähig) genügen, während bei kälterem Klima darüber noch Wolle oder andere Stoffe mit wollähnlichen Eigenschaften zu tragen sind. In extrem kaltem Klima gehört über das Ganze eine dritte Schicht, die nochmals wärmedämmend wirkt und den Luftaustausch darunter in Grenzen hält, damit eine starke Auskühlung unterbunden wird. Diese Schicht kann zusätzlich wasserabstoßend sein gegen kalten Regen oder Schnee.

Die beiden inneren Schichten lassen sich mit natürlichen Materialien wie Baumwolle und Wolle oder Mischungen dieser beiden mit Kunstfasern besser herstellen als mit Kunstfasern allein; die dritte äußere Schicht hingegen läßt sich praktisch nur mit Kunstfasern wirksam aufbauen.

Bei den Kunstfasergeweben muß außerdem darauf geachtet werden, daß sie nicht zu elektrostatischer Aufladung neigen oder aus Substanzen hergestellt sind, die schädliche Stoffe an den Organismus abgeben könnten.

Wer als Zivilisationsmensch ohne Gesundheitsschaden Kleidung tragen möchte, muß auf eine weitere wichtige Eigenschaft seiner »zweiten und dritten Haut« achten: Ihre Elastizität. Diese Eigenschaft wird bei der heutigen Zivilisationskleidung am meisten vernachlässigt. So können die meisten Menschen keine normale Bauchatmung ausüben, weil ein Gürtel, enge Hosen und Röcke eine Ausdehnung des Bauchraums beim Einatmen unmöglich machen. Daher wird auf eine hohe Brustatmung ausgewichen und den Eingeweiden des Bauchraums die zu ihrem Funktionieren erforderliche Bewegung beim natürlichen Atemvorgang vorenthalten: Ein Beitrag zu Lymphstauungen, Bildung von Krampfadern und Hämorrhoiden, Stuhlträgheit und schlechter Verdauung. Die Blutzirkulation im Organismus ist beeinträchtigt, weil die große Hohlvene auf der Rückseite des Bauchraums sich nicht beim entspannten Einatmen füllen und beim nachfolgenden Ausatmen entleeren kann, so daß dem Herzen ständig eine erhöhte Pumpleistung abverlangt werden muß.

Die Verwendung elastischer Stoffe insbesondere bei der Herrenkleidung und bei der Kleidung für Jugendliche ist notwendig, um die Ausbildung und Erhaltung der natürlichen Bewegungsfunktionen von Gelenken, Sehnen, Muskeln und Bändern zu fördern. Nur bei solcher Kleidung kann der volle natürliche Bewegungsspielraum aller Gliedmaßen erhalten bleiben. Auf diese Weise dürfte auch ein erheblicher Beitrag zur Verringerung der zur Zeit 20 Millionen Rheumakranken der Bundesrepublik Deutschland geleistet werden.

Bei Jungen und Männern muß außerdem die Beinkleidung weit genug sein. Die Hoden, in welchen sich der männliche Samen entwickelt, dürfen nicht in ihrer Durchblutung beeinträchtigt werden und müssen genügend gekühlt werden, um die zur Entwicklung der Samen notwendige Temperatur von ca. 28 Grad Celsius zu sichern. Aus diesen Gründen wird schon länger von ärztlicher Seite vor dem Tragen zu enger Hosen gewarnt. Ob beengende Beinkleidung neben geringeren Auswirkungen nicht nur zur Sterilität, sondern auch zur Beeinträchtigung der Weitergabe von Erbeigenschaften führt, ist noch nicht erforscht, grundsätzlich aber denkbar.

Die Kleidung nimmt die unmittelbaren Ausscheidungen der Haut auf. Sie bestehen nicht nur aus Wasser und Salz, sondern enthalten Spuren einer Vielzahl weiterer Stoffe, die der Organismus auf diesem Wege ausscheiden möchte. Darunter sind auch Giftstoffe und sogenannte *Psychotoxine* – Substanzen, welche sich im Organismus unter Streß gebildet haben. Außerdem erfolgt während des ganzen Tages besonders bei Kunstfaseranteilen der Kleidung eine elektrische Aufladung.

Man sollte aus diesen Gründen die Kleidung täglich wechseln. Unterwäsche sollte nur einmal getragen und dann gewaschen werden. Oberkleidung, die nicht unmittelbar mit der Haut in Berührung kommt, kann man ja mehrmals anziehen, bevor sie gewaschen oder gereinigt wird; dazwischen muß man sie aber aushängen und auslüften, damit elektrische Ladung und Ausdünstungen durch die Luft wieder herausgelöst werden.

Bei hartem Einsatz und starkem Streß ist es wohl zweckmäßig, auch mittags nochmals Unterwäsche und Kleidung zu wechseln. Wer abends sehr abgespannt ist und noch etwas vorhat, weiß um das Wunder der Erfrischung, warm und anschließend kurz kalt zu duschen und danach frische Kleidung anzulegen.

Auch die Schuhe sollte man nicht mehr als einige Stunden hintereinander tragen; hier besonders empfiehlt sich ein Auswechseln schon um die Mittagszeit. Auch bei Schuhen sind Luftdurchlässigkeit und Wärmedämmung wichtige Eigenschaften; außerdem muß sich der Schuh an die Fußform anpassen, was nur bei Verwendung von Leder möglich ist. Also: Oberleder und Innensohle aus natürlichem Leder, während die untere Sohle in unseren feuchten Regionen besser wasserundurchlässig ist, weil man sonst nasse Füße bekommt.

Gesundes Wohnen

Mit einer weiteren, besonders dicken »Zwiebelschale« schirmt sich der Mensch von der natürlichen Umwelt ab: Er schafft mit seinem Haus, seiner Wohnung ein künstliches Raumklima, das ihm eine angenehme Existenz auch in unwirtlichen oder sehr heißen Klimazonen der Erde ermöglicht. Haus und Wohnung erfüllen noch eine weitere Aufgabe: Sie schirmen ab gegenüber den Streßwirkungen unserer allzu dicht bevölkerten Umwelt.

Befassen wir uns zunächst mit Haus und Wohnung als Schale für ein angenehmes Kunstklima. Wie sie beschaffen sein muß, hängt von der jeweiligen Region ab; je lebensfeindlicher das Klima, desto aufwendiger muß diese Schale sein.

In klimatisch günstigen Zonen wie z. B. den mittleren Höhenlagen Kolumbiens (Südamerika) genügt es, wenn die Wände aus lehmbeworfenen Bambusmatten und die Dächer aus Stroh oder Schilf bestehen. Fensteröffnungen brauchen lediglich ein Schutzgitter gegen Eindringlinge, aber Fensterscheiben sind nicht erforderlich. Ein Schilf- oder Strohdach schützt selbst in heißem Klima gegen Sonnenstrahlung. Noch wirksamer ist diese Abschirmung durch den Schatten eines Baumes, der mit seinen Blättern die Wärmestrahlung praktisch vollkommen absorbiert und in chemisch gespeicherte Energie umwandelt.

Schon bei starken Temperaturschwankungen zwischen Tag und Nacht sind dicke Steinmauern und -dächer zweckmäßiger, weil sie die Tageshitze nur langsam aufnehmen und moderiert nach innen leiten, so daß es tagsüber im Haus kühl bleibt, während nachts die gespeicherte Wärme zu starke Abkühlung verhindert.

Komplizierter und schwieriger werden die Anforderungen an Haus und Wohnung in kälteren Regionen mit starken jahreszeitlichen Schwankungen von Klima und Temperatur. Es bedarf einer guten Wasserisolation, Dampfsperren müssen eingebaut werden, damit sich kein Kondensationswasser in den Wänden bilden kann, Heizung ist notwendig. In manchen Regionen kommt man nicht umhin, für die unterschiedlichen Jahreszeiten sowohl Heizung als kühlende Klimaanlagen vorzusehen.

Nahezu unlösbar wird die Aufgabe, angenehmen und gesundheitlich zuträglichen Wohnraum zu schaffen, wenn es sich um zu dichte Besiedlungen mit dem Zwang zu Hochbauten handelt. Hier muß dann stahlarmierter Beton verwandt werden, der völlig luftundurchlässig ist und durch einen Faradayschen Käfig das natürliche Spannungsgefälle der Atmosphäre ausschließt.

Große Wand- und Fensterflächen entstehen, und ohne das schützende Grün von Bäumen führt die Sonneneinstrahlung zu hohen Temperaturanstiegen, die wieder durch energieaufwendige Klimatisierung im Innern ausgeglichen werden müssen.

Die von der Sonne erzeugte Aufwärmung von Hochbauten ebenso wie die Heizungswärme im Winter verleihen den Wänden solcher Gebäude eine höhere Temperatur, als die umgebende Außenluft aufweist: So entstehen sehr unangenehme Aufwinde. Dadurch werden sowohl die schlechte Straßenluft mit ihren Abgasen und ihrem Staub als auch die verbrauchte Luft aus den unteren Wohnungen nach oben getragen. Die

Qualität der Außenluft wird hier mit zunehmender Höhe nicht etwa besser, wie man meinen könnte, sondern immer schlechter. Oft wird das gesamte Gebäude über gigantische Anlagen künstlich belüftet, und man kann die Fenster überhaupt nicht mehr öffnen. Die meisten gesundheitlich wichtigen Qualitäten einer natürlichen Außenluft bleiben dabei auf der langen Strecke des Luftkanalsystems. Wenn unseligerweise auch noch die Ansaugöffnungen in der Nähe von Rasenflächen liegen, so kann es zur Infektion der Filter der Belüftungsanlage mit Pilzen kommen, die dann direkt in die Lungen der Bewohner geblasen werden und zu gefährlichen Pilzinfektionen der Atemwege führen können. Häufig bleibt in solchen Fällen die Ursache unerkannt.

Der lange Weg von einer solchen Wohnung zum ersten Flecken intakter Natur außerhalb der Stadtgrenzen läßt die Naturkontakte der Bewohner unter das gesundheitsnotwendige Minimum sinken.

Nachdem die teurer werdende Energie den Anstoß zu – teils staatlich geförderten – zusätzlichen Isolations- und Abdichtungsmaßnahmen von Wohnungen und Häusern gegeben hat, kommt es in jüngster Zeit immer häufiger zu kritischen Schadstoffkonzentrationen in der Wohnungsluft, besonders, wenn darin geraucht wird. Indessen können auch andere Schadstoffe wie Kunstharzdämpfe aus Baukunststoffen, Kohlendioxid und andere ausgeatmete und ausgedünstete Ausscheidungsprodukte des menschlichen Organismus eine schädliche bis sogar tödliche Konzentration erreichen. Schon bisher hatten viele Architekten nicht bedacht, daß der Mensch beim Aufenthalt in geschlossenen Räumen auf einen Austausch der darin enthaltenen Luft angewiesen ist – ein Versäumnis, das wenigstens teilweise durch Ungenauigkeiten in den Passungen von Fenstern und Türen kompensiert wurde. Jetzt, wo auch dort »energiepingelig« abgedichtet wird, wird die Lage ernst.

Bei der Berechnung des Luftbedarfs von Menschen in einem geschlossenen Raum wird dazu noch folgender Denkfehler begangen: Man rechnet mit einem Luftbedarf von sechs Kubikmetern pro Person und Stunde. Danach würden z. B. für zwei Personen für 10 Stunden Schlaf in einem geschlossenen Schlafzimmer 120 Kubikmeter Luftraum ausreichen. Diese Zahl wäre jedoch nur richtig, wenn diese beiden Menschen die frische Luft in Plastiksäcken vorrätig halten, sie dort herausatmen und in andere Plastiksäcke für »Gebrauchtluft« ausatmen könnten; und wenn in dem auf 120 Kubikmeter angelegten Schlafraum keine Möbel stünden.

In Wirklichkeit mischt sich im geschlossenen Raum die frische Luft mit der verbrauchten, so daß im genannten Beispiel schon nach fünf Stunden Schlaf der Sauerstoffgehalt der Luft wesentlich verringert und ihr Gehalt an ausgeatmetem Kohlendioxid und anderen Schadstoffen etwa verdoppelt ist. Gegen Ende des Schlafs wird die Luft dann immer schlechter: die beiden werden nicht erholt und erfrischt, sondern zerschlagen und müde aufwachen.

Besonders gefährlich wirken sich diese Berechnungsfehler und Versäumnisse in geschlossenen Räumen mit niedriger Decke bei großen Menschenansammlungen aus. Hier hatten uns die Architekten vergangener Jahrhunderte viel voraus. Sie bauten Hallen und Kirchen mit einem großen Luftraum über der Menschenmenge: durch die Eigenwärme der Menschen und die Kühle der darüberstehenden Frischluft entstand in den meist ungeheizten Räumen eine zweckmäßige Luftzirkulation.

Wenn geheizt werden muß, so ist es durchaus nicht gleichgültig, auf welche Weise. Geheizte Luft bei kühlen Wänden kann zu Erkrankungen führen, weil die kühlen Wände die Wärmeabstrahlung des Körpers nicht zurückstrahlen, sondern aufsaugen und diesen auskühlen. Warme Wände bei kühler Innenluft sind dagegen gesundheitlich günstig, wobei schon relativ niedrige Temperaturen von 20 bis 25 Grad Celsius genügen. Auch Boden und Decke sollten temperiert sein.

Die hohe relative Trockenheit geheizter Raumluft bei sehr kalten Außentemperaturen kann zum Austrocknen der Schleimhäute in den Atemwegen führen, womit erhöhte Erkältungsanfälligkeit verbunden ist; in diesem Falle ist es ratsam, reichlich wasserverbrauchende Zimmerpflanzen zu halten – und sie regelmäßig mit Wasser zu versorgen! Die Wurzeln der Pflanzen dürfen freilich nicht im Wasser ertränkt werden, weil sie sonst ersticken und verfaulen. Lebendiger Boden um das Wurzelwerk von Pflanzen soll stets nur feucht, niemals durchnäßt sein, weil sonst die notwendige Sauerstoffzufuhr für die Bodenbakterien und Pflanzenwurzeln unterbunden wird.

Eine gesundheitliche Rangfolge menschlicher »Behausungen« sieht etwa wie folgt aus:

Am gesündesten ist eine Hütte mit Wänden aus Lehm und Stroh und einem Dach aus dicken Stroh- oder Schilfmatten. Lehm ist, wie dies auch von gesunder Kleidung gefordert wird, saugfähig und zieht Feuchtigkeit an. Er kann sie bei großem Feuchtigkeitsgehalt der Luft aufnehmen und gibt sie bei stärkerer Trockenheit wieder ab. Lehm ist außerdem luftdurchlässig. Die Strohbeimischung verleiht ihm höhere statische Festigkeit *(Armierung)* und eine bessere Wärmeisolation, die schon beim Lehm allein aufgrund der schlechten Wärmeleitfähigkeit ganz gut funktioniert. Lehm hat außerdem eine hohe Wärmespeicherkapazität, die Temperaturschwankungen zwischen Tag und Nacht ausgleicht.

Lehm bindet obendrein Giftausscheidungen des menschlichen Körpers so gut, daß man zu deren Bindung sogar Lehmbäder mit großem Erfolg einsetzt. Bei Nesselsucht, einer allergischen Aufquellung der Haut unter Steuerung des übermäßig produzierten Hormons Histamin, saugt ein Lehmbad den Histaminüberschuß rasch ab und läßt die Nesselsucht binnen weniger Stunden abklingen. Diese Erfahrung besagt gleichzeitig, daß eine solche Lehmhütte im Laufe der Zeit an gesundheitlichem Wert verliert, sie altert gewissermaßen und sollte dann mitsamt dem Lehmboden (der beim Barfußlaufen über die Sohlen Gifte absaugt) erneuert werden.

Auf dem zweiten Platz dieser Rangordnung stehen Backsteinhäuser oder mit Backstein ausgefugte Fachwerkhäuser. Backsteine sind aus Lehm gebrannt und weisen auch in dieser Form noch einen wesentlichen Teil seiner ungebrannten Eigenschaften auf. Ihre Bindefähigkeit für Feuchtigkeit und Gifte ist zwar geringer, dafür sind sie aber widerstandsfähiger gegenüber Witterungseinflüssen.

Je nach Klimabedingungen können auch Holzhäuser einen gleichwertigen Rang behaupten. Holz wirkt besonders gut wärmeisolierend und strahlt die Körperwärme der Personen im Raum zurück, so daß auch in einem ungeheizten Raum bei kaltem Außenklima rasch eine angenehme Atmosphäre entstehen kann.

Ein Nachteil von Holzhäusern ist die mangelnde Wärmespeicherfähigkeit des Holzes. In warmem Klima überträgt sich die Tageswärme der Außenluft ohne Verzögerung auf die Innenräume eines Holzhauses, und sie wird durch die Körperwärme seiner Bewohner weiter aufgeheizt. Ein anderer Nachteil ist die Entflammbarkeit von Holz, und zwar in zweierlei Hinsicht: einmal durch die Brandgefahr direkt und zum anderen durch den Zwang zur Verwendung feuerhemmender Imprägnierungen, die gesundheitsschädlich sein können. Auch fäulnishemmende Behandlungen und solche, die Parasitenbefall verhindern sollen, können schädliche Dünste zur Folge haben und die Gesundheit bedrohen. Bei Verwendung verleimter Holzplatten ist darauf zu achten, daß durchaus nicht alle Leimstoffe gesundheitlich harmlos sind: Manche von ihnen geben langfristig gesundheitsschädliche Dämpfe ab.

Für die Gesundheit weniger günstig sind Bauten aus Zementsteinen, noch ungünstiger solche aus stahlarmiertem Beton, und wohl am schlechtesten solche, die ganz aus Metall, insbesondere aus Stahlblech (wegen der nicht nur elektrischen, sondern auch magnetischen Abschirmung) gebaut sind.

Immerhin ist auch in solchen primär ungünstigen Räumlichkeiten eine Milderung negativer Auswirkungen möglich. In den letzten Jahren wurden Ionen- und Spannungserzeuger entwickelt, die an der Decke angebracht werden und ungefähr das natürliche elektrische Klima erzeugen, welches im Freien bei schönem Wetter besteht. Wenn solche Möglichkeiten auch Hilfsmittel bleiben, so sind sie doch nützlich für jene vielen Menschen, die keine andere Wahl haben, als in solchen Räumlichkeiten zu wohnen und zu arbeiten.

Eine ähnliche »Zwiebelschale« wie das Haus stellen für Menschen, die viel fliegen oder fahren müssen, die von ihnen benutzten Flugzeuge, Autos, Eisenbahnzüge oder Schiffe dar. Diese müssen in aller Regel aus konstruktiven Gründen aus Metall gebaut sein. Auch hier kann die Verwendung von Ionengeräten zweckmäßig sein. Bei Autos hat man bereits die Erfahrung gemacht, daß die Fahrer dann länger frisch bleiben.

Bei diesen Geräten muß darauf geachtet werden, daß sie keine zu hohen Konzentrationen an Ozon erzeugen, weil diese giftig wirken können.

Ähnliches gilt für die Verwendung von Ultraviolettbestrahlungsgeräten zur Hautbräunung. Sie kann in kälteren Klimazonen während der Wintermonate ganz zweckmäßig sein, weil eine gewisse Hautbräunung gesundheitlich notwendig ist. Zu hohe Ozonkonzentrationen müssen dabei aber ebenso vermieden werden wie ein zu hoher Strahlenanteil hautverbrennender Wellenlängen, die bei langjähriger Anwendung zu Hautkrebs führen könnten.

Bei der natürlichen Sonnenbestrahlung im Freien und der indirekten UV-Bestrahlung bei bedecktem Himmel ist die Hautkrebsgefährdung höher, wenn ungünstige Nahrungsfette verwendet werden. Sie verzögern und behindern auch die Hautbräunung. Werden dagegen mit den Keimen des vollen Getreidekorns und mit hochwertigen Pflanzenölen (vor allem Distelöl) in Salattunken reichlich hochungesättigte Fettsäuren zugeführt, so funktioniert die Hautbräunung besser, welche die Haut auch vor den schädlichen Wirkungen verbrennender UV-Strahlen schützen hilft.

Weitere Forderungen an die »Schalen zur Beherbergung eines künstlichen Klimas«: Sie müssen mit geringem Energieverbrauch zu beheizen und in zunehmendem Maße auch erdbebensicher sein.

Kuppelförmige Bauwerke sind beidem dienlich. Sie haben eine besonders kleine Oberfläche im Verhältnis zum Innenraum und aufgrund ihrer Kugel- oder Eiform auch bei dünnwandiger Ausgestaltung eine große statische Stabilität. Deshalb lassen sich zu ihrer Herstellung auch natürliche, gesundheitlich günstige Materialien verwenden. Ich habe deshalb schon vor einiger Zeit ein besonders rationelles Verfahren zur einzelnen und serienweisen Errichtung solcher Kuppelbauten entwickelt; es erlaubt eine leichtere Befriedigung des Wohnungsbedarfs der rasch wachsenden Menschheit ebenso wie die unverzügliche Errichtung von Wohnmöglichkeiten in Katastrophengebieten.

Eine ganz andere Aufgabe menschlicher Behausung ist die Abschirmung der Familie und des einzelnen gegenüber der übrigen Masse der Menschheit. Das hat eine positive und eine negative Seite.

Die positive besteht darin, daß diese Abschirmung von allen Außeneinflüssen eine weit bessere Entfaltung des menschlichen Geistes ermöglicht, als wenn er sich immer zu einem Teil mit eventuellen Gefahren, mit störenden Eindrücken oder unbewußt auf ihn einströmenden Informationen von außen befassen müßte. Die Familie und der einzelne werden besser abgeschirmt von Verkehrslärm, vom Lärmen anderer Menschen, von Maschinengeräuschen und all den Störungen, die Menschen einander antun können. Diese Abschirmung hat ermöglicht, daß die Menschheit heute so dicht beisammenwohnen kann, ohne vom Dichtestreß geschädigt zu werden.

Gerade in diesem Aspekt der positiven Seite zeigt sich auch die negative. Denn Dichtestreß ist ein natürlicher Regulationsmechanismus, der eben eine zu dichte Besiedlung eines Lebensraumes, eine zu starke Vermehrung von Lebewesen verhindert.

So kommt die Vermehrung von Fischen in einem Teich durch psychische Faktoren des »Dichtestreß« zum Stillstand, lange bevor die verfügbare Nahrung in diesem Teich knapp wird.

Der Mensch hat sich vor diesen Wirkungen durch schallgedämmte Wohnungen abgeschirmt. Das ist für den einzelnen und die einzelne Familie von großem Vorteil. Für die Menschheit als Ganzes liegt der Nachteil in einer schon heute bestehenden Überbesiedlung des Planeten Erde.

Dichtestreß kann beim Menschen zum Erliegen der Zeugungsfähigkeit und Fruchtbarkeit führen. Er kann auch sein Leben früher beenden. Dabei ist interessanterweise nicht die objektive Intensität der Störung, also etwa die Phonstärke des Schalls entscheidend. Vielmehr kommt es auf den Informationsgehalt und das subjektive Einordnen der Störung an.

So kann auch erheblicher Maschinenlärm als angenehm empfunden werden von jemandem, der ihn als Nebenwirkung einer befriedigenden oder erfreulichen Tätigkeit selbst hervorruft. Auch der erhebliche Geräuschpegel gleichmäßig dahinfließenden Verkehrs kann als relativ wenig störend empfunden werden, ebenso wie das gelegentliche Vorbeifahren eines Zuges mit dem immer gleichen Verlauf des Geräuschpegels.

Hingegen vermag das nervöse Aufheulen eines Mofa-Motors (nach Auffassung von Experten eines der Balzgeräusche der heutigen Jugend) sowohl geistige Höhenflüge als auch Kunstgenüsse oder zärtliche Zweisamkeiten nachhaltig zu stören.

Ähnliche Wirkungen können von objektiv durchaus mäßigen Geräuschen und Lauten ausgehen, die Kinder allein oder beim gemeinsamen Spielen produzieren. Hier sind es der Beschützerinstinkt der Erwachsenen und der mögliche Informationsgehalt der kindlichen Äußerung (Gefahr, Notwendigkeit von Hilfe), welche sofort alle Aufmerksamkeit fesseln und vom bisherigen Beschäftigungsgegenstand ablenken.

Unregelmäßige, auf- und abschwellende Geräuschstörungen haben durch ihren höheren Informationsgehalt und das Unvorhersehbare ihrer weiteren Entwicklung eine relativ hohe subjektive Streßwirkung.

Alle diese Faktoren müssen berücksichtigt werden, wenn es darum geht, gesund zu wohnen. Am ehesten läßt sich das heutzutage auf dem Lande verwirklichen, wie die offensichtlich höhere Lebenserwartung der Landbewohner dokumentiert. Aber auch auf dem Lande ist nicht alles grün, und die ländliche Stille wird längst durch allerhand Motorenlärm gemindert. Ob es günstiger ist, wenn mit der Landluft eine Pestizidwolke als mit der Stadtluft eine Abgaswolke ins Haus dringt, wäre noch zu erforschen. Wer aber in der Stadt wohnen muß, sollte besonders darauf achten, daß Mindestvoraussetzungen eines auch langfristig gesunden Wohnens nicht unterschritten werden.

Inneres Gleichgewicht

Eine weitere wichtige Gesundheitsgrundlage ist das innere Gleichgewicht eines Menschen; man könnte es auch als innere Ausgeglichenheit beschreiben. Nur im Zustand des inneren Gleichgewichts kann sich jene aufmerksame, wache Gelassenheit entwickeln, in der größte Leistungsfähigkeit und höchste Sicherheit bei geringster Fehlerquote möglich sind.

Dieser Zustand inneren Gleichgewichts ist nicht nur für die betreffende Person selbst wichtig, sondern überträgt sich auch auf die anderen und strahlt von ihnen wieder zurück. So wird eine Schiffs- oder Flugzeugbesatzung schwierige Situationen dann am besten und am sichersten bewältigen, wenn der Kapitän auch in einer solchen Situation inneres Gleichgewicht ausstrahlt und seine Anweisungen rasch, präzise und ruhig gibt. Ähnliches gilt für die erfolgreiche Führung von Unternehmen wie in umgekehrter Richtung vom Standpunkt des einzelnen Mitarbeiters und Kollegen aus.

Wer hingegen ständig in höchster Panik auf die nächste Katastrophe wartet, der erlebt sie auch prompt. Denn sein Verstand wird durch die Erregung eingeengt und erlaubt ihm so nicht mehr den Überblick über die Gesamtsituation. Die Folge sind Überreaktionen, die ihrerseits zu einer immer gefährlicheren Eskalation der Umstände ebenso wie der psychischen Verfassung führen.

Gleich in welcher Gemeinschaft – Staat, Unternehmen oder Familie –, die innere Unausgeglichenheit eines Menschen wirkt um so heftiger auf alle und von diesen wieder zurück, je einflußreicher seine Stellung in der Gemeinschaft ist. Überreaktionen, Ungerechtigkeit, Unausgewogenheit breiten sich wie eine Psychose oder ein Virus aus, machen immer mehr Mitglieder der Gemeinschaft psychisch und manchmal auch körperlich krank, rauben ihnen Orientierung, Leistungskraft und Leistungswille. Der Erfolg der Gemeinschaft als Ganzes wird in Frage gestellt. Die Rückspiegelung auf die auslösende Person kann so stark werden, daß diese schließlich schwer erkranken, ja sogar daran zugrunde gehen kann (Herzinfarkt, Psychosen).

Bei diesem Prozeß handelt es sich um einen sogenannten positiven Regelkreis, jenes labile Geschehen, bei dem ein geringer Anstoß genügt, um die Sache immer weiter bis zur Katastrophe voranzutreiben. Deshalb trägt jedermann gegenüber seinen Mitmenschen die Verantwortung, sich selbst um Ausgeglichenheit zu bemühen und diesen Zustand auf die anderen auszustrahlen. Die Verantwortung ist um so höher, je wichtiger die Rangstellung in der Gemeinschaft ist.

Wie kommt man zu innerer Ausgeglichenheit? Wichtige Faktoren sind ein harmonisches Familienleben, eine befriedigende Aufgabe und Anerkennung am Arbeitsplatz und die Wertschätzung in der menschlichen Gemeinschaft.

Von besonderer Bedeutung sind vorausschauendes Denken, Planen und Handeln. Nur wer alles Wichtige vorausdenkt, plant und dann danach handelt, kann wirklich gelassen in die Zukunft blicken. Dabei ist es unbedingt erforderlich, im Sinne von Frederic Vester vernetzt und systemisch alle Entscheidungsebenen zu berücksichtigen und die Auswirkung von Entscheidungen auf andere Zusammenhänge und Entwicklungen zu berücksichtigen.

Wer nur in einer Entscheidungsebene und dort nur nach dem Prinzip von direktem Zusammenhang zwischen Ursache und Wirkung denkt, wird durch unerwartete Überraschungen bald um sein inneres Gleichgewicht gebracht sein. Ein Warnsignal für diesen Fehler ist in der Anhäufung von dringlichen, unaufschiebbaren Angelegenheiten und wachsendem Zeitmangel zu erkennen: mit den wirklich wichtigen Angelegenheiten kann man sich dann gar nicht mehr befassen.

So fährt z. B. jener am sichersten Auto, der innerlich ausgeglichen und aufmerksam am Steuer sitzt und alle denkbaren Verkehrssituationen schon einmal in seinen Gedanken unter dem Aspekt durchgespielt hat: »Wie würde ich reagieren, wenn . . .?« Dies hat eine Untersuchung des ADAC bestätigt. Tritt dann eine solche Situation ein, reagiert er »aus dem Stand der gelassenen Aufmerksamkeit heraus« sofort richtig, ohne Überreaktionen. Das geht so schnell und läuft so präzise ab, daß auch hinterher eine Analyse des Handelns bestätigt, daß es in allen Einzelheiten richtig war.

Ähnliches gilt für fast alle anderen Lebensbereiche. Inneres Gleichgewicht stellt sich ein, wenn man die Dinge »im Griff« hat. Man hat sie im Griff, wenn man vorausdenkend plant und handelt, und wenn man dabei stets die Gesamtzusammenhänge (und nicht etwa nur einen Teilaspekt) als Denkgrundlage voraussetzt.

Harmonisches Familienleben

Die Familie ist die Urzelle der menschlichen Gemeinschaft. Sie ist für die körperliche Gesundheit jedes ihrer Mitglieder ebenso wichtig wie für die seelische. Beide setzen ein harmonisches Familienleben voraus. Das heißt nicht, daß alles immer eitel Sonnenschein sein muß. In einer gesunden, vitalen Familie sollen im Gegenteil auch kontrastreiche Diskussionen geführt und Meinungsverschiedenheiten ausgetragen werden – allerdings, ohne sich gegenseitig zu »kränken«. Dieses Wort besagt in seinem tieferen Sinn, daß ungerechte, unfaire Methoden der Auseinandersetzung »krank machen«.

Besonders »kränkend« sind Verallgemeinerungen wie »nie, immer«, die pauschale Verurteilung eines Familienangehörigen wegen eines einzelnen Fehlers, seine Bloßstellung vor außenstehenden Personen oder die Übertragung einer Verärgerung auf ein Familienmitglied, das an ihren Ursachen gar keine Schuld hat. Kaum weniger kränkend werden ungerechte Behandlung oder das absichtliche Übergehen und Überhören eines wirklichen Anliegens empfunden. Je enger die Familienbindung ist, um so stärker sind die Wirkungen.

Diskussionen und Meinungsverschiedenheiten sollten deshalb gerade in der Familie mit besonderem Bemühen um Objektivität und Achtung des anderen und seiner Argumente ausgetragen werden. Das konstruktive Herausarbeiten eines gemeinsamen Standpunktes zum Diskussionsthema festigt den Zusammenhalt der Familie und auch ihren Erfolg in der Verwirklichung angestrebter Ziele. Die Familie ist nicht zuletzt eine Interessengemeinschaft zu höherem Wohlergehen aller Mitglieder, als es dem einzelnen allein möglich wäre, und zu gemeinsamem Erleben, das ebenso Freude bereitet wie später die gemeinsame Erinnerung daran.

Je enger Menschen beieinanderleben, um so wichtiger, ja unumgänglicher sind gegenseitige Rücksichtnahme und Höflichkeit, damit nicht unnötig Aggressionen geweckt werden, die das Zusammenleben belasten. So altmodisch es klingt – aber die Familie ist nun mal eine sehr alte, bewährte Einrichtung: Auch eine gewisse hierarchische Ordnung und eine abgesprochene Zuständigkeitenverteilung sind wichtig, die von Familie zu Familie ganz unterschiedlich sein können. Kaum weniger wichtig ist, daß die täglichen Gebrauchsgegenstände und die gemeinsame Wohnung durch gleiche, wenn auch in verschiedene Rollen aufgeteilte Anstrengungen in Ordnung gehalten werden. All diese in langer Lebenserfahrung entwickelten Regelungen dienen letztlich dem sehr praktischen Zweck, unnötige Reibungen zu vermeiden und die vielen unumgänglichen, täglich sich wiederholenden Verrichtungen zu erleichtern. Dann haben alle Familienmitglieder geistig wie zeitlich größere Freiheit, sich mit den weit interessanteren, täglich neuen und wechselnden Aufgaben zu befassen.

Einen hohen Stellenwert im Zusammenleben einer Familie hat die Kindererziehung. Von Natur aus dient sie dazu, den Kindern die Erfahrung der Erwachsenen – die nicht wie bei Tieren als Instinkt vererbt wurde – zu übertragen. Da der Erfahrungsschatz der Menschheit immer größer wird, ist dies ein jahrelanger, für beide Seiten mühevoller Prozeß.

Dabei ist Gehorsamkeit der Kinder gegenüber ihren Eltern aus zwei ganz sachlichen Gründen unumgänglich:

Zum einen können Kinder ebenso wie die Jungen von höheren Tieren noch nicht jede Gefahr erkennen und würden deshalb – folgten sie dem Warnruf der Eltern nicht – aus mangelnder Erfahrung ins Unheil rennen und Schaden nehmen. In den meisten Fällen reicht die Zeit nicht aus zu Erklärungen; oft wirken nur ein rascher Zuruf und seine sofortige Befolgung rettend.

Zum anderen ist die Familie ein ähnliches Gruppenunternehmen wie eine Flugzeug- oder Schiffsbesatzung oder ein Betrieb. Die gemeinsamen Ziele können nur erreicht werden, wenn die Rollen und Kompetenzen nach Erfahrung und Fähigkeiten im allseitigen Einvernehmen richtig verteilt sind und respektiert werden.

Eine »antiautoritäre« Kindererziehung ist einem harmonischen Familienleben wenig zuträglich. Der Kampf gegen Negatives bindet immer Kräfte, die dann für positive Anstrengungen fehlen. Das Ergebnis ist Erfolglosigkeit; dies zeigt der aussichtslose Kampf gegen Krankheiten ebenso wie das Resultat antiautoritärer Erziehung. So erzogene – oder besser nicht erzogene – Kinder sind nicht nur eine schwere Belastung für ein harmonisches Familienleben, sondern tragen für ihr späteres Leben selbst die größten Nachteile davon, weil sie sich nur schwer in die menschliche Gemeinschaft des Berufslebens und die menschliche Gesellschaft einfügen können und dann häufig Schiffbruch erleiden.

Auf der anderen Seite darf man nicht den Fehler machen, Kinder bloß als Befehlsempfänger oder gar Prügelknaben zu sehen. Sie sind vielmehr auch schon im jüngsten Kindesalter ebenso zu respektierende Persönlichkeiten wie erwachsene Menschen. Sie verdienen ebenso Höflichkeit, Rücksichtnahme, Liebe, Zuwendung und Aufmerksamkeit wie jene. Darüber hinaus brauchen sie mehr als die Erwachsenen unsere Hilfe und die geduldige Weitergabe unseres Wissens und Könnens.

Eine gute Denkhilfe ist dabei das Bemühen, sich der schönen Erlebnisse und guten Stunden mit den eigenen Eltern zu erinnern. Solche dankbaren Erfahrungen sollte man Kindern weiterreichen, damit die angenehmen Erinnerungen mit den Generationen nicht immer weniger, sondern immer mehr werden.

Der Kern der Familie ist die Ehe der Eltern, und ihre Grundlage ist die Liebe. Die Ehe darf nicht durch Gewohnheit langweilig werden – die Franzosen sagen, wer seine Geliebte heiratet, bei dem wird der Platz der Geliebten wieder frei. Zuneigung, Zärtlichkeit, Sex und die gemeinsame Entdeckung immer neuer Ausdrucksformen der Liebe sind Voraussetzungen eines beständigen und frohen Zusammenlebens.

Warum denn ist der Mensch von Natur aus durch alle Jahreszeiten hindurch und bis ins hohe Alter liebesfähig? Weil nur bei einem dauerhaften Zusammenleben der Eltern das lange Jahre erfordernde Aufziehen der Kinder ohne einschneidende Störungen möglich ist. Es ist also durchaus natürlich, sogar von Natur und Schöpfung gewollt, daß sich die Eltern auch nach vielen Jahren des Zusammenlebens noch lieben und auch ausgesprochene Freude an der Liebe haben. Damit diese immer empfindsame und pflegebedürftige Pflanze gedeiht, muß man sich besonders vor verletzenden, kränkenden Unachtsamkeiten oder Äußerungen in acht nehmen. Ebenso wichtig ist es, daß die Eltern einen geschützten Bereich für sich haben, in welchen die anderen Familienmitglieder nicht ungefragt eindringen dürfen.

Im übrigen ist ein gesundes und reiches Liebesleben in der Ehe in jedem Lebensalter nicht nur für das harmonische Familienleben und die innere Ausgeglichenheit in der Familie wichtig, sondern auch ganz unmittelbar für die Gesundheit von Mann und Frau. So muß man im Mangel an sexueller Betätigung bei älter werdenden Männern und dem dadurch verursachten Säfterückstau in der Prostata eine der wesentlichen Ursachen für die häufigen Prostatavergrößerungen sehen, die auch zum Prostatakrebs führen können. Außerdem kommt es zum Nachlassen der Produktion von Sexualhormonen und damit zu vorzeitigen Alterungsprozessen des ganzen Organismus.

Bei der Frau liegen die Dinge ähnlich. Eiweißreiche Ernährung plus Säfterückstau durch mangelndes Sexualleben kann Ursache von Gebärmuttervergrößerungen bis hin zu Wucherungstendenzen und ein Grund für zu geringe Sexualhormonproduktion sein, was auch bei der Frau zu vorzeitiger Alterung und Faltenbildung führt.

Da eine geringere Produktion von Sexualhormonenen auch das sexuelle Verlangen mindert, wodurch wieder die Hormonproduktion zurückgeht, entsteht durch Vernachlässigung der körperlichen Liebe ein Teufelskreis mit weitreichenden seelischen und körperlichen Folgen. Deshalb sollten Ehepaare und Eltern auch nach langen Jahren des Zusammenlebens in Dingen der Liebe nie nachlässig werden.

Eine befriedigende Aufgabe und Anerkennung am Arbeitsplatz

Es ist unbestritten, daß die Gegebenheiten und die besonderen Umstände am Arbeitsplatz gute oder schlechte Auswirkungen auf die Gesundheit haben können.

Man muß sich bewußt machen, daß man als arbeitender Mensch mehr wache Zeit seines Lebens am Arbeitsplatz als zu Hause verbringt. Für Wohlbefinden und Gesundheit ist es darum notwendig, die berufliche Arbeit als Aufgabe und Erfüllung innerhalb einer Gemeinschaft im wörtlichen Sinne zu erleben: nämlich die Arbeit und den Beruf als einen wichtigen, schönen, erfüllenden Teil des Lebens an sich zu »leben«.

Dagegen sind jene arm dran, die nur »jobben«, um Geld zu verdienen, mit dem sie dann in ihrer freien Zeit »leben« wollen. Sie können die Pause, den Feierabend, das Wochenende, die Ferien kaum erwarten: Nur das, meinen sie, sei das wirkliche Leben. Diese Menschen haben nicht allein eine viel kürzere echte »Lebenszeit« als andere, die von ihrer Aufgabe erfüllt sind. Nein, sie langweilen sich auch noch entsetzlich während der Arbeitszeit, sie kommt ihnen unendlich lange vor – während sie bei echtem positivem Einsatz für die gesteckten Ziele wie im Fluge vergeht.

Andere meinen, innerhalb eines aus der Arbeit aller lebenden Unternehmens ihre persönlichen Interessen und ihre Einflußsphäre gegen andere verteidigen zu müssen, und sie vergeuden viel Zeit und Denkleistung mit Intrigen, die wieder ähnliche Reaktionen provozieren. Die Ergebnisse sind erhöhte Streß- und Erkrankungsfaktoren innerhalb der gestörten Gemeinschaft, die auch auf die Urheber zurückwirken. Da diese Energien dem gemeinsamen Ziel, der gemeinsamen Aufgabe verlorengehen, leidet das Gesamtergebnis; das wirkt als weiterer Streßfaktor auf alle zurück.

Wer also seine eigene Arbeitskraft in eine Gemeinschaft eingliedern will, soll sich ein Unternehmen mit Zielen und Aufgaben suchen, für die er sich mit Überzeugung einsetzen und begeistern kann. Dort soll er sein ganzes Können einbringen: Das befriedigt nicht nur ihn selbst, sondern reißt die anderen mit und steigert den gemeinsamen Erfolg, an dem alle ideell wie materiell teilhaben.

Wichtig ist hierbei stets die Orientierung der eigenen Teilaufgabe an der Gesamtaufgabe des Unternehmens. Sonst besteht die Gefahr, daß der einzelne auf Nebengeleise gerät, nicht mehr am gemeinsamen Strang mitzieht oder sogar trotz gutgemeinter Anstrengungen den Erfolg des Ganzen mindert. Dies ist ganz ähnlich, wie auch die Milliarden Zellen unseres Organismus nur deshalb als Organismus erfolgreich leben können, weil jede einzelne von ihnen in ihrem Chromosomensatz die Gesamtinformation über den Aufbau und die Funktionsweise unseres Organismus besitzt.

Ein positives Beispiel für solche Gesamtkoordination von Einzelmaßnahmen ist die Wundheilung. Warum hört sie genau dann auf, wenn die Wunde geschlossen ist? Warum vermehren sich Hautzellen nur so lange weiter, bis das abgeschürfte Hautstück wieder abgedeckt ist? Negative Beispiele sind die Keloidbildung bei der Wundheilung, das übermäßige Wuchern der Wundränder, und der Krebs. Krebszellen orientieren sich nicht mehr am Gesamtaufbau und den Gesamtaufgaben des Organismus und ihren Teilaufgaben in diesem. Sie vermehren sich aufgrund mangelnder Information hemmungslos; auf diese Weise zerstören sie schließlich den gesamten Organismus und damit ihre eigene Existenzgrundlage. Ähnliche Abläufe gibt es auch in Unternehmungen, wodurch nicht nur Betriebspannen, sondern auch Betriebspleiten ausgelöst werden können.

Um in einem gesunden Unternehmen selbst gesund zu bleiben, muß man die eigenen Fähigkeiten richtig einschätzen und einsetzen.

Das Bestreben jedes Menschen, in seinem Beruf voranzukommen, birgt auch eine von dem Amerikaner Peter entdeckte Gefahr in sich: daß er so weit aufsteigt, bis er die Stufe seiner Unfähigkeit erreicht hat. Dort bleibt er dann sitzen und wird unglücklich und krank. Je älter das Unternehmen, an desto mehr Stellen sitzen solche Personen, und am Ende wird das Unternehmen selbst krank und verliert seine Leistungsfähigkeit. Dieser Mechanismus wird als *Peter-Prinzip* bezeichnet.

Wer das Peter-Prinzip kennt, für den bedeutet es schon kaum mehr eine Gefahr. Er wird, wenn er die Stufe seiner Unfähigkeit erreicht hat, diesen einen Schritt wieder zurückgehen, dort erfolgreich und damit glücklich und gesund bleiben. Vorgesetzte und Unternehmer, die das Prinzip kennen, werden ihren Mitarbeitern hierzu raten und damit den Erfolg der gemeinsamen Gesamtunternehmung erhalten.

Dieses Prinzip darf nicht verwechselt werden mit der Notwendigkeit, sich in seinem Beruf ständig fortzubilden und über die neuesten Entwicklungen zu informieren. Wer dies versäumt, wird selbst an einer bisher immer bewältigten Aufgabe schließlich scheitern. Dies gilt für den Arzt ebenso, der heute nicht mehr nur nach den Prinzipien behandeln kann, welche er vor vielleicht 20 Jahren im Studium erlernte; und es gilt für eine angelernte Datentypistin, die in Zeiten der Hochkonjunktur mit dem Ein-Finger-Tipp-System jahrelang durchkam, jetzt aber keine neue Stelle mehr findet, weil sie keinen Schreibmaschinenkurs belegt.

Die Anerkennung am Arbeitsplatz ergibt sich von selbst aus dem Beitrag des einzelnen zum gemeinsamen Erfolg. Sie ist für die Gesundheit und das seelische Gleichgewicht des einzelnen wichtig, soll aber ebensowenig das vorrangige Ziel des Einsatzes sein wie das finanzielle Entgelt; beide sind vielmehr die Folgen des richtigen Einsatzes.

Das Wissen, in einer Gemeinschaft unentbehrlich und nützlich zu sein, wirkt sich direkt auf Gesundheit und Lebenserwartung aus. Wer sich nutzlos und überflüssig vorkommt, läuft erhöhte Gefahr, chronisch krank zu werden und früher zu sterben. Es bedeutet entscheidenden Zugewinn an Leben und Erleben, wenn man nicht nur an irgendeinem Arbeitsplatz »jobbt«, sondern eine befriedigende Aufgabe in der Gemeinschaft erfüllt, zu der man sich »berufen« fühlt.

Wertschätzung in der menschlichen Gesellschaft?

Während die Familie und die Gemeinschaft am Arbeitsplatz wichtige Säulen des Wohlergehens für die meisten Menschen sind, ist die Wertschätzung in der menschlichen Gesellschaft eine recht fragwürdige Sache und ist nur für einen kleinen Personenkreis wirklich wichtig: die Politiker, deren Aufstieg, Stellung und Fall direkt vom Grade dieser Wertschätzung abhängen. Und wie schnell fällt jemand trotz großer und langjähriger Verdienste beim Publikum in Ungnade! Selbst für den Politiker ist diese ständige Abhängigkeit von der »öffentlichen Meinung« ein großer Hemmschuh; denn oft muß er langfristig richtige Maßnahmen unterlassen zugunsten kurzfristiger Vorteile fürs Volk, damit er seine Wählerstimmen nicht verliert.

Wer aber nicht gerade Politiker ist, der sollte sich konsequent nach seinem eigenen Wissen und Gewissen richten und nicht nach der »Meinung der Leute«. Sie entsteht oft genug aus unguten Beweggründen. Hat jemand Erfolg, so wird ihm Bewunderung höchstens insgeheim zuteil. Dagegen wird er ausgiebig öffentlich beneidet, und aus Neid wachsen die häßlichsten und gemeinsten Gerüchte. Gäbe er etwas darauf, er müßte sich in seinem Innersten gekränkt fühlen, krank werden.

Ein tiefer Sinn steckt in dem Satz: Er befindet sich in einer beneidenswerten Lage! Das heißt: es geht ihm gut, also muß er mit dem Neid der anderen Leute leben können. Gelingt ihm das nicht, scheitert er, so wird er sich bald in einer »wenig beneidenswerten Lage« befinden, und man wird ihn obendrein verspotten.

Ein anderes Bedürfnis der Leute ist der Versuch, alle zu bekämpfen, die sich anders verhalten als sie, bis diese sich entweder angeglichen haben oder zugrunde gegangen sind. Wer sich danach richten wollte, könnte nie Besonderes leisten. Wer erfolgreich sein und gesund bleiben will, der kann sich im Denken und Handeln nicht nach der Meinung der Leute richten. Auch der verständnislosen, vielleicht neidischen Gesellschaft tut jeder dann den größten Dienst, wenn er unbeirrt und mit sparsamer Reaktion auf etwaige Angriffe seinen für richtig erkannten Weg zu Ende geht.

Wozu leben wir?

Um gesund zu bleiben, muß man überzeugt sein, daß das Leben einen Sinn hat. Wenn jemand glaubt, sein Leben habe keinen mehr, so schwebt er in großer Gefahr, schwer zu erkranken und zu sterben. Diesem psychischen Faktor wird zum Beispiel bei der Entstehung von Krebs heute erhebliche Bedeutung eingeräumt. Was aber ist der Sinn des Lebens?

Der tiefere Sinn des Lebens ist das Leben selbst! Diese vielleicht überraschende Erkenntnis wird schnell verständlich, wenn man in der ungeheuren Vielfalt der Erscheinungsformen des Lebens das Gemeinsame sucht: Es findet sich in den Anstrengungen jedes Individuums, sein eigenes Leben zu erhalten und es zur Erhaltung der Art an seine Nachkommen weiterzureichen, und in den vernetzten Wechselbeziehungen der Lebewesen zueinander, die der Erhaltung der gemeinsamen Lebensgrundlage innerhalb eines biologischen Gleichgewichts dienen.

Wer aber nun meint, diese Erkenntnis sei ein Freibrief für ein gedankenloses »Genieße das Leben«, für Faulheit, Genußsucht, Freß- und Sauflust oder schlimmere Süchte, der hat die Natur gründlich mißverstanden und muß es bald mit Krankheit und krankem Nachwuchs, mit Unfruchtbarkeit und frühem Tod büßen. Er hat Ersatzbefriedigungen mit dem wirklichen Leben verwechselt.

Nur wer gesund ist, hat wirklich etwas vom Leben. Um gesund zu bleiben, muß er sich innerhalb der Gesetze der belebten Natur bewegen. Dann kann er das Leben wirklich auskosten und auch alle jene Möglichkeiten selbst wahrnehmen, die uns die Zivilisation und Technik bieten.

Als verstandesbegabter Mensch muß man sich bewußt machen, daß all unsere biologischen Existenzgrundlagen, unsere Umwelt ebenso wie der Stand unseres Wissens, unsere Kultur und Zivilisation das Werk zahlloser Generationen und der Evolution der Natur selbst sind. Dieses unschätzbar wertvolle, unersetzliche Kapital wurde uns zur Pflege und Mehrung vermacht. Es wäre verantwortungslos unseren Kindern und der Natur gegenüber, es zu verschleudern.

Deshalb beschränkt sich der Sinn des Lebens nicht auf das Leben des einzelnen Individuums; er umfaßt auch die Weitergabe des Lebens und aller Lebensgrundlagen und -errungenschaften an die nächsten Generationen. Wer dies versäumt oder verweigert – vielleicht aus Unlust, wie sie zur Zeit in Mode ist, oder aus egoistischen Beweggründen wie mehr Luxus durch weniger Kinder –, der wirft das Bemühen einer langen Reihe von Vorfahren achtlos weg. Das kann zur Existenzvernichtung ganzer Völker führen. In der Bundesrepublik Deutschland ist zum Beispiel die Geburtenrate auf 1,25 Kinder pro Frau abgesunken; erforderlich wäre zur Erhaltung der Bevölkerungszahl eine Rate von 2,4, also etwa 3 Kinder in jeder fruchtbaren Familie. Ändert sich das nicht, so wird die Bevölkerung von ca. 61 Millionen im Jahre 1981 auf unter 20

Millionen im Jahre 2000 abgesunken sein. Es wird einen gewaltigen Anteil an Rentnern geben – jene, die heute zu wenig Kindern das Leben schenken –, und sie werden von einer kümmerlichen Rente leben müssen. Vielleicht füllen das entstehende Vakuum auch die heute schon in der Bundesrepublik lebenden, viel kinderfreundlicheren Ausländer auf. Schon heute ist es nicht selten, daß deutsche Schulklassen bis zu 50 Prozent aus Kindern ausländischer Arbeitnehmer bestehen.

Wer indessen das Leben im natürlichen Sinne um seiner selbst willen lebt und es auch an gesunde, intelligente Kinder weitergibt, der hat alle Aussichten auf ein glückliches, erfülltes Leben. Je mehr man im engeren und im weiteren Sinne dem Leben gibt, desto mehr empfängt man Leben, und um so mehr Sinn erhält das eigene Leben.

Krankheiten – sinnvolle Gegenreaktionen

Was ist das – krank sein?

Erkranken zu können ist eine beim Menschen hochentwikkelte Fähigkeit. Man stirbt nicht gleich, wenn die Gesundheit geschädigt wird; vielmehr wird man »krank«. Was ist das – krank sein? Es ist die jeweils optimale Reaktionsmöglichkeit des Organismus auf Beeinträchtigungen der Gesundheit mit dem Ziel, diese wieder herzustellen. Hierzu stehen dem Menschen die vollkommensten Regel- und Abwehrsysteme aller Lebewesen zur Verfügung.

Man soll also keineswegs verzagen, wenn man erkrankt, sondern dankbar dafür sein, daß unser Organismus dazu fähig ist, und ihn in seinen sinnvollen Reaktionen zur Wiederherstellung der Gesundheit unterstützen.

Es wäre falsch, Krankheiten zu bekämpfen!

Was man logischerweise nicht tun soll: Eine bestehende Krankheit bekämpfen. Denn man würde ja damit die Reaktionen des Organismus bekämpfen, was bedeutet, ihm bei seinen Bemühungen zur Wiederherstellung normaler (gesunder) Verhältnisse in den Rücken zu fallen. Dann könnte es leicht passieren, daß er sein Ziel »Gesundheit« nicht erreicht und statt dessen ein »Ausnahmezustand« chronisch wird. Besonders gefährlich ist es, wenn der Organismus sich trotz solcher falscher Reaktionsbekämpfung mit letzter Energie zu erneuten Reaktionen aufrafft und auch diese wieder unterdrückt werden: Schwere chronische Krankheiten und Tod können die Folgen sein. Wer die Feuerwehr bei den Löscharbeiten bekämpft, statt sie zu unterstützen und dem Feuer selbst die Nahrung zu nehmen, riskiert in ganz ähnlicher Weise einen

Totalschaden. Leider wird genau dieser Fehler der Krankheitsbekämpfung tagtäglich begangen. Man schätzt, daß er für mehr als die Hälfte aller chronisch gewordenen Krankheiten verantwortlich ist.

Krankheiten unterstützen, Ursachen abstellen

Die besten Hinweise auf die richtigen Unterstützungsmaßnahmen gibt die Krankheit selbst: Sie zeigt in die Richtung der eigentlichen Ursache, die es zu beheben gilt.

Mit der Art seiner Reaktion zeigt der Organismus, wie die Ursachen seiner Erkrankung am besten neutralisiert und ausgeschieden werden. Diese Reaktionen gilt es also zu verstärken, indem man zum Beispiel Fieber, Schwitzen, Durchfall, Erbrechen fördert, sobald sich solche Symptome zeigen. Tritt z. B. Appetitlosigkeit auf – weil der Organismus seinen auch für die Verdauung tätigen Lymphapparat vorübergehend vor allem zur Verarbeitung von Krankheitsgiften einsetzt –, so kann man den Heilungsprozeß durch Fasten beschleunigen; wobei eine ausreichende Zufuhr von Wasser als Transportmittel aller Stoffwechselabläufe und Ausscheidungsprozesse aufrechterhalten werden muß.

Bei der Ursachensuche nicht auf halbem Weg steckenbleiben!

Häufig hat eine vermeintliche Ursache selbst wieder eine Ursache, die noch nicht einmal die eigentliche Ur-Ursache für die als Krankheit in Erscheinung tretenden Reaktionen des Organismus sein muß. Es ist also notwendig, den Dingen jeweils ganz auf den Grund zu gehen, weil man sonst zu falschen Maßnahmen verleitet werden könnte. Zum Verständnis des Prinzips seien zwei Beispiele erläutert:

Ohrgeräusche, Schwindelgefühle, starke Gesichtsrötung können auf hohen Blutdruck hinweisen. Würde man diesen aber durch blutdrucksenkende Mittel »bekämpfen«, so würde die Lage nur noch verschlimmert; denn der Organismus hat die erhöhte Dickflüssigkeit des Blutes und die Verengung der Blutgefäße mit der Erhöhung des Blutdrucks kompensiert, um trotz der Strömungsbehinderung des Blutes noch eine ausreichende Blutversorgung aller Körperteile und Organe zu sichern. Gefäßverengung und Erhöhung der Dickflüssigkeit sind also die Ursache des Bluthochdrucks. Aber wäre es nun richtig, gefäßerweiternde Arzneien und Mittel zur »Blutverdünnung« zu geben? Es wäre wiederum falsch und darüber hinaus auf Dauer sogar gefährlich, weil die eigentliche Ur-Ursache unerkannt fortwirken und immer höhere Dosierungen dieser Mittel erforderlich machen würde, bis zu einem Punkt der »Nicht-mehr-Kompensierbarkeit«. Diese Ur-Ursache in der hier dreigliedrigen Ursachenkette ist die zu hohe Eiweißzufuhr. Wird sie unterbunden, dann erhält das Blut seine normale Dünnflüssigkeit zurück, die zu engen Kapillardurchmesser erweitern sich auf normale Werte, und der Organismus kann den Blutdruck auf normale Werte zurücknehmen, weil wieder eine ausreichende Blutversorgung gesichert ist. Der überhöhte Blutdruck verschwindet also, rein äußerlich betrachtet, wie von selbst.

Eine Virusinfektion hat zu einer Grippe geführt. Ist also das Virus die Ursache der Grippe, sind Antibiotika zu geben, die gegen Viren ohnehin weitgehend unwirksam sind? Mitnichten. Die Wahrheit liegt in der Erkenntnis des großen Arztes Claude Bernard, der sagte: *Le terrain est tout, le germe n'est rien* – der Keim ist nichts, der Nährboden ist alles. Daß die Virusinfektion entstehen konnte, weist nur auf einen Nährboden dafür im Organismus hin – vielleicht durch den Verzehr von Milch und Milchprodukten, die bei vielen Menschen die »Erkältungsanfälligkeit« erhöhen, und durch Verzehr von Schweinefleischgerichten, denn das Grippevirus übersommert im Schwein. Also wird das Ausschalten tierischer Eiweißzufuhr, noch besser volles Fasten bei reichlicher Wasserzufuhr zur Ausschwemmung der Viren samt Nährboden den schnellsten Erfolg bringen. Denn der Organismus verflüssigt bei einer Grippe in sehr zweckmäßiger Weise mit dem Ferment Hyaluronidase die im Bindegewebe abgelagerten gelartigen Virus- und Bakterien-Nährsubstanzen. Dabei wird er von Bakterien unterstützt, die ebenfalls Hyaluronidase herstellen. Durch die Erhöhung der Körpertemperatur (Fieber) werden Viren und Bakterien abgetötet, sobald sie ihre Schuldigkeit getan haben. Die durch Antikörper abgebundenen Virustoxine und verflüssigte Eiweißüberschüsse werden ausgeschwemmt, und wenn man nichts falsch gemacht hat, ist man danach wesentlich gesünder als vorher. Darin liegt auch der tiefere Sinn des aufmunternden Zurufs »Gesundheit«, wenn jemand niest. Das Niesen kündigt einen solchen Bindegewebsreinigungsprozeß an, den nur ein intakter Organismus durchführen kann. Die medikamentöse Unterdrückung von Grippeinfektionen hingegen gehört zu den gefährlichsten Eingriffen. Als Folge können zum Beispiel Jugenddiabetes oder Leukämie (Blutkrebs) auftreten.

Im Prinzip nur zwei Gruppen von Krankheitsursachen

Die Vielzahl der einzelnen Krankheitsursachen läßt sich in zwei Gruppen aufteilen: Entweder es fehlt dem Organismus etwas, was er braucht; oder es steckt etwas in ihm, was seine Funktionen stört. Ersteres führt zu Mangelkrankheiten, letzteres zu Homotoxikosen (nach H. H. Reckeweg).

In der Praxis sind beide Ursachengruppen meist vermischt. So kann der Mangel an erforderlichen Nahrungsstoffen – zum Beispiel Vitaminen – zu einer bakteriellen Infektion führen. Die Bakterientoxine lösen dann eine Homotoxikose aus. Fehlen Fermente und B-Vitamine, so kann der Kohlenhydratstoffwechsel entgleisen und zu viel Milchsäure produziert werden, die dann als Homotoxin Reaktion auslöst.

Auf die erste Ursachengruppe (Mangel) reagiert der Organismus z. B. durch Veränderungen der Appetitrichtung mit merkwürdigen Verlangen und Gelüsten bis hin zu Süchten; dahinter steht der Versuch, die fehlenden Substanzen aufzutreiben. Es besteht Grund zu der Annahme, daß sogar die Anfälligkeit für Suchtgifte wie Alkohol und Nikotin bei Mangelernährung weit höher ist als bei Verfügbarkeit aller erforderlichen natürlichen Nahrungssubstanzen. Gleichzeitig weicht der Organismus auf andere Stoffwechselabläufe aus, wenn ihm notwendige Substanzen für den normalen Ablauf fehlen.

Auf die zweite Ursachengruppe (Homotoxine) antwortet der Organismus mit seinen Abwehrsystemen, gleich, ob die Homotoxine von außen (Bakterien, Viren, Gifte) oder von innen (unnormale Stoffwechselprodukte) kommen.

Die phantastische Arbeitsweise der Abwehrsysteme

Es ist das große Verdienst des Arztes und Forschers Dr. H. H. Reckeweg, das gesamte Krankheitsgeschehen unter dem obersten Gesichtspunkt der Abwehr des Organismus gegen Gifte geordnet zu haben. Dadurch wird es möglich, die Reaktionen des Organismus richtig einzuschätzen, die richtigen Heilmaßnahmen zur Unterstützung zu treffen und schädliche Eingriffe zu unterlassen.

Weil auch Mangelkrankheiten sogleich zu relativen Überschüssen anderer Substanzen führen und durch Stoffwechselentgleisung die Produktion unerwünschter, schädlicher Stoffe auslösen, gilt Reckewegs Homotoxinlehre generell für alle Krankheiten.

Als Homotoxine (= Menschengifte) sind die krankheitswirksamen Substanzen deshalb definiert, weil eine Substanz durchaus nicht für alle Lebewesen gleich giftig sein muß. So werden z. B. Tollkirschen von Staren ohne weiteres vertragen und sind für sie ungiftig; für Menschen sind sie hingegen in höherer Dosis tödlich.

Diese Homotoxine können aus den verschiedensten Quellen stammen: Umweltgifte, Suchtgifte, Bakteriengifte, Virusgifte, nicht wenige Arzneimittel, unnatürliche (denaturierte) Nahrungsmittel, Gifte, die der Körper selbst wegen eines entgleisten Stoffwechsels oder geschädigter Zellstrukturen produziert, oder »Psychotoxine«, wie sie im Körper bei Streß, Angst, Schrecken entstehen.

Auf alle diese Schädigungen reagiert unser Organismus in phantastischer Weise mit seinem *System der großen Abwehr* (Reckeweg), in welchem die einzelnen Abwehrsysteme zusammenspielen:

1. *Das retikuloendotheliale System einschließlich der Antikörperbildung und Speicherfunktion:* Hier werden Gifte aller Art zunächst an Plasmakolloide gebunden. Diese Verbindung löst dann die Erzeugung spezifischer Antikörper aus, welche genau – wie ein Schlüssel ins Schloß oder ein Deckel auf den Topf – auf das jeweilige Giftmolekül passen und daher das Gift neutralisieren. Diese Antigen-Antikörper-Reaktionen spielen sich im Bindegewebe ab; der größere Teil unbemerkt, ohne feststellbare Beschwerden. Da der Organismus Gifte nur

in abgebundenem, neutralisiertem Zustand ausscheiden kann, ist dieser Vorgang von großer Wichtigkeit.
2. *Der Hypophysenvorderlappen-Nebennierenrinden-Mechanismus:* Dringen lösliche Homotoxine über den Blutkreislauf zur Hirnanhangdrüse (Hypophyse) vor, so treten die tropen Hormone in Aktion. Unterstützt von zahlreichen weiteren Steuerungen kommt es zu der von Professor Hoff beschriebenen vegetativen Gesamtumschaltung. Diese kann man als ein höchst erfolgreiches, weil in Jahrmillionen entwickeltes Programm verstehen, welches in einer bestimmten zeitlichen Abfolge zahlreiche zusammenspielende Vorgänge im Organismus auslöst. Auf »normal« wird zurückgeschaltet, sobald die Homotoxine abgebunden und ausgeschieden sind. Würde dieser Programmablauf vorzeitig unterbrochen, so könnten die Homotoxine nicht abgebunden werden. Schwere Rückvergiftungen und Therapieschäden müßten die Folge sein.
3. *Die neurale Giftabwehr:* Sie verläuft über Nervenreflexe. Nervenrezeptoren sind in der Lage, Gifte zu erkennen und an die Zentrale weiterzumelden, so daß Gegenmaßnahmen wie zum Beispiel ein wäßriges Ödem zur Verdünnung und Isolierung der örtlichen Giftkonzentrationen getroffen werden können, bevor noch das Gift sich im ganzen Organismus ausbreiten kann.
4. *Die Leberentgiftung:* Die Leber ist das aktivste Chemielaboratorium des Organismus. Sie ist zum Beispiel in der Lage, aus zwei verschiedenen giftigen Faktoren (Homotoxinen) durch entgiftende Leberfermente einen dritten, ungiftigen Stoff zu machen (ein Homotoxon, ein neutralisiertes Homotoxin). Eine große Zahl von Giften wird von der Leber neutralisiert und zur Weiterverarbeitung oder Ausscheidung über den Blutkreislauf weitergereicht oder über die Galle ausgeschieden.
5. *Das Bindegewebe:* Es hält nicht nur die Nahrungsstoffe für die Zellen des ganzen Organismus vorrätig, sondern nimmt auch zunächst die von den Zellen kommenden Abfallstoffe auf, speichert sie oder transportiert sie über die Lymphbahnen ab. Das Bindegewebe ist damit zunächst ein Pufferspeicher für Stoffwechselzwischenprodukte, Nahrungsstoffe, Fette, Eiweiß, Kohlenhydrate und für alle Arten von Giften, die dann bei ungenügender normaler Ausscheidungsmöglichkeit oder bei zu großem Giftzufluß über Entzündungen abgebaut werden müssen. Die hormonale Steuerung der Bindegewebsfunk-

tionen und -reaktionen erfolgt über die Hormone des Hypophysen-Vorderlappens und der Nebennierenrinde.

Das hier angedeutete Zusammenspiel der Abwehrsysteme ist in Wirklichkeit so umfangreich, daß Bücher mit seiner Beschreibung gefüllt werden könnten; an dieser Stelle soll jedoch nur Verständnis dafür geweckt werden, daß alle diese Reaktionen äußerst zweckmäßig sind und daher nicht gestört oder gehemmt, sondern höchstens unterstützt werden dürfen.

Die verschiedenen Auffanglinien der Abwehr

Es war eine geniale Idee Reckewegs, die Reaktionen des Organismus in sechs verschiedene homotoxische Phasen einzugruppieren. Trägt man die sechs Phasen von links nach rechts in eine Tabelle ein, und versieht man diese Tabelle am linken Rande von oben nach unten mit den verschiedenen Körpergeweben nach ihrem Ursprung während der Entwicklung des Embryos, so erhält man eine äußerst systematische Einordnungsmöglichkeit für alle Krankheiten an allen Körpergeweben.

Wird die Anordnung der Gewebe so getroffen, daß oben die äußeren Gewebe (z. B. die Haut), unten aber die innersten Gewebe (z. B. Muskelgewebe) eingetragen werden, so ergibt sich sogar eine graphische Feststellungsmöglichkeit über die Schwere und die Heilungsaussichten der einzelnen Krankheiten. Je weiter links oben eine Krankheit sich abspielt, desto harmloser ist sie biologisch gesehen. Je weiter rechts unten sie verläuft, desto gefährlicher ist sie, und desto geringer sind ihre Heilungschancen.

Die sechs homotoxischen Phasen – gewissermaßen die Kriegszustände, in welchen sich die Abwehrsysteme mit Angriffen auseinandersetzen können – sind im einzelnen folgendermaßen charakterisiert:

1. *Exkretionsphasen (Ausscheidungsphasen):* Dies sind im eigentlichen Sinne physiologische, das heißt normale Ausscheidungsvorgänge des Organismus mit vorangehenden nichtentzündlichen Entgiftungsvorgängen, also zum Beispiel Schweißabsonderung, Speichelbildung, normale Abschilferungen der

Heilung ←

	Humorale Phasen Krankheiten der Disposition		
Gewebe	**Exkretions-phasen**	**Reaktions-phasen**	**Depositions-phasen**
1. Ektodermale **a) epidermale**	Schweiß, Zerumen, Talg u. a.	Furunkel, Erythem, Dormatitis, Ekzem, Pyodermien u. a.	Atherome, Warzen, Keratosen, Clavi u. a.
b) orodermale	Speichel, Schnupfen u. a.	Stomatitis, Rhinitis, Soor u. a.	Nasenpolypen, Zysten u. a.
c) neurodermale	Neurohormonale Zellabsonderung u. a.	Poliomyelitis im Fieber-Stadium, Herpes zoster u. a.	benigne Neurome, Neuralgien u. a.
d) sympathiko-dermale	Neurohormonale Zellabsonderung u. a.	Neuralgien, Herpes zoster u. a.	benigne Neurome, Neuralgien u. a.
2. Entodermale **a) mukodermale**	Magen-Darm-Sekrete, CO_2, Sterkobilin u. a., Toxine mit Faeces	Pharyngitis, Laryngitis, Enteritis, Colitis u. a.	Schleimhautpolypen, Obstipation, Megacolon u. a.
b) organodermale	Galle, Pankreassaft, Hormone d. Thyreoidea u. a.	Parotitis, Pneumonie, Hepatitis, Cholangitis u. a.	Silicosis, Struma, Cholelithiasis u. a.
3. Mesenchymale **a) interstitioder-male**	Mesenchymale Interstitial-substanz, Hyaluronsäuren u. a.	Abszeß, Phlegmone, Karbunkel u. a.	Adipositas, Gichttophi, Ödeme u. a.
b) osteodermale	Hämopoese u. a.	Osteomyelitis u. a.	Hackensporn u. a.
c) hämodermale	Menses, Blut- u. Antikörperbildung	Endocarditis, Typhus, Sepsis, Embolie u. a.	Varizen, Thromben, Sklerose, **Altersdiabetes** u. a.
d) lymphodermale	Lymphe u. a. Antikörperbildung	Angina tonsillaris, Appendizitis u. a.	Lymphdrüsen-schwellungen u. a.
e) cavodermale	Liquor, Synovia	Polyarthritis u. a.	Hydrops u. a.
4. Mesodermale **a) nephrodermale**	Urin mit Stoff-wechsel-End-produkten	Cystitis, Pyelitis, Nephritis u. a.	Prostatahypertrophie, Nephrolithiasis u. a.
b) serodermale	Absonderungen der seriösen Häute	Pleuritis, Pericarditis, Peritonitis u. a.	Pleuraexsudat, Ascites u. a.
c) germinoder-male	Menses, Semen, Prostatasaft, Ovulation u. a.	Adnexitis, Metritis, Ovariitis, Salpingitis, Prostatitis u. a.	Myome, Prost. hyp., Hydrocele, Zysten, Ovarialzyste u. a.
d) muskuloder-male	Milchsäure, Laktazidogen u. a.	Muskelrheuma, Myositis u. a.	Myogelosen, Rheuma u. a.
	Exkretionsprinzip. Fermente Intakt. Selbstheilungstendenz. Prognose günstig.		

Tabelle der Homotoxikosen nach Dr. H. H. Reckeweg
Links von oben nach unten sind die befallenen Gewebe dargestellt, oben die von links nach rechts zunehmend schwereren homotoxischen Phasen.

Biologischer Schnitt	Zelluläre Phasen Krankheiten der Konstitution		
	Imprägnationsphasen	**Degenerationsphasen**	**Neoplasmaphasen**
	Tätowierung, Pigmentierung u. a.	Dermatosen, Lupus vulgaris, Lepra u. a.	Ulcus rodens, Basaliom u. a.
	Leukoplakie u. a.	Ozaena, Rhinitis atrophicans u. a.	Ca. d. Nasen u. Mundschleimhaut
	Migräne, Tics u. a. Virus-Infektion (Poliomyelitis)	Paresen, M. Skler., Opticusatrophie, Syringomyelie u. a.	Neurom Gliosarkom u. a.
	Asthma, Ulcus ventr. et duodeni u. a.	Neurofibrimatose u. a.	Gliosarkome u. a.
	Asthma, Heiserkeit, Ulc. ventr. et duod., Karzinoid-Syndr. u. a.	Tuberkulose der Lunge u. d. Darms u. a.	Ca. d. Larynx, Magens, Darms, Rektums u. a.
	Toxische Leberschäden, Lungeninfiltrat, Virus-Infekte u. a.	Leberzirrhose, Hyperthyreose, **jugendl. Diabetes** u. a.	Ca. d. Leber, Gallenblase, Pankreas, Thyreoidea, Lungen
	Vorstadien von Elephantiasis u. a., Grippe-Virus-Infekt	Sklerodermie, Kachexie, Hottentottenschürze u. a.	Sarkom verschiedener Lokalisation u. a.
	Osteomalazie u. a.	Spondylitis u. a.	Osteosarkome u. a.
	Angina pectoris, Myokardose u. a.	Myocardinfarkt, Panmyelophthise, Anämia pernic. u. a.	Myeloische Leukämie, Angiosarkome u. a.
	Lymphatismus u. a.	Lymphogranulomatose u. a.	Lymphat. Leukämie, Lymphosarkome u. a.
	Hydrocephalus u. a.	Coxarthrose u. a.	Chondrosarkome u. a.
	Albuminurie, Hydronephrose u. a.	Nephrose, Schrumpfniere u. a.	Nieren-Karzinom, Hypernephrom u. a.
	Vorstadien von Tumoren u. a.	Tbk. der seriösen Häute u. a.	Ca. der seriösen Häute u. a.
	Vorstadien von Tumoren (Adnexe, Uterus, Hoden u. a.)	Impotentia virilis, Sterilität u. a.	Ca. d. Uterus, der Ovarien, Testes u. a.
	Myositis ossificans u. a.	Dystrophia musculorum progressiva u. a.	Myosarkome u. a.
	Kondensationsprinzip. Fermente geschädigt. Verschlimmerungstendenz. Prognose dubios.		

Haut mit ihrer Erneuerung, Bildung von Verdauungssäften, Ausscheidung von Darminhalt und Urin, Regelblutung und andere.

Solange auf diese Weise alle Homotoxine bewältigt werden können, braucht der Organismus keine weiteren Phasen einzusetzen.

2. *Reaktionsphasen (entzündliche, fieberhafte Vorgänge):* Reicht die normale Ausscheidung aus irgendeinem Grunde nicht aus, so erzeugt der Organismus – nicht selten mit Hilfe von Bakterien oder Viren – örtliche Entzündungsvorgänge oder generelle fieberhafte Abläufe, um so verstärkt, beschleunigt das zu groß gewordene Homotoxinangebot zu bewältigen. Hierbei tritt das ganze System der großen Abwehr in Aktion und läßt seine bewährten Programme ablaufen. Das Ziel des Organismus ist dabei, am Schluß der Reaktionsphase die abgebundenen Gifte auf irgendeine Weise ausscheiden zu können.

Häufige und gewöhnliche Reaktionsphasen sind z. B. Furunkel, Abszesse, kleine Pickel, Muskelrheuma und alle fieberhaften Erkrankungen.

3. *Depositionsphasen (Ablagerungsphasen):* Wenn die normale Ausscheidung über Exkretionsphasen nicht genügend funktioniert oder das Homotoxinangebot zu groß ist, andererseits aber die Abwehrsysteme die Erzeugung von Reaktionsphasen aus irgendeinem Grunde nicht zuwege bringen oder nicht für notwendig halten, dann lagert der Organismus die Homotoxine in der Depositionsphase irgendwo ab; und zwar nicht innerhalb, sondern außerhalb der Körperzellen, zumindest außerhalb der Kernstrukturen der Zellen. Die Körperzellen selbst bleiben dabei in ihren Funktionen intakt.

Solche Ablagerungsphasen sind z. B. das Übergewicht, bei welchem überschüssige Fette, Kohlenhydrate, Eiweiß, Salz und Wasser im Bindegewebe eingelagert werden; Gicht, bei welcher nicht ausscheidbare Harnsäure im Gewebe auskristallisiert; Bluthochdruck und Altersdiabetes, bei welchen Eiweißüberschüsse in die Wände des gesamten Blutkreislaufs und aller Körperzellen eingelagert werden.

Biologischer Schnitt: Die ersten drei Phasen spielen sich im wesentlichen in den Körpersäften ab; die Homotoxine können außerhalb der Körperzellen oder ihrer Kernstrukturen neutralisiert werden. Alle drei Phasen haben eine natürliche

Selbstheilungstendenz, die durch biologische Therapiemaßnahmen noch verstärkt werden kann.

Sind aber die Giftwirkungen zu stark, oder werden die körpereigenen Abwehrsysteme durch unbiologische therapeutische Eingriffe behindert, so kann das Krankheitsgeschehen diesen »biologischen Schnitt« überspringen. Die Homotoxine dringen dann in die inneren Zellstrukturen und den Zellkern ein und schädigen diese vorübergehend oder dauernd.

4. *Imprägnationsphasen:* In dieser Phase sind Homotoxine in das Zellinnere eingedrungen. Sie sind von dort nicht mehr ohne weiteres zu entfernen. Vielmehr gehen sie zum Teil chemische Verbindungen ein mit den Reproduktionsvorlagen für Stoffwechselprodukte, Hormone, Fermente und andere von den Zellen fortwährend erzeugte Substanzen. Diesen Reproduktionsvorgang muß man sich so vorstellen, daß ein spiegelbildliches Molekül des Stoffes in der Zelle vorhanden ist, der produziert werden soll, z. B. eines Fermentes. Über dieser Matrix werden von der Zelle nun Einzelbausteine angesammelt und verknüpft, bis ein Molekül des zu produzierenden Stoffes vorliegt; dieses löst sich dann ab und wird von der Zelle nach außen gegeben. Über der Matrix sammeln sich bereits die Bausteine für das nächste Molekül an. Dieser Vorgang kann unvorstellbar schnell ablaufen.

Hängt nun an der Matrix, der Vorlage, ein Stück eines Homotoxins, so wird auch das spiegelbildlich dazu erzeugte Zellprodukt mit einem Homotoxinanhängsel produziert. Da es einen »Webfehler« hat, kann es seine Funktion nicht erfüllen, sondern wird im Gegenteil als störend empfunden.

Dies ruft die Abwehrsysteme des Organismus auf den Plan, welche Antikörper gegen die falsche Substanz herstellen. Da sie von körpereigenen Zellen hergestellt wird, greifen die Antikörper die eigenen Körperzellen an: Das ist der Entstehungsmechanismus der sogenannten Autoaggressionskrankheiten (= Selbstangriffskrankheiten). Dieser Mechanismus spielt z. B. beim Jugenddiabetes, aber auch bei zahlreichen anderen degenerativen Erkrankungen wie z. B. Multipler Sklerose eine erhebliche Rolle.

Ist das in die Matrix eingebaute Homotoxin ein Suchtgift, z. B. Nikotin, so werden auch für die Substanzherstellung nach dieser Matrix laufend Nikotinmoleküle gebraucht. Dies erklärt zum Teil, warum von der Nikotinsucht so schwer loszukommen ist. Der Körper hat – ist die Sucht einmal da – einen ständigen Nachschubbedarf.

Zu den Imprägnationsphasen gehören Schmerzzustände, die Anfangsphase von Virusinfektionen (bevor das System der großen Abwehr in Gang gekommen ist), Asthma und andere (s. Tabelle S. 122/123).

5. *Degenerationsphasen:* Gelingt die Umwandlung von Imprägnationsphasen in Reaktions- und Ausscheidungsvorgänge nicht, oder sind die Giftwirkungen noch heimtückischer, so entstehen Degenerationsphasen. Sie sind dadurch gekennzeichnet, daß die betroffenen Körperzellen ihre Funktion nicht mehr erfüllen können oder ganz zugrunde gehen und durch Bindegewebe oder Fettgewebe ersetzt werden. Man muß diese Phasen als den Versuch des Organismus sehen, bei geschädigten Abwehrsystemen oder übermäßigem Giftandrang den Gesamtorganismus zu schützen, indem die Gifte in einem einzelnen Zellverband kondensiert werden. Beispiele solcher Degenerationsphasen sind jugendlicher Diabetes, Leberzirrhose, Herzinfarkt, Tuberkulose, Impotenz, Sterilität, Lähmungen, Gefühls- oder Geruchsverlust und andere. Nur ein Teil dieser Degenerationsphasen kann mit den heute verfügbaren biotherapeutischen Maßnahmen geheilt werden. Es besteht keine Selbstheilungstendenz, sondern im Gegenteil die Tendenz zur Verschlimmerung.

6. *Neoplasmaphasen (Krebserkrankungen):* Hier ist das Kondensationsprinzip am konsequentesten verwirklicht. Die Homotoxine werden in einer Zellgruppe konzentriert, um wenigstens eine Zeitlang noch den Gesamtorganismus am Leben zu erhalten. Nicht wenige Homotoxine schädigen von Anfang an so tiefgreifend, daß sie als Krebsgifte bezeichnet werden. Allerdings müssen nach heutiger Kenntnis noch zusätzliche Faktoren hinzukommen, die den Organismus zu Krebs disponieren, ihn auf diese Krebsgifte ansprechen lassen. Häufig ist Krebs die direkte Folge einer unbiologischen Unterdrückung von Reaktionsphasen. Auf eine unterdrückte Grippe kann z. B. Leukämie (Blutkrebs) folgen, auf ein durch Salben unterdrücktes Hautekzem ein Hautkrebs oder Magenkrebs.

Krebserkrankungen können sich, wie auch alle anderen Phasen, an allen Körpergeweben abspielen, z. B. als Hautkrebs, Brustkrebs, Kehlkopfkrebs, Blasenkrebs und so weiter.

Vikariationen – Umwandlungen von Krankheiten in andere

Ebenso wie innerhalb eines Krieges Kriegsschauplatz und Kampfart wechseln können, kann dieselbe Auseinandersetzung des Organismus mit Homotoxinen parallel oder nacheinander in verschiedenen homotoxischen Phasen an unterschiedlichen Geweben ablaufen. Das erweckt dann äußerlich den Eindruck verschiedener Krankheiten, die scheinbar nichts miteinander zu tun haben. Werden sie dann jeweils einzeln mit reaktionsunterdrückenden Maßnahmen behandelt, so kann z. B. eine zunächst harmlose Grippe scheinbar verschwinden, aber danach als schwere Hirnhautentzündung wieder auftauchen. Der Organismus wird durch solche Maßnahmen in immer schwerere Krankheiten getrieben, die in den rechten unteren Sparten der Homotoxikosen-Tabelle zu finden sind.

Umgekehrt hat der Organismus in den ersten drei Phasen selbst die Tendenz, schwerere Phasen in leichtere umzuwandeln. Rechts des *biologischen Schnitts* kann er zum Teil noch mit biotherapeutischen Maßnahmen zu solchen Schritten provoziert werden. Schwerer Kopfschmerz (Imprägnationsphase) kann sich auch noch von selbst in einen harmlosen Fließschnupfen (Reaktionsphase) umwandeln.

Dieses *Vikariationsgeschehen* muß man kennen, um die gesunden Reaktionen der körpereigenen Abwehrsysteme und die Wege biologischer Heilmaßnahmen richtig zu verstehen und aus dieser Kenntnis heraus Fehler zu vermeiden. Das ist besondes deshalb wichtig, weil häufig die schwereren Erkrankungen zunächst keineswegs besondere Beschwerden machen. Gelingt dann die Umwandlung in eine Reaktionsphase, so fühlt sich der Betroffene nicht nur sehr viel schlechter, sondern beobachtet ängstlich sein Fieberthermometer und könnte in Unkenntnis der Zusammenhänge zu fiebersenkenden Mitteln mit katastrophalen Folgen greifen.

Es ist darum von großer Bedeutung für ein langes und gesundes Leben jedes Menschen, daß er nicht nur seine Gesundheitsgrundlagen sichert, sondern auftretende Erkrankungen als homotoxische Phasen richtig einordnet und diese auf keinen Fall mit unterdrückenden Maßnahmen angeht. Aus diesem Grunde werden im nächsten Kapitel die wichtigsten Verfahren der biologischen Medizin erläutert.

Die wichtigsten Verfahren der biologischen Medizin, ihre Wirkungsweisen und ihre Anwendungsgebiete

Grundsätzliches über die Konzeption biologischer Heilverfahren und Heilmittel

Biologisch heilen heißt, den Organismus in seinen eigenen Reaktionen auf gesundheitsschädigende Einwirkungen sinngemäß unterstützen, bestehende Blockierungen seiner Reaktionsmöglichkeiten und »Teufelskreise« lösen, die Krankheitsursachen im Organismus selbst ausleiten und die weitere Zufuhr von außen oder innen abstellen. Grundvoraussetzung dessen ist, daß die Zufuhr aller gesundheitsnotwendigen Substanzen durch richtige Ernährung gesichert wird. Es heißt ferner – und dies ist nicht weniger wichtig –, unbiologische, also reaktionshemmende und -unterdrückende Eingriffe in das Geschehen unterlassen, damit Folgeschäden vermieden werden.

Biologische Heilmittel müssen so konzipiert sein, daß sie den Organismus zu zusätzlichen Abwehrmaßnahmen und vermehrter Giftabbindung anregen, die Ausscheidung abgebundener Gifte vermehren und Blockierungen überwinden helfen. Sie dürfen keinesfalls auf Dauer zur Aufrechterhaltung der Gesundheit gebraucht werden, in keiner Weise schaden und überhaupt im Organismus des Kranken nur dann wirken, wenn ihre beabsichtigte Wirkung im Endeffekt wirklich nützt.

Beim gesunden Menschen dürfen biologische Heilmittel keinerlei Wirkung zeigen. Wirkungen im gesunden Organismus würden bedeuten, daß ein solches Mittel willkürliche Eingriffe in die Regelsysteme des Organismus und Störungen ihres Fließgleichgewichts erlaubt, und zwar auch dann, wenn dies zum Schaden des Organismus sein sollte.

Leider wird zur Zeit noch fast genau dies – zuverlässige bestimmte Wirkungen unter möglichst allen Umständen – von den Gesundheitsbehörden als Wirkungsnachweis für die Zulassung von Arzneimitteln verlangt. Für die bisher angewandten biologischen Arzneimittel wurde eine Frist gewährt, um einen solchen Nachweis zu erbringen; andernfalls müssen sie aus dem Verkehr gezogen werden. Wenn hier nicht schnell eine sinnvolle Modifizierung des Wirkungsnachweises für biologische Arzneimittel vorgenommen wird, so werden die biotherapeutischen Möglichkeiten bald entscheidend beschränkt sein – mit der Folge eines weiteren Anstiegs chronischer Krankheiten.

Die biologische Medizin verfügt über eine Reihe von Diagnose- und Heilverfahren, die sich gegenseitig ergänzen und in ihren Wirkungen steigern können. Ihr Einsatz wird immer dann wichtig, wenn die Selbstheilungskräfte des Organismus nicht ausreichen; wenn sich das Krankheitsgeschehen rechts des *biologischen Schnitts* in der Tabelle der Homotoxikosen abspielt; wenn Krankheitsherde die Gesundung blockieren; wenn »Teufelskreise« bestehen.

Teufelskreis – oder lateinisch *circulus vitiosus* – wird ein nachteiliges, verhängnisvolles Geschehen genannt, das sich selbst in Gang hält oder sich sogar verschlimmert, und aus dem ein Ausbrechen aus eigenen Kräften nicht möglich ist. Zwei Beispiele: Diabetiker können nur eine begrenzte Menge von Kohlenhydraten verarbeiten, deshalb wird ihnen ein Ausweichen auf mehr Eiweiß empfohlen; aber gerade dies verschlimmert die Krankheit und ist eine Hauptursache für ihre Spätfolgen. Chronische Darmschäden durch falsche Ernährung können sich so auswirken, daß der Patient gesunde Nahrung nicht verträgt und starke Blähungen bekommt; damit wächst die Gefahr, daß er bei seiner falschen Ernährung bleibt, die ihn immer tiefer in die Krankheit führt.

Im folgenden werden die wichtigsten biomedizinischen Verfahren in alphabetischer Reihenfolge angeführt.

Aderlaß

Dieses alte Verfahren hat neue Aktualität erlangt: Mit seiner Hilfe ist es möglich, Eiweiß-Einlagerungstendenzen in den Blutgefäßwänden unmittelbar in eine Abbautendenz umzukehren. Gleichzeitig wird das Blut dünnflüssiger, weil der Organismus schnell die fehlende Flüssigkeitsmenge auffüllt. Damit können unmittelbar drohende Gefahren (Herzinfarkt,

Hirnschlag, Embolie usw.) abgewendet oder die Ausheilung einer Eiweißspeicherkrankheit wie z. B. Bluthochdruck beschleunigt werden.

Für einen Aderlaß werden heute beim Erwachsenen je nach Fall zirka 100 Kubikzentimeter Blut entnommen, praktischerweise meist im Zusammenhang mit Blutuntersuchungen oder der hämatogenen Oxidationstherapie.

Die gleiche Wirkung wie ein Aderlaß hat das Blutspenden und bei den Frauen die Monatsregel. Professor Wendt, der Entdecker der Eiweißspeicherkrankheiten, führt darauf die vor den Wechseljahren höhere Lebenserwartung der Frauen gegenüber den Männern zurück. Das gilt jedoch nur bei falscher, zu eiweißreicher Ernährung.

Akupunktur

Die in der chinesischen Medizin seit langer Zeit übliche Akupunktur beruht auf der von den Chinesen gewonnenen Erfahrung, daß in und unter der Haut eine große Zahl von Punkten verteilt sind, welche in besonderer Beziehung zu den verschiedenen Organen und Funktionen unseres Organismus stehen. Durch Reizung oder Beruhigung dieser Punkte mit silbernen oder goldenen Nadeln lassen sich viele Funktionsstörungen heilen. So ist es z. B. ebenso möglich, Fehlhaltungen der Wirbelsäule durch das Lösen falscher Muskelspannungen zu normalisieren, wie durch Behandlung des Suchtpunktes im Ohrläppchen die Überwindung einer Sucht (z. B. Rauchen) entscheidend erleichtert werden kann. Auch Schmerz kann so weitgehend durch Akupunktur ausgeschaltet werden, daß selbst manche Operationen ohne Narkose und trotzdem ohne Schmerzempfinden möglich sind.

Die Chinesen haben die Akupunktur zu einer hohen medizinischen Kunst entwickelt; sie wird mehr und mehr von der westlichen Medizin übernommen.

Antihomotoxische Therapie nach Dr. H. H. Reckeweg

Die antihomotoxische Therapie ist die logische Konsequenz aus der Homotoxinlehre Reckewegs, die alle Krankheiten als

Reaktionen auf Homotoxine (für den Menschen giftige Substanzen) darstellt. Diese Therapie strebt an, die Giftabbindung und -ausscheidung des Organismus zusätzlich anzuregen und zu beschleunigen.

Hierzu wird ein dem Krankheitsgift selbst ähnliches (nicht gleiches) Gift in homöopathischer Verdünnung als Injektion oder einzunehmendes Mittel gegeben. Da die Substanz nur ähnlich ist, nicht gleich, provoziert sie den Organismus zur Bildung zusätzlicher Antikörper und zur Ingangsetzung zusätzlicher Abwehrmaßnahmen, die dann auch auf das eigentliche Krankheitsgift passen. Hierdurch wird es rascher und vollständiger neutralisiert und ausgeschieden.

Die antihomotoxische Therapie bedeutet gleichzeitig eine Erweiterung und eine wissenschaftliche Erklärung der Homöopathie, deren Mittel hauptsächlich zur antihomotoxischen Therapie eingesetzt werden. Da homöopathische Mittel indessen nur in den homotoxischen Phasen eins bis vier gänzliche Heilung ermöglichen und voll wirksam sein können, werden bei den Phasen fünf und sechs zur Regeneration geschädigter Zellstrukturen die Möglichkeiten der Zellulartherapie (siehe dort) zusätzlich eingesetzt.

Ziel der antihomotoxischen Therapie ist die Umwandlung schwerer chronischer Erkrankungen in die biologisch leichteren Reaktionsphasen und über diese die Ausleitung aller Krankheitsgifte (Homotoxine) aus dem Organismus.

Die Homotoxinlehre Reckewegs und die antihomotoxische Therapie nehmen eine zentrale Stellung in der biologischen Medizin ein. Nach ihren Kriterien kann auch der Erfolg aller übrigen Verfahren der biologischen Medizin in jedem einzelnen Fall biologisch richtig beurteilt werden. Dies ist entscheidend wichtig, um den Patienten ohne Rückschläge durch alle Phasen der Gesundung – auch die manchmal subjektiv unangenehmen Reaktionsphasen – führen zu können.

Bewegungstherapie

Hierunter wird ein Teil dessen verstanden, was wir umfassender als Betätigung aller natürlichen Funktionen in diesem Buch beschrieben haben. Unter Bewegungstherapie versteht man die im jeweiligen Fall zweckmäßigsten Übungen des

Schwimmens, Laufens, Radfahrens (auch auf der Stelle) und der Gymnastik zur Unterstützung der übrigen Heilmaßnahmen.

Bioelektronik Vincent

Der französische Wasserwissenschaftler Vincent untersuchte den Einfluß der Wasserqualitäten auf die Lebenserwartung der Einwohner von verschiedenen französischen Städten. Er fand heraus, daß das Wasser einen erstaunlichen Einfluß hat. Ist es leicht sauer, reduziert und mineralarm, so ist die Lebenserwartung der Bevölkerung am höchsten. Wenn es hingegen alkalisch, oxidiert und sehr mineralhaltig ist, so ist die Lebenserwartung niedrig.

Aufgrund dieser Erkenntnisse hat er untersucht, ob sich diese drei Eigenschaften (sauer – basisch; reduziert – oxidiert; mineralarm – mineralreich) auch in den Körperflüssigkeiten verschiedener Menschen unterscheiden und sich in Beziehung zu ihrem jeweiligen Gesundheitszustand setzen lassen.

Das erstaunliche Ergebnis ist ein Verfahren, welches den Gesundheitszustand und die Krankheitsgefährdung des einzelnen Menschen und sein »biologisches Alter« zu bestimmen erlaubt. Dabei kann dann zum Beispiel herauskommen, daß ein erst 25 Jahre alter Mensch schon ein biologisches Alter von 60 Jahren hat, während umgekehrt ein sich gesund ernährender, körperlich trainierter 60jähriger ein biologisches Alter von 28 Jahren aufweisen kann.

Anhand dieses Verfahrens kann der Fortschritt der Gesundung unter biologischer Behandlung gemessen werden; es tritt dann eine Verjüngung des biologischen Alters ein. Umgekehrt lassen sich reaktionshemmende, schädigende Eingriffe als solche nachweisen, indem sie eine Erhöhung des biologischen Alters bewirken.

Blutegel

Das Ansetzen von Blutegeln wirkt ähnlich wie ein Aderlaß entlastend bei Eiweißspeicherkrankheiten. Darüber hinaus injiziert der Blutegel eiweißauflösende und gerinnungshemmende Fermente (Hirudin) in das Gewebe, die sich dann im ganzen Organismus verteilen und zusätzlich günstige Heilwirkungen entfalten.

Chiropraktik – Chirogymnastik

Die Wirbelsäule hat im menschlichen Organismus zwei Aufgaben zu erfüllen: Zum einen ist sie die tragende Säule des Organismus, an der die Muskeln des Bewegungsapparates ansetzen und alle Kraftentfaltungen des Organismus ihren Rückhalt finden. Zum anderen trägt sie im Innern das Rückenmark mit seinen Steuerungszentren und Nervensträngen, die das gesamte Körpergeschehen einschließlich der Bewegungsabläufe steuern und alle Empfindungen aufnehmen und verarbeiten. Zwischen jedem Wirbelpaar treten große Nervenstränge aus, die das betreffende Körpersegment nervlich versorgen.

Durch falsche Ernährung, ungenügende körperliche Betätigung vor allem im Wachstumsalter und durch unvollkommene Realisierung der Erbanlagen treten heutzutage häufig Funktionsstörungen der Wirbelsäule auf. Sie äußern sich in leichten Wirbelverschiebungen, welche der Organismus sofort mit einem Dauerkrampf jener Muskeln beantwortet, welche die beiden Wirbel verbinden. Der Zweck dieses Dauerkrampfes ist, eine noch stärkere Verschiebung zu verhindern, weil sie unter Umständen zu einem Zerquetschen von Nervensträngen oder gar des Rückenmarks führen könnte. Unter dem so entstandenen Dauerdruck kommt es zu Entkalkungsvorgängen an den Wirbeln, zu Beschädigungen der elastischen Knorpelscheiben zwischen den Wirbeln (Bandscheiben) und auch zu Einengungen der austretenden Nervenstränge. Dies macht sich dann als vermeintlicher Schmerz an jener Stelle des Körpers bemerkbar, die von dem entsprechenden Nervenstrang versorgt wird. Je nach Ort können dies Schmerzen zwischen den Rippen, Kreuzschmerzen, Ischiasbeschwerden oder »Hexenschuß« sein. An der Halswirbelsäule wirkt sich dasselbe Geschehen als Kopfschmerz aus. Sind steuernde Nerven eingeengt, so können Funktionsstörungen wie Herzrhythmusstörungen oder Verdauungsbeschwerden die Folge sein.

Die Kenntnis dieser Zusammenhänge ist zum Verständnis dessen notwendig, was die Chiropraktik macht: Durch geschickte Manipulationen löst sie den Dauerkrampf der Zwischenwirbelmuskeln, der sich von selbst nicht lösen würde. Sie verhindert damit Folgeschäden und erlaubt die Normalisierung der Verhältnisse.

Dr. Laabs, der selbst jahrelang Chiropraktik anwandte, mußte die Erfahrung machen, daß durch die notwendigen ruckartigen Bewegungen auch nachteilige Wirkungen auftreten können und daß vor allem einmal verrutschte Wirbel die Tendenz haben, immer wieder in dieselbe falsche Lage zu gleiten.

Er entwickelte deshalb die Chiropraktik weiter zur Chirogymnastik. In ihrer einen Form wird sie unter Aufsicht des Arztes auf einer Liege durchgeführt. In der anderen, im Endeffekt praktischeren und wirksameren Form macht der Patient diese Gymnastik selbst zu Hause – morgens auf dem Bett nach einem warmen Bad. Über Nacht etwa eingetretene Wirbelblockierungen, selbst durch »Überheben« oder ähnliche ungeschickte Bewegungen eingetretene Beckenverschiebungen normalisieren sich bei regelmäßiger Durchführung dieser Gymnastik; darüber hinaus hält sie alle Hauptgelenke bewegungsfähig.

Darmsanierung

Bei einem großen Teil der Patienten mit chronischen Krankheiten sind die Darmverhältnisse nicht in Ordnung; dies hat Dr. H. Weiss durch systematische Untersuchungen bei seinen Patienten festgestellt. Es gelang ihm, durch Sanierung der Darmverhältnisse die Heilerfolge auch in schwierigen Fällen wesentlich zu erhöhen.

Er fand, daß manche Leute einen sehr großen, schlaffen Magen haben, der zu Gärungsprozessen neigt. Um diese Gärung zu unterbrechen, muß der Patient alle zwei Stunden etwas essen – und nicht etwa, weil er schon wieder Nahrung bräuchte. Andere haben einen kleinen, »schnellen« Magen, der die Nahrung zu rasch an den Dünndarm weitergibt. Bei manchen Patienten weist der Dünndarm einen »inneren Dauerdurchfall« auf, während der Dickdarm desselben Patienten an Verstopfung erkrankt sein kann. Es gibt die absonderlichsten Verformungen und Erweiterungen am Dickdarm. Er kann stark verlängert sein, und jener Teil, der im Oberbauch liegen sollte, kann bis zur Blase herunterhängen. Die rechte und die linke obere Dickdarmkurve können – vor allem bei gleichzeitiger Verstopfung im Enddarm – durch ständige Gasbildung so stark aufgebläht und erweitert sein, daß eine normale Verarbeitung der Nahrung schon aus räumlichen Gründen nicht mehr möglich ist. Es bilden sich giftige Fäulnisprodukte, die auf den Organismus zurückwirken und ihn erkranken lassen.

Weiss hat Verfahren zur Sanierung der Darmverhältnisse entwickelt, die er in Seminaren und Veröffentlichungen auch bekanntgemacht hat. Kernpunkte sind die Anwendung natürlicher Bitterstoffe (z.B. aus Wermuttee), welche die Sekretion der inneren Schleimhäute anregen und die ungünstige Schleimbildung verringern; und eine alsbaldige Umstellung der Ernährung auf eine natürliche, faserstoffreiche Kost, wie sie in diesem Buch beschrieben ist.

Bei Umstellungsschwierigkeiten (Unverträglichkeit gesunder Nahrung) kann die Weizensuppendiät (siehe dort) helfen. Einläufe (siehe dort) sind zur Sanierung des Darms ebenfalls unentbehrlich.

Eigenblutbehandlung

Dazu wird etwas Blut entnommen, eventuell mit homöopathischen Arzneimitteln versetzt und in den Gesäßmuskel injiziert. Die im Blut kreisenden Homotoxine lösen an dieser für den Organismus neuen Stelle ihres Vorkommens die Bildung zusätzlicher Abwehrmaßnahmen aus. Eine weiterentwickelte Form der Eigenblutbehandlung ist die hämatogene Oxidationstherapie (siehe dort).

Eigenurinbehandlung

Auch die Injektion von Eigenurin des Patienten unter seine Haut kann erstaunliche Heilwirkungen entfalten, weil die mit dem Urin ausgeschiedenen Giftstoffe im Bindegewebe die Bildung zusätzlicher Antikörper auslösen, und zwar immer gegen jene Toxine, welche diesen Patienten belasten.

Einläufe

Bei jeder Erkrankung, ja, bei jedem kleinen Unwohlsein oder Kopfschmerz sollte man als erstes abklären, ob der Stuhlgang normal funktioniert und keine giftigen Fäulnisprodukte im Darm gebildet werden. Normales Funktionieren bedeutet Stuhlgang ungefähr so oft, wie Mahlzeiten eingenommen werden, also dreimal am Tag. Fäulnisprodukte werden dann gebildet, wenn der Stuhl unangenehm riecht (stinkt). Dies ist praktisch immer der Fall, wenn tierisches Eiweiß in der Nahrung enthalten ist.

In jedem dieser Fälle bringt ein einfacher Einlauf entscheidende Entlastung des Enddarmbereichs. Diese ist aus mehreren Gründen effektiv. So führen die Venen des Enddarms nicht, wie im oberen Bereich, über die Pfortader zur Leber, wo Gifte abgebaut werden können; vielmehr führen diese Venen direkt in den Gesamtkreislauf. Damit können Fäulnisgifte aus dem Enddarm besonders schädliche Wirkungen im Organismus entfalten.

Zum anderen stockt der Darminhalt bei Verstopfung vor allem im Enddarmbereich, und wie bei einer Verkehrsstauung wird die angestaute Schlange darmaufwärts immer länger. Sobald der Enddarm durch einen Einlauf entlastet wird, kann der übrige Darminhalt wieder leichter nachfließen.

Hilfsmittel für einen solchen Einlauf, den jedermann selbst durchführen kann, ist ein sogenannter Irrigator; ein Gefäß mit etwa 1 Liter Inhalt und einem Auslaufstutzen am unteren Rande. Auf diesem Stutzen sitzt ein Schlauch, der am Ende ein Hähnchen und die Möglichkeit besitzt, ein Ansatzstück aufzustecken, das in den Darmausgang eingeführt werden kann. Hierzu sollte man kein zu kurzes Ansatzstück verwenden, da im Darm zirka 15 bis 20 Zentimeter vor dem Ausgang eine Verschlußvorrichtung (die normalerweise den Darminhalt bis zur Entleerung zurückhält) das Wasser des Einlaufs nicht höher steigen ließe. Man nimmt also besser ein zirka 35 Zentimeter langes Ansatzstück aus Gummi, welches an der Spitze abgerundet ist und zwei Öffnungen zum Austritt des Wassers hat. Es wird ebenso wie der Darmausgang mit ewas Hautcreme eingefettet.

Das Gefäß wird nun mit körperwarmem Wasser ohne weitere Zusätze gefüllt und in einer Höhe von zirka 1 bis 1,5 Meter an der Wand aufgehängt. Man läßt die Luft aus dem Schlauchstück entweichen, schließt das Hähnchen wieder und führt dann, auf der linken Seite liegend, das Ansatzstück ein, wobei der Wasserzulauf schon wieder geöffnet werden kann.

Sobald sich ein Reiz zur Stuhlentleerung bemerkbar macht, unterbricht man den Einlauf, massiert leicht, mit kreisenden Bewegungen im Uhrzeigersinn – rechts nach oben, links nach unten – den Bauch in Rückenlage, legt sich auch kurz in andere Körperlagen (Bauchlage, Seitenlagen) und entleert sodann den Darm.

Solche Einläufe können in den ersten Wochen täglich gemacht werden; später wird man sie anwenden, wenn Anzeichen von Verstopfung, Blähungen oder Rückvergiftungen aus dem Darm – z. B. Kopfschmerzen – zu spüren sind.

Elektroakupunktur

Ein genialer Einfall des Arztes Dr. R. Voll führte zur Entwicklung der Elektroakupunktur. Er sagte sich: Wenn die Theorie der chinesischen Akupunktur stimmt, daß jedes Organ je nach seiner Gesundheitslage mehr oder weniger Energie erzeugt oder verbraucht und Gesundheit tatsächlich ein energetisches Gleichgewicht ist, das über die einzelnen Akupunkturpunkte zu beeinflussen ist: dann müßte es doch möglich sein, mit Hilfe moderner Geräte diese Energie zu messen und nach Bedarf ins Gleichgewicht zu bringen.

Darauf erdachte Voll ein Meßverfahren, das inzwischen hochentwickelt ist und erlaubt, die Funktionszustände der einzelnen Organe zu messen und darüber hinaus diejenigen homöopathischen Arzneimittel zu finden, deren Gabe abnormale Organfunktionen normalisiert.

Die Elektroakupunktur nach Voll ermöglicht außerdem, Störfelder und Herde im Organismus zu entdecken und zu lokalisieren. Man kann auch weit eleganter als mit den bisherigen Allergieuntersuchungen feststellen, auf welche Substanzen der Organismus allergisch oder sonst nachteilig reagiert.

Fasten

Das Fasten ist als therapeutisches Mittel ähnlich alt wie der Aderlaß und hat wie dieser neue Bedeutung erlangt.

Heilfasten, wie es vor allem von Buchinger und seinen Mitarbeitern in eine moderne Form gebracht wurde, erlaubt eine zügige Entleerung überfüllter Speicher des Organismus und die rasche Ausscheidung angesammelter Krankheitsgifte. Daß dabei auch Übergewicht abgebaut und eine schlanke Figur zurückerlangt werden kann, ist eine sehr erfreuliche Nebenerscheinung, für viele der Hauptanlaß einer Fastenkur.

Bei manchen chronischen Krankheiten bringt das Fasten eine grundsätzliche Erweiterung der Therapiemöglichkeiten: Es erlaubt die Durchbrechung von Teufelskreisen. So läßt sich z.B. eine Colitis ulcerosa, obwohl durch falsche Ernährung verursacht, nicht allein durch Richtigstellung der Ernährung ausheilen. Wird aber einige Zeit nach diesem ersten Schritt eine Fastenkur zwischengeschaltet, so ist eine Ausheilung möglich (Colitis ulcerosa läßt sich auch mit den Verfahren der Darmsanierung nach Dr. Weiss ausheilen).

Es ist entscheidend für den Dauererfolg einer Fastenkur, mit welcher Nahrung nach Ende des Fastens wieder aufgebaut wird. Hierzu ist nichts besser geeignet als die reine menschliche Urnahrung in Form der Intensivkost.

Fußreflexzonentherapie

Diese von der Heilpraktikerin Marquardt entwickelte Therapie geht von der Erkenntnis aus, daß die inneren Organe und alle Körperteile an den Fußsohlen bestimmte Reflexzonen besitzen. Massiert man dort, so können Heilwirkungen an den entsprechenden Organen und Körperteilen ausgelöst werden.

Gebißsanierung

Das Gebiß als Zerkleinerungswerkzeug für die Nahrung wird leider von falscher Nahrung besonders geschädigt und ist deshalb – und teils auch durch die nachfolgenden Eingriffe – der Hauptsitz von Störfeldern und Herden im menschlichen Organismus. Selbst verkrümmte Wurzeln aufgrund einer gestörten Embryonalentwicklung, unterentwickelte Weisheitszähne und Zahnfleischerkrankungen können schon als Störfelder wirken. Besonders nachteilig wirken tote Zähne, die vom Organismus als Fremdkörper registriert werden, und unedle Metalle, wie sie vor allem in den fast regelmäßig verwendeten Amalgamfüllungen vorkommen (Silber, Zinn, Zink, Kupfer und bis zu 50 Prozent Quecksilber). Sie sind keine echten Legierungen und geben deshalb in elektrolytischer Zersetzung Quecksilberionen ab. Wie der Pathologe und Zahnmediziner Professor Till nachgewiesen hat, wandert das Quecksilber auch in den Kieferknochen und schädigt dort die Zellen, so daß hierin eine wichtige Ursache der weitverbreiteten Parodontose liegen kann. Wie Till ferner zeigte, kann es zur Bildung giftiger Quecksilberverbindungen wie Methylquecksilber oder Quecksilberazetat kommen, die als Krebsgifte bekannt sind.

Bei chronischen Erkrankungen ist deshalb praktisch immer eine gründliche Untersuchung des Kauorgans und meistens danach auch eine nicht weniger gründliche Sanierung erforderlich. Dabei muß die individuell optimale Lösung angestrebt werden, welche einerseits die Entfernung aller Herde und Störfelder erlaubt und andererseits eine ausreichende Kaufähigkeit herstellt, die gerade bei einer Nahrungsumstellung auf gesunde natürliche Kost unentbehrlich ist.

Hämatogene Oxidationstherapie

Bei diesem von Wehrli weiterentwickelten Verfahren der Eigenblutbehandlung wird etwas Blut entnommen, mit einem gerinnungshemmenden Mittel versetzt, mit Sauerstoff durchblasen und mit ultraviolettem Licht bestrahlt. Außerdem werden individuell erforderliche homöopathische Arzneimittel zugesetzt. Sodann wird das Blut wieder in den Blutkreislauf gegeben.

Dieses Verfahren normalisiert die Fähigkeit des Organismus, genügend Sauerstoff aufzunehmen und im inneren Stoffwechsel umzusetzen. Außerdem erfahren die im Blut kreisenden Homotoxine eine gewisse Veränderung, so daß sie im Sinne Reckewegs zusätzliche Abwehrmechanismen in Gang setzen. Insgesamt bewirkt das Verfahren eine starke Stimulation der Abwehrkräfte und des Gesundungswillens des Organismus.

Herdsanierung

Neben den Herden im Zahn- und Kieferbereich können auch an anderen Stellen im Organismus Herde und Störfelder entstehen: Zum Beispiel an den Rachenmandeln, an Narben, an der Prostata, im Umfeld der Gebärmutter. Selbst ständig getragener Schmuck oder eine Armbanduhr oder für Ohrringe durchstochene Ohrläppchen können zu Störfeldern werden.

Während es nach deren Lokalisierung durch die Elektroakupunktur leicht ist, auf Ring oder Armbanduhr als Störfeld zu verzichten, müssen innerhalb des Organismus lokalisierte Herde, soweit sie tot sind (z. B. Metallsplitter, tote Zähne), entfernt werden. Soweit es sich um lebendes Gewebe handelt, ist in vielen Fällen eine Normalisierung mit Hilfe der Neuraltherapie (siehe dort) möglich.

Immer dann, wenn Ernährungsumstellung plus eventuell homöopathische Behandlung nicht zur völligen Gesundung führen, muß man auf Herdsuche gehen und die Herde ausschalten. In vielen Fällen wird sich dann völlige Gesundung erreichen lassen.

Homöopathie

Dr. S. Hahnemann, der Entdecker der Homöopathie, war der erste Arzt, der exakte Arzneimittelversuche nicht an Tieren, sondern am Menschen durchgeführt hat. Hierzu regte ihn ein scheinbarer Widerspruch in der damaligen Arzneimittellehre an: Dort stand, daß Chinin Fieber heile und Fieber mache. Er begann, das experimentell zu überprüfen. Dabei stellte sich heraus, daß es eine große Zahl von Stoffen gibt, welche in konzentrierterer Form ein bestimmtes Krankheitsbild erzeugen, das sie jedoch in höher verdünnter Form heilen.

Hahnemann schrieb die Ergebnisse seiner mit Kollegen durchgeführten Prüfungen auf und setzte bei Patienten dann in verdünnter Form jenes Mittel ein, dessen krankheitserzeugendes Bild bei konzentrierter Anwendung dem Krankheitsbild des Patienten am ähnlichsten war. So erzielte er erstaunliche Heilerfolge. Eine Erklärung für die Wirkungen homöopathischer Arzneimittel gibt die Homotoxinlehre Reckewegs.

Irisdiagnostik

Offensichtlich haben die Organe und Körperteile in der Iris der Augen bestimmte Bezugszonen, denn in der Irisdiagnostik erfahrenen Personen ist es möglich, nach dem Aussehen der einzelnen Felder der Iris in beiden Augen Rückschlüsse auf den Zustand der einzelnen Organe und ihrer Funktionen zu ziehen.

Das Verfahren ist besondes geeignet, um sich einen ersten Überblick und Hinweise zu verschaffen, wo weitergesucht werden muß.

Untersuchungen vor allem von Dr. Vida haben dokumentiert, daß sich tatsächlich Funktionsstörungen und Veränderungen an bestimmten Organen in bestimmten Veränderungen des betreffenden Irisfeldes niederschlagen.

Kneippsche Wasseranwendungen

Die Reizwirkungen kalten Wassers auf die Haut, an sich eine alte Erfahrung der Menschheit, wurde von Pfarrer Kneipp wiederentdeckt und zu einer sehr wirksamen und differenzierten Therapie ausgebaut. So können z. B. kalte Wassergüsse über die Oberschenkel die Erkältungsanfälligkeit mindern, und das Gehen auf taunassem Gras oder in flachen Wasserbecken mit kaltem Quellwasser kann die Gesamtkonstitution stärken. Warum dies so ist, erklärt sich zunehmend durch die Kenntnis von Reflexzonen, Akupunkturpunkten und anderen Bezugszonen auf der Haut.

Der Haut als direktem Mittlerorgan zwischen dem Körper und der Umwelt geben diese Wasseranwendungen häufig ihre Funktionsfähigkeit zurück und wirken dadurch auf den Gesundheitszustand der inneren Organe ein.

Lymphdrainage

Neben dem abfließenden venösen Blutstrom haben alle Körperzellen einen weiteren Weg für den Abfluß des Säftestroms: die Lymphbahnen. Was es bedeutet, wenn diese verstopft sind, zeigt sich am Beispiel von Totaloperationen bei Brustkrebs, bei denen die Lymphknoten mit entfernt werden. Es kann dann zu einem starken, ödematösen Aufquellen des ganzen Armes der betreffenden Körperseite kommen, weil die Lymphe nicht mehr gut abfließen kann.

Bei vielen Krankheiten stockt der Lymphfluß, und so wurde die Lymphdrainage entwickelt, eine zarte Massage, bei welcher die Lymphe in ihren natürlichen Bahnen mit der Hand vorangetrieben wird. Durch den besseren Abfluß der Lymphe können Heilwirkungen erzielt werden.

Man soll jedoch bei Einsatz dieser Therapie bedenken, daß ein schlechter Lymphfluß vor allem durch eine zu eiweißreiche Ernährung, insbesondere durch zu viel Milcheiweiß erzeugt werden kann. Als erstes muß deshalb bei Lymphstauungen jegliches tierische Eiweiß in der Nahrung ausgeschaltet und die Eiweißversorgung allein auf pflanzlichem Wege durch Intensivkost gesichert werden. Dann kann man mit einem raschen Erfolg der Lymphdrainage rechnen, die ohne eine Ernährungsumstellung rein symptomatische Maßnahme bleibt, denn sie müßte ständig fortgeführt werden, um Rückfälle zu vermeiden.

Massagen – Bindegewebsmassagen

Ganzkörpermassagen fördern die Durchblutung im gesamten Organismus. Unter der Haut befindet sich besonders reichlich Bindegewebe, welches auch als Speicherorgan für Nahrungsstoffe und belastende Körpergifte dient. Wenn dieses Bindegewebe bewußt mitmassiert wird, erreicht man eine Aktivierung der abgelagerten Stoffe, eine Ausscheidung von alten Ablagerungen und eine Freisetzung abgelagerter Gifte, die dann den Abwehrmechanismus zur Bildung von Antikörpern und damit zur Ausscheidung der abgelagerten Gifte anregen.

Massagen sind deshalb ein wertvolles Hilfsmittel zur Erhaltung von Gesundheit, Jugendlichkeit und Vitalität. Sie würden aber relativ wenig nützen, würde nicht gleichzeitig die richtige, gesunderhaltende Ernährung eingesetzt.

Gewichtsnormalisierungen durch Ernährungsrichtigstellung werden mit Massagen gefördert.

Neuraltherapie

Durch Zufall entdeckte der Arzt Dr. Ferdinand Huneke, daß Novocain – das z. B. in der örtlichen Betäubungsspritze des Zahnarztes enthalten ist – bei Injektion in ein Störfeld oder einen Herd schlagartig zum Verschwinden der Herdfolgekrankheit führen kann. So ist es möglich, daß ein durch einen toten Zahn ausgelöstes Schulterrheuma mit Bewegungseinschränkungen Sekunden nach der Novocaininjektion an den betreffenden Zahn verschwindet und die volle Bewegungsfähigkeit wieder hergestellt ist. Tote Herde müssen allerdings entfernt werden; bei lebenden Störfeldgeweben kann die Injektion die endgültige Heilung bedeuten.

Diese Neuraltherapie wurde von den Brüdern Huneke ausgebaut und später von Dr. P. Dosch zu einer hohen Kunst entwickelt. Sucht man die Störfelder zunächst mit der Elektroakupunktur auf und behandelt sie dann mit Novocain oder Procain, so sind rasche Heilwirkungen erzielbar.

Besonders oft finden sich solche Störfelder an den Rachenmandeln, an allen Narben, beim Mann an der Prostata und bei der Frau in jenem die Gebärmutter umgebenden Nervengeflecht, welches wichtige Funktionen des weiblichen Organismus steuert. Schon eine Injektion von Procain in dieses Geflecht kann z. B. neben der Normalisierung einer Reihe entgleister Funktionen auch eine bestehende Unfruchtbarkeit heilen.

Eine besonders eindrucksvolle Anwendung ist die Injektion von Procain in die zentrale Zysterna des Gehirns bei Lähmungen nach Schlaganfällen und Funktionsstörungen des zentralen Nervensystems. Der Verfasser erlebte selbst während eines Aufenthalts in Südamerika, wie dort in einer biologischen Klinik die halbseitengelähmte Mutter eines Arztes auf diese Weise behandelt und gleichzeitig auf Intensivkost gesetzt wurde. Nach 4 Wochen verließ sie den Rollstuhl und unternahm ihre ersten Gehversuche.

Außer bei solch schweren Erkrankungen ist die Neuraltherapie bei einer Vielzahl chronischer Krankheiten sehr hilfreich. Sie führt im Sinne der antihomotoxischen Therapie in leichtere Phasen und bis zur Gesundheit zurück.

Besonders günstig scheinen auch neuraltherapeutische Injektionen in Akupunkturpunkte fehlgeschalteter Organe zu wirken: Die fixierte Fehlschaltung wird unterbrochen, und die Organsteuerung kann danach auf normal zurückschalten.

Pflanzenheilkunde

Die erste Arzneikunde der Menschen war gewiß Pflanzenheilkunde. Viele Pflanzen enthalten arzneilich wirksame Substanzen. Vom geschilderten Prinzip biologischer Arzneimittel her gesehen ist die logisch richtige Anwendung der Pflanzen ihre verdünnte, homöopathische. Erst dann, wenn ihre wirksamen Substanzen so verdünnt sind, daß sie keine »eigene« Wirkung mehr entfalten, sondern nur noch den Organismus zur Entfaltung seiner Reaktionen anregen, wirken sie im eigentlichen Sinne heilend, zur Gesundheit rückführend. Dann aber bieten die Pflanzen eine unerschöpfliche Vielfalt an Heilmöglichkeiten, die sich auch darin ausdrückt, daß die größte Zahl der homöopathischen Arzneimittel aus Pflanzenextrakten durch Verdünnung hergestellt ist.

RAS – Reticuloendothel-aktivierendes Serum

Dieses von Bogomoletz entwickelte Serum beruht auf folgendem Prinzip: Tieren wie Kaninchen oder Schafen wird menschliches Serumeiweiß injiziert. Daraufhin bilden die Tiere Abwehrkörper gegen menschliches Serumeiweiß. Diese Antikörper werden als Serum isoliert und dem Menschen im Abstand einiger Tage in geringen Dosen – etwa wie ein Mückenstich – flach in die Haut injiziert. Dieser Antikörperangriff auf das System Mensch rüttelt seine gesamten Abwehrsysteme wach und führt zu ihrer Regeneration. Sie ist so stark, daß z. B. Knochenbrüche bei Anwendung dieses Serums in der Hälfte der normalen Zeit ausheilen.

Die *Bogomoletz-Kur* wird gerne bei allgemeinen Regenerationskuren eingesetzt. Die aus drei bis fünf Injektionen bestehende Anwendung kann abgebrochen werden, sobald sich eine etwa markstückgroße Anschwellung zeigt. Die Wirkung tritt dann nach einigen Wochen ein.

Symbiose-Lenkung

Während Louis Pasteur durch seine Entdeckung von Mikroben die Vorstellung auslöste, Mikroben seien gleich Krankheitserreger (was Pasteur selbst gar nicht zu zeigen beabsichtigte), wies als erster Nissle darauf hin, daß bestimmte Mikroben sogar unentbehrlich für die Gesundheit des Menschen sind. Der Organismus ist auf eine gesunde Darmbakterienflora angewiesen, die ihm bestimmte Stoffe liefert, die er anders gar nicht bekommen würde. Auf der Haut schützt eine gesunde Bakterienflora vor dem Befall durch krankheitserzeugende Pilze. In der Scheide der Frau wird eigens Milchzucker abgesondert, damit dort milchzuckerverarbeitende Milchsäurebakterien leben können, die mit der Milchsäure die empfindlichen Fortpflanzungsorgane der Frau vor anderen Infektionen schützen.

Die Symbiose-Lenkung, wie sie von Rusch entwickelt wurde, strebt vor allem eine Normalisierung der Bakterienflora im Mund-, Nasen- und Rachenbereich und im Magen-Darmtrakt an. Hierzu werden stabilisierte Bakterienkulturen verabreicht.

Man muß allerdings wissen, daß die normalen Bakterien sich nur dann wieder ausbreiten können, wenn auch der Nährboden stimmt, das heißt die richtige Ernährung befolgt wird.

Nach einer Anwendung von Antibiotika ist die normale Darmbakterienflora in der Regel zerstört, so daß die Gefahr der Besiedlung mit krankheitserregenden Bakterien und Pilzen besteht. In solchen Fällen muß unbedingt sofort nach einem solchen Eingriff mit der Aufforstung der natürlichen Bakterienflora mit Hilfe der Symbiose-Lenkung begonnen werden.

Weizensuppendiät

Die Weizensuppendiät nach Schnitzer-Weiss entstand aus der Zusammenarbeit des Verfassers mit Dr. H. Weiss. Dr. Weiss ging davon aus, daß bei krankhaft vergrößerten Därmen mancher Patienten große Mengen »Füllung« mit faserstoffreicher Nahrung vonnöten seien, um diese zunächst zu normalerer Tätigkeit hinzuführen; denn solche Därme sind manchmal nicht in der Lage, von Anfang an die natürliche unerhitzte pflanzliche Nahrung zu verarbeiten.

Man sollte nicht gleich zu dieser Weizensuppendiät greifen, wenn eine Ernährungsumstellung von falsch auf richtig zunächst einige Tage oder auch einige Wochen Rumoren in den Gedärmen auslöst. Das ist normal, harmlos und überdies ein Zeichen dafür, daß der Darm jetzt lebendiger und aktiver als früher mit der toten Nahrung arbeitet.

Tritt aber trotz Umstellung auf Intensivkost eine länger als drei Tage anhaltende Verstopfung ein, und helfen Einläufe allein nicht, den Zustand zu überwinden, so kann es dem Patienten aus seinem »Teufelskreis« heraushelfen, wenn für einen Zeitraum von drei Tagen bis zu höchstens drei Wochen diese Weizensuppendiät angewendet wird. Die Weizensuppe wird dreimal täglich bis zur Sättigung gegessen. Sonst wird nichts an Nahrung aufgenommen. Als Getränke sind Tees und mineralarme Tafelwasser geeignet.

Man geht dabei im einzelnen wie folgt vor:

1. Zwei Korneinheiten (= 120 g) pestizidfreier und keimfähiger Weizen werden auf einer Steinmühle fein gemahlen und mit zwei Wassereinheiten (= 220 g) kalt eingeweicht.
2. Ein Liter Wasser wird mit etwas Küchenkräutern und einer kleingeschnittenen gelben Rübe zum Kochen aufgesetzt (20 bis 30 Minuten leicht ziehen lassen). Danach werden die Küchenkräuter und Gemüseeinlagen herausgenommen (Sieb), so daß die reine Brühe übrigbleibt.
3. In diese Brühe wird das eingeweichte Korn unter schnellem Rühren mit einem Schneebesen hineingegeben und bis zum Aufquellen des Getreides erhitzt; Aufkochen ist nicht notwendig. Sofort nach dem Aufquellen nimmt man die Suppe vom Herd.
4. Sobald die Suppe genügend abgekühlt ist, wird sie mit ein

wenig Vollmeersalz abgeschmeckt (gut umrühren) und gegessen. Man kann auch mehr davon essen – doch es schadet auch nichts, weniger zu essen.

5. Beim Übergang auf Intensivkost wird als erster Schritt eine weitere Korneinheit Weizen mit einer weiteren Wassereinheit getrennt von der obigen Menge kalt eingeweicht. Sobald die oben beschriebene Weizensuppe auf weniger als 40 Grad abgekühlt ist, wird der rohe Getreideanteil hineingerührt (hierdurch wird der erste rohe, lebendige Nahrungsbestandteil wieder eingeführt).

6. Als nächstes kann man grüne Salate und gelbe Rüben (beide roh) als Salat zubereiten, die gelbe Rübe wahlweise auch einfach zum Abbeißen und Kauen.

7. Wiederum nach einigen Tagen können dann weitere rohe, lebendige Nahrungsmittel der Intensivkost hinzugenommen werden, und schließlich wird die Weizensuppe ganz abgesetzt.

Nach einiger Zeit Intensivkost (Zeitdauer je nach gesundheitlichem Befund) und Stabilisierung des gesundheitlichen Erfolgs kann allmählich auf Schnitzer-Normalkost übergegangen werden.

Zellulartherapie

Die Zellulartherapie wurde von Dr. Niehans entwickelt. Er war Assistent von Professor Woronoff gewesen, der bei bestimmten Drüsenerkrankungen versuchte, Affendrüsen auf den Menschen zu übertragen. Sie wurden jedoch wieder abgestoßen, so daß kein Dauererfolg erzielbar war.

Niehans fand anläßlich eines verzweifelten Kampfes um das Leben einer Patientin eine Weiterentwicklung dieser Therapie: Bei einer Schilddrüsenoperation waren die Nebenschilddrüsen beschädigt worden, was normalerweise den raschen Tod nach sich zieht. Für eine Drüsenübertragung nach bisherigem Verfahren war keine Zeit. So nahm Niehans Nebenschilddrüsen eines Jungtieres, zerhackte sie schnell mit dem Skalpell in einer physiologischen Salzlösung und spritzte sie der Patientin in den Gesäßmuskel. Ihr gefährlicher Zustand normalisierte sich unmittelbar und blieb auch auf Dauer normal. Daraus entwickelte Niehans die Zellulartherapie, die Injektion lebender Organzellen von ungeborenen Jungtieren.

Später zeigte sich, daß die Wirkung im wesentlichen auch mit gefriergetrockneten Zellen erzielt werden kann, was die Anwendung in der ärztlichen Praxis sehr erleichterte; denn die Gewinnung vom Tier im Schlachthof und die Injektion innerhalb einer Stunde nach dem Tod des Tieres war an einen gut eingespielten und großen organisatorischen Apparat gebunden.

Die Zellulartherapie erlaubt noch dort Heilwirkungen, wo Zellstrukturen zerstört und Zellen degeneriert sind. Nicht selten läßt sich ihre Funktion wieder herstellen, weil wahrscheinlich die beschädigten Zellen die angebotenen intakten Zellstrukturen der tierischen Zelle als Reparaturmaterial benutzen.

Eine weitere Wirkungssteigerung der Zellulartherapie kann von der Therapie mit menschlichen embryonalen Zellen erwartet werden. Material hierfür fällt durch die Liberalisierung der Schwangerschaftsunterbrechungen reichlich an. Moralische Bedenken, die sicher vom Prinzip her gerechtfertigt sind, müssen gegen die Tatsache abgewogen werden, daß bisher das kostbare Zellmaterial im Abfall landete oder höchstens für die Herstellung von Zellkulturen für Arzneimittelversuche verwendet wurde.

Von solchen Weiterentwicklungen können grundlegende Fortschritte bei schweren degenerativen Erkrankungen und, wie Experimente vermuten lassen, auch bei Krebserkrankungen erwartet werden.

Kontrolle des eigenen Gesundheitsgrades und Maßnahmen zur Erhaltung oder Wiederherstellung der Gesundheit

Über den Aussagewert von Untersuchungsbefunden

Ärztliche Untersuchungen werden in der Regel mit einer bestimmten Fragestellung durchgeführt. Der Arzt vermutet eine bestimmte Erkrankung und will durch die Untersuchung abklären, ob diese besteht oder nicht. Sein Befund hat dann den Aussagewert, den er durch seine Frage hineingelegt hat.

Wird ein hoher Blutdruck vermutet, so sagt die Messung aus, ob er wirklich erhöht oder normal ist. Das Ergebnis sagt aber nichts über beispielsweise normale oder gestörte Nierenfunktionen, über den Zustand der Leber oder gar über den allgemeinen Gesundheitszustand des Untersuchten aus. Ebensowenig kann aus dem Meßergebnis geschlossen werden, ob der Blutdruck etwa weiterhin normal oder erhöht sein wird.

Mit anderen Worten: Sowohl die Fragestellungen wie die Untersuchungsbefunde sind normalerweise Momentaufnahmen eines Teilbereichs. Sie können nur wenig über den Gesamtzustand und nichts über die künftige Gesundheits- oder Krankheitserwartung des einzelnen Untersuchten aussagen.

Um hier mehr Durchblick zu erhalten, wurden Generaluntersuchungen entwickelt, bei welchen eine größere Zahl verschiedener Untersuchungsbefunde der verschiedenen Organe und Stoffwechselwerte zusammengetragen und ausgewertet werden. Auch hier hat man jedoch nur eine Reihe von Momentaufnahmen, mit denen man nur kurzfristig etwas über die weitere Gesundheits- oder Krankheitserwartung aussagen kann. Man wird in etwa vorhersagen können, daß ein Mensch mit weitgehend normalen Untersuchungsbefunden auch in näherer Zukunft mit weniger Gesundheitsstörungen rechnen muß als ein anderer, bei dem schon jetzt die meisten Stoffwechselwerte anormal und mehrere Organe funktionsgestört sind.

Was hier noch fehlt, um zuverlässigere und längerfristige Vorhersagen machen zu können, ist eine Ergänzung der Augenblicksbefunde durch die permanent wirksamen Einflüsse. Erst dann, wenn man ihre Tendenz ebenfalls beurteilen kann, läßt sich abschätzen, ob der Untersuchte in Zukunft mit Gesundheit oder mit Krankheiten rechnen muß.

Diese Einflüsse sind zahlreich und liegen nicht nur in der Gegenwart und Zukunft, sondern auch in der Vergangenheit. So können längst vergessene, aber nicht wirklich ausgeheilte Krankheiten, vor vielen Jahren entstandene Narben, Schädigungen während der Kindheit und selbst Störungen in der Embryonalentwicklung als die Gesundheit dauernd beeinträchtigende Faktoren wirksam sein. Ebenso können gesunde Eltern, eine normale Embryonalentwicklung und eine gesunde Kindheit ein so großes Kapital darstellen, daß sogar zahlreiche negative Einflüsse und Fehlverhalten der betreffenden Person keine Gesundheitsschäden zufügen können. Allerdings ist es möglich, daß Nachkommen dadurch eine schlechtere Startposition für ihr gesundheitliches Schicksal erhalten.

In den folgenden vier Gesundheitschecklisten ebenso wie in den vier Krankheitschecklisten wird versucht, sowohl wichtige momentane Befunde als auch in Vergangenheit, Gegenwart und Zukunft liegende Einflußfaktoren auf die Gesundheits- und Krankheitserwartung zu erfassen.

Wenn Sie für sich diese Checklisten ausfüllen und auswerten, können Sie sich am Schluß ausrechnen, welche gesundheitlichen Zukunftsaussichten Sie in etwa haben.

Aus diesen Listen geht gleichzeitig hervor, daß Sie dabei keineswegs einem blinden Schicksal ausgeliefert sind. Vielmehr haben Sie einen wesentlichen Teil entscheidender Einflüsse selbst in der Hand und können deshalb Ihre gesundheitliche Zukunft entscheidend beeinflussen.

Kreuzen Sie also die bei Ihnen zutreffenden Antworten an, addieren Sie deren Punktwerte und teilen Sie die Summe durch die angegebene Gesamtzahl der Fragen einer Liste.

Gesundheitscheckliste Nr. 1:

Wie gesund bin ich?

(Zutreffendes ankreuzen)

1.	Ist mein Körpergewicht ideal? (s. Tabelle)		6
2.	Funktioniert mein Stuhlgang normal (2 bis 3mal täglich)?		6
3.	Ist mein Blutdruck normal (ca. 130/85 mm/Hg)?		6
4.	Sind die Blutcholesterinbefunde im Normalbereich?		6
5.	Sind die Harnsäurewerte im Blut normal?		6
6.	Funktionieren die Nieren richtig?		6
7.	Sind die Leberbefunde normal?		6
8.	Bewegen sich die Blutzuckerwerte im Normalbereich?		6
9.	Sehe ich (auch wenn nötig mit korrigierender Brille) klar und scharf?		6
10.	Ist meine Haut gesund und straff?		6
11.	Sind meine Augen klar (nicht trübe)?		6
12.	Ist mein Zahnfleisch zartrosa und gesund?		6
13.	Sind meine Zähne gesund und vollständig vorhanden?		6
14.	Stehen meine Zähne ebenmäßig und haben alle Platz?		6
15.	Ist mein Haar kräftig, weich, glänzend?		6
16.	Kann ich ohne atemlos zu werden dauerlaufen, rasch drei Stockwerke ersteigen oder vier Bahnen schwimmen?		6
17.	Schlafe ich gut?		6
18.	Bin ich morgens ausgeschlafen?		6
19.	Freue ich mich auf meine tägliche Arbeit?		6
20.	Habe ich Freude daran, Probleme zu lösen?		6
21.	Habe ich Spaß daran, meine Kräfte einzusetzen?		6
22.	Bin ich zu anderen freundlich und ausgeglichen?		6
23.	Reagiere ich auf Aggressionen anderer gelassen?		6

24. Wirke ich auf andere ermutigend und motivierend? | | 6 |
25. Habe ich Freude an der Liebe und den Zärtlichkeiten meines(r) Lebensgefährten(in)? | | 6 |
26. Fahre ich sicher Auto? | | 6 |
27. Habe ich Spaß an Sportarten wie Skifahren, Radfahren, Schwimmen, Segeln, Fliegen, Motorbootfahren? | | 6 |
28. Habe ich Freude am Leben und schönen Erlebnissen? | | 6 |
29. Bin ich bei den mir gestellten Aufgaben erfolgreich? | | 6 |
30. Werde ich von anderen geschätzt? | | 6 |
31. Bin ich gerne bei jedem Wetter im Freien? | | 6 |
32. Bin ich selten und dann nur kurz krank? | | 6 |

Summe der angekreuzten Punktwerte ______ :

Durchschnittspunktwert der Gesundheitscheckliste Nr. 1 + ______

Gesundheitscheckliste Nr. 2:

Welche Pluspunkte für meine künftige Gesundheitserwartung konnte ich bisher verbuchen?

1. Meine beiden Eltern hatten bis zu meiner Geburt keine chronischen Krankheiten | | 6 |
2. Meine Mutter hat mich mindestens 3 Monate lang gestillt | | 6 |
3. Als Kind bekam ich überwiegend Vollkorngerichte, täglich auch roh als Müsle aus frisch gemahlenem Korn | | 6 |
4. Als Kind bekam ich Salate und Gemüse reichlich und vorwiegend roh, ungekocht | | 6 |
5. Bei auftretenden fieberhaften Erkrankungen wurde ich nie mit chemischen fiebersenkenden oder entzündungshemmenden Mitteln oder Antibiotika, sondern immer mit natürlichen, abwehrunterstützenden und ausleitenden Maßnahmen behandelt | | 6 |

6. Hautunreinheiten wurden nie mit Salben, sondern mit ausleitenden Maßnahmen (z. B. Lehmbädern) behandelt, etwaige Narben wurden neuraltherapeutisch entstört — 6
7. Auch nach meiner Kindheit und Jugendzeit habe ich bis jetzt eine gesunde Ernährung im Sinne der Intensiv- oder zumindest der in diesem Buch beschriebenen Normalkost angewendet — 6
8. Während meiner Kindheit und Jugend habe ich viel Sport getrieben und treibe auch jetzt regelmäßig (mindestens einmal wöchentlich) Sport — 6
9. Ich habe bisher in einer gesunden Umgebung gelebt (Naturberührung, keine Industrieabgase) — 6
10. Ich halte mich viel im Freien auf, pro Woche mindestens 8 Stunden — 6
11. Meine Haut erfährt mindestens während der Sommerzeit genügend wohldosierte Sonnenbestrahlung am ganzen Körper, so daß volle Bräunung ohne Sonnenbrand erfolgt — 6
12. Jede Gelegenheit zu körperlicher Betätigung nehme ich wahr — 6
13. Gelegenheiten zu geistigem Denkeinsatz nutze ich ebenfalls aus — 6
14. Auf Aggressionen habe ich überwiegend gelassen und ausgleichend reagiert — 6
15. Streßsituationen habe ich durch möglichst gute Vorausplanungen in Grenzen gehalten — 6
16. Ich habe nie selbst geraucht — 6
17. Schädigungen durch den Tabakrauch anderer bin ich fast immer aus dem Weg gegangen — 6
18. Ich habe nie regelmäßig alkoholhaltige Getränke konsumiert — 6
19. Ich bin nie einer größeren Menge radioaktiver Bestrahlung oder Röntgenstrahlen ausgesetzt gewesen (außer vielleicht eini-

gen Röntgenaufnahmen bei ärztlichen Untersuchungen) | 6

20. Ich wohne in einem gesunden Haus | 6
21. Bei meiner Kleidung achte ich auf genügend Bewegungsfreiheit, Luftdurchlässigkeit, Saugfähigkeit und häufigen Kleidungswechsel | 6
22. Mein Familienleben verläuft überwiegend harmonisch | 6
23. An meinem Beruf habe ich Freude und bin darin erfolgreich | 6
24. Bisher habe ich überwiegend optimistisch in die Zukunft geblickt | 6

Summe der angekreuzten Punktwerte ________ : 2

Durchschnittspunktwert der Gesundheitschecklist Nr. 2 + ________

Gesundheitscheckliste Nr. 3:

Welche Gesundheitsgrundlagen werde ich auch weiterhin oder ab jetzt zusätzlich sicherstellen? Welche Risikofaktoren werde ich ab jetzt zusätzlich abstellen?

---

1. Ich werde überwiegend Vollkorngerichte, täglich auch roh als Müsle aus frisch gemahlenem Korn essen | 6
2. Ich werde Salate und Gemüse reichlich und überwiegend roh, ungekocht essen | 6
3. Ich werde fieberhafte Erkrankungen nie mit chemischen fiebersenkenden, entzündungshemmenden Mitteln oder Antibiotika, sondern immer mit natürlichen, abwehrunterstützenden und ausleitenden Maßnahmen behandeln | 6
4. Ich werde Hautunreinheiten nie mit Salben, sondern mit ausleitenden Maßnahmen (z. B. Lehmbädern) behandeln | 6
5. Ich werde regelmäßig (mindestens einmal

wöchentlich) eine körperliche Sportart betreiben | 6

6. Ich werde in einer gesunden Umgebung leben | 6
7. Ich werde mich viel im Freien aufhalten, pro Woche mindestens 8 Stunden | 6
8. Ich werde während der Sommerzeit genügend wohldosierte Sonne an meinen Körper lassen, so daß volle Bräunung ohne Sonnenbrand erfolgt | 6
9. Ich werde jede Gelegenheit zur körperlichen Betätigung wahrnehmen | 6
10. Ich werde jede Gelegenheit zu geistigem Denkeinsatz nutzen | 6
11. Ich werde auf Aggressionen gelassen und ausgleichend reagieren | 6
12. Ich werde Streßsituationen durch möglichst gute Vorausplanungen in Grenzen halten | 6
13. Ich werde nie rauchen | 6
14. Ich werde dem Tabakrauch anderer fast immer aus dem Weg gehen | 6
15. Ich werde nicht regelmäßig alkoholhaltige Getränke konsumieren | 6
16. Ich werde mich nach Möglichkeit keiner größeren Menge radioaktiver Bestrahlungen oder Röntgenstrahlen aussetzen | 6
17. Ich werde (auch weiterhin) in einem gesunden Haus wohnen | 6
18. Ich werde bei meiner Kleidung auf genügend Bewegungsfreiheit, Luftdurchlässigkeit, Saugfähigkeit und häufigen Kleidungswechsel achten | 6
19. Ich werde darauf achten, daß mein Familienleben harmonisch verläuft | 6
20. Ich werde weiterhin optimistisch in die Zukunft blicken | 6

Summe der angekreuzten Punktwerte ______ :20

Durchschnittspunktwert der Gesundheitscheckliste Nr. 3 + ______

Frauen

25 Jahre und älter, Idealgewicht in kg

Größe cm	leichter Knochenbau	mittelschwerer Knochenbau	schwerer Knochenbau
149	42,3–45,4	44,1–49,4	47,8–54,9
150	42,7–45,9	44,5–50,0	48,2–55,4
151	43,0–46,4	45,1–50,5	48,7–55,9
152	43,4–47,0	45,6–51,0	49,2–56,5
153	43,9–47,5	46,1–51,6	49,8–57,0
154	44,4–48,0	46,7–52,1	50,3–57,6
155	44,9–48,6	47,2–52,6	50,8–58,1
156	45,4–49,1	47,7–53,2	51,3–58,6
157	46,0–49,6	48,2–53,7	51,9–59,1
158	46,5–50,2	48,8–54,3	52,4–59,7
159	47,1–50,7	49,3–54,8	53,0–60,2
160	47,6–51,2	49,9–55,3	53,5–60,8
161	48,2–51,8	50,4–56,0	54,0–61,5
162	48,7–52,3	51,0–56,8	54,6–62,2
163	49,2–52,9	51,5–57,5	55,2–62,9
164	49,8–53,4	52,0–58,2	55,9–63,7
165	50,3–53,9	52,6–58,9	56,7–64,4
166	50,8–54,6	53,3–59,8	57,3–65,1
167	51,4–55,3	54,0–60,7	58,1–65,8
168	52,0–56,0	54,7–61,5	58,8–66,5
169	52,7–56,8	55,4–62,2	59,5–67,2
170	53,4–57,5	56,1–62,9	60,2–67,9
171	54,1–58,2	56,8–63,6	60,9–68,6
172	54,8–58,9	57,5–64,3	61,6–69,3
173	55,5–59,6	58,3–65,1	62,3–70,1
174	56,3–60,3	59,0–65,8	63,1–70,8
175	57,0–61,0	59,7–66,5	63,8–71,5
176	57,7–61,9	60,4–67,2	64,5–72,3
177	58,4–62,8	61,1–67,8	65,2–73,2
178	59,1–63,6	61,8–68,6	65,9–74,1
179	59,8–64,4	62,5–69,3	66,6–75,0
180	60,5–65,1	63,3–70,1	67,3–75,9
181	61,3–65,8	64,0–70,8	68,1–76,8
182	62,0–66,5	64,7–71,5	68,8–77,7
183	62,7–67,2	65,4–72,2	69,5–78,6
184	63,4–67,9	66,1–72,9	70,2–79,5
185	64,1–68,6	66,8–73,6	70,9–80,4

Die Idealgewichte erwachsener Frauen (unbekleidet). Ihr Idealgewicht ist das Gewicht, mit dem Sie die höchste Lebenserwartung haben.

Männer

25 Jahre und älter, Idealgewicht in kg

Größe cm	leichter Knochenbau	mittelschwerer Knochenbau	schwerer Knochenbau
159	51,6–55,2	54,3–59,6	58,0–64,8
160	52,2–55,8	54,9–60,3	58,5–65,3
161	52,7–56,3	55,4–60,9	59,0–66,0
162	53,2–56,9	55,9–61,4	59,6–66,7
163	53,8–57,4	56,5–61,9	60,1–67,5
164	54,3–57,9	57,0–62,5	60,7–68,2
165	54,9–58,5	57,6–63,0	61,2–68,9
166	55,4–59,2	58,1–63,7	61,7–69,6
167	55,9–59,9	58,6–64,4	62,3–70,3
168	56,5–60,6	59,2–65,1	62,9–71,1
169	57,2–61,3	59,9–65,8	63,6–72,0
170	57,9–62,0	60,7–66,6	64,3–72,9
171	58,6–62,7	61,4–67,4	65,1–73,8
172	59,4–63,4	62,1–68,3	66,0–74,7
173	60,1–64,2	62,8–69,1	66,9–75,5
174	60,8–64,9	63,5–69,9	67,6–76,2
175	61,5–65,6	64,2–70,6	68,3–76,9
176	62,2–66,4	64,9–71,3	69,0–77,6
177	62,9–67,3	65,7–72,0	69,7–78,4
178	63,6–68,2	66,4–72,8	70,4–79,1
179	64,4–68,9	67,1–73,6	71,2–80,0
180	65,1–69,6	67,8–74,5	71,9–80,9
181	65,8–70,3	68,5–75,4	72,7–81,8
182	66,5–71,0	69,2–76,3	73,6–82,7
183	67,2–71,8	69,9–77,2	74,5–83,6
184	67,9–72,5	70,7–78,1	75,2–84,5
185	68,6–73,2	71,4–79,0	75,9–85,4
186	69,4–74,0	72,1–79,9	76,7–86,2
187	70,1–74,9	72,8–80,8	77,6–87,1
188	70,8–75,8	73,5–81,7	78,5–88,0
189	71,5–76,5	74,4–82,6	79,4–88,9
190	72,2–77,2	75,3–83,5	80,3–89,8
191	72,9–77,9	76,2–84,4	81,1–90,7
192	73,6–78,6	77,1–85,3	81,8–91,6
193	74,4–79,3	78,0–86,1	82,5–92,5
194	75,1–80,1	78,9–87,0	83,2–93,4
195	75,8–80,8	79,8–87,9	84,0–94,3

Die Idealgewichte erwachsener Männer (unbekleidet). Ihr Idealgewicht ist das Gewicht, mit dem Sie die höchste Lebenserwartung haben.

Gesundheitscheckliste Nr. 4:

Welche zusätzlichen Maßnahmen zur Gesundung werde ich – falls Erkrankungen vorliegen oder auftreten sollten – ergreifen? Welchen Behandlungsfehler werde ich vermeiden?

1. Ich werde bis zur völligen Gesundung reine Intensivkost anwenden		6
2. Ich werde mich einem Arzt der biologischen Medizin oder einem Heilpraktiker anvertrauen		6
3. Ich werde nur abwehrunterstützende, ausleitende Behandlungsmethoden anwenden lassen		6
4. Ich werde nach Krankheitsherden fahnden lassen		6
5. Falls Herde gefunden werden, werde ich eine Herdsanierung vornehmen lassen		6
6. Ich werde auch alle anderen biotherapeutischen Maßnahmen anwenden lassen, die der behandelnde Arzt oder Heilpraktiker empfiehlt		6
7. Ich werde auf keinen Fall entzündungshemmende oder fiebersenkende chemische Mittel, Antibiotika oder sonstige die Abwehr möglicherweise schädigende und hemmende Eingriffe akzeptieren		6
8. Ich werde nicht nach symptomatischen Behandlungen streben und die Krankheitsursachen fortbestehen lassen		6
9. Vielmehr würde ich mit Hilfe eines biologisch geschulten Therapeuten nach den Krankheitsursachen fahnden und diese abstellen		6
Summe der angekreuzten Punktwerte	________	:9
Durchschnittspunktwert der Gesundheitscheckliste Nr. 4	+ ________	

Krankheitscheckliste Nr. 1:

Wie krank bin ich?

(Zutreffendes ankreuzen)

1.	Habe ich mehr als 10% Übergewicht?	6
2.	Habe ich häufig Stuhlverstopfung und/oder übelriechenden Stuhlgang?	6
3.	Habe ich erhöhten Blutdruck (mehr als 10% über 130/85 mm/Hg)?	6
4.	Sind die Blutcholesterinbefunde mehr als 10% über dem Normalbereich?	6
5.	Sind die Harnsäurewerte im Blut mehr als 10% überhöht?	6
6.	Sind die Nierenfunktionen in irgendeiner Weise beeinträchtigt?	6
7.	Gibt es bei mir unnormale Leberwerte?	6
8.	Bewegen sich die Blutzuckerwerte bei einer Blutzuckerprofiluntersuchung mehr als 10% ober- und unterhalb von Normalwerten (zu starke Schwankungen, zu hohe Spitzenwerte)?	6
9.	Sehe ich trotz korrigierender Brille nur ungenügend klar und scharf?	6
10.	Ist meine Haut faltig, schlaff, bleich oder im Gesicht unnatürlich gerötet, oder bestehen Hautunreinheiten, Pickel, Akne oder Pilzerkrankungen der Haut?	6
11.	Sind meine Augen trübe, oder ist das Weiße der Augen gelblich oder anders verfärbt?	6
12.	Blutet mein Zahnfleisch leicht, ist es entzündet oder bläulich verfärbt?	6
13.	Habe ich Zahnkaries, Parodontose oder bereits gefüllte, überkronte Zähne, oder habe ich bereits Zähne durch Zahnkrankheiten verloren?	6
14.	Ist mein Haar dünn, brüchig, stumpf, widerborstig?	6
15.	Gerate ich völlig außer Atem, wenn ich	

	dauerlaufen, rasch 3 Stockwerke ersteigen oder 4 Bahnen im Schwimmbad schwimmen soll?		6
16.	Schlafe ich unruhig oder schlecht?		6
17.	Bin ich morgens zerschlagen und unausgeschlafen?		6
18.	Erscheint mir die tägliche Arbeit mühsam und beschwerlich wie ein unüberwindbarer Berg?		6
19.	Fühle ich mich von Problemen verfolgt?		6
20.	Muß ich mich ständig jeweils dazu überwinden, wenn ich meine Kräfte einsetzen soll?		6
21.	Bin ich des öfteren oder dauernd pessimistisch, mürrisch, aggressiv, arrogant, ungerecht oder launisch?		6
22.	Reagiere ich auf Aggressionen anderer mit Gegenaggressionen?		6
23.	Wirke ich auf andere entmutigend, nehme ich ihnen die Lust zum engagierten Einsatz?		6
24.	Bedeuten mir Liebe und Zärtlichkeiten meines(r) Lebensgefährten(in) nur wenig, oder verschließe ich mich dagegen?		6
25.	Sitzen Mitfahrer verkrampft und angespannt in meinem Wagen, wenn ich sie mitnehme (unausgeglichener, aggressiver oder unsicherer Fahrstil)?		6
26.	Habe ich wenig oder keine Lust zum Betreiben von Sportarten wie Skifahren, Radfahren, Schwimmen, Segeln, Fliegen, Motorbootfahren?		6
27.	Bedeuten mir schöne Erlebnisse und Lebensfreude nur wenig?		6
28.	Bin ich bei den mir gestellten Aufgaben des öfteren (mehr als 10%) nicht erfolgreich?		6
29.	Leide ich unter der Geringschätzung von anderen?		6
30.	Gehe ich nur bei schönem, warmem Wetter gerne ins Freie?		6
31.	Bin ich fast jedes Jahr ein oder mehrere		

Male, manchmal auch länger als 3 Tage krank? | | 6

Summe der angekreuzten Punktwerte ______ :31

Durchschnittspunktwerte der Krankheitscheckliste Nr. 1 – ______

Krankheitscheckliste Nr. 2:

Welche Erkrankungsrisikofaktoren sind bisher wirksam gewesen (jetzige und frühere)?

1. Ein Elternteil oder beide Eltern hatten bis zu meiner Geburt schon eine oder mehrere chronische Krankheiten | | 6
2. Meine Mutter hat mich nur kurz (weniger als 6 Wochen) oder überhaupt nicht gestillt | | 6
3. Als Kind bekam ich überwiegend sterilisierte oder aus Konserven zubereitete Baby-Fertignahrung und -Fertiggerichte | | 6
4. Als Kind bekam ich Salate und Gemüse selten oder überhaupt nicht roh, sondern wenn, dann überwiegend gekocht | | 6
5. Bei auftretenden fieberhaften Erkrankungen wurde ich mindestens einmal oder stets mit chemischen, fiebersenkenden oder entzündungshemmenden Mitteln bzw. Antibiotika behandelt | | 6
6. Auftretende Hautunreinheiten habe ich mit Salben oder Bestrahlungen behandelt, Narben wurden nicht entstört | | 6
7. Nach meiner Kindheit habe ich die übliche gutbürgerliche Ernährung mit Mischbrot, Wurst und Käse, Fleisch, gekochten Gemüsen, Teigwaren und etwas grünem Salat und Obst oder eine damit vergleichbare Nahrung bekommen | | 6
8. Während meiner Kindheit und Jugend habe ich keinen Sport betrieben und treibe auch jetzt keine Sportart regelmäßig | | 6
9. Ich habe bisher überwiegend in einer wenig

gesunden Industrieumgebung oder in der Nähe stark befahrener Verkehrswege gelebt | | 6

10. Ich halte mich nur selten im Freien auf, pro Woche weniger als 8 Stunden | | 6
11. Meine Haut wird nur selten der Sonne ausgesetzt, und ich werde nicht jedes Jahr einmal ohne stärkeren Sonnenbrand braun | | 6
12. Wenn es geht, vermeide ich körperliche Betätigung oder Anstrengung | | 6
13. Das Durchdenken komplizierterer Probleme macht mir Mühe | | 6
14. Auf Aggressionen anderer habe ich immer unverzüglich mit Gegenaggression reagiert | | 6
15. Ich war schon in der Vergangenheit häufig zu großem Streß ausgesetzt | | 6
16. Ich habe mindestens mehrere Jahre geraucht oder rauche ständig | | 6
17. Ich rauche zwar nicht selbst, bin aber häufig dem Tabakrauch anderer ausgesetzt | | 6
18. Alkoholische Getränke konsumiere ich seit Jahren regelmäßig, fast täglich oder täglich | | 6
19. Ich bin – z. B. durch Röntgenbestrahlung von Hautkrankheiten, häufige Röntgenuntersuchungen oder berufliche Tätigkeit – über das Maß einiger Röntgenaufnahmen bei ärztlichen Untersuchungen hinaus radioaktiver Bestrahlung oder Röntgenstrahlen ausgesetzt gewesen | | 6
20. Ich wohne in einem Haus aus armiertem Beton | | 6
21. Bei meiner Kleidung habe ich bisher nicht auf Bewegungsfreiheit, Luftdurchlässigkeit, Saugfähigkeit, häufigen Wechsel geachtet | | 6
22. Mein Familienleben verläuft überwiegend unausgeglichen (z. B. Eheprobleme, häufiger Streit, ungezogene oder rücksichtslose Kinder, Einflußnahme von Schwiegereltern oder ähnliches) | | 6
23. In meinem Beruf bin ich nicht besonders

glücklich und nicht so erfolgreich, wie ich es mir wünsche | | 6

24. Ich habe meine Zukunft bisher ziemlich pessimistisch gesehen | | 6

Summe der angekreuzten Punktwerte ______ :24

Durchschnittspunktwert der Krankheitscheckliste Nr. 2 = ______

Krankheitscheckliste Nr. 3:

Welche Erkrankungsrisikofaktoren werden fortbestehen?

1. Ich werde auch in Zukunft kaum Vollkorngerichte und kaum rohe Müsles aus frisch gemahlenem Korn essen | | 6
2. Ich werde Gemüse auch weiterhin lieber überwiegend gekocht zu mir nehmen | | 6
3. Fieberhafte Erkrankungen werde ich auch in Zukunft lieber mit Antibiotika, fiebersenkenden oder entzündungshemmenden Mitteln bekämpfen | | 6
4. Hautunreinheiten und -erkrankungen werde ich auch weiterhin mit örtlichen Maßnahmen, Salben oder Bestrahlungen angehen | | 6
5. Auch in Zukunft werde ich nicht dazu kommen, regelmäßig (mindestens einmal wöchentlich) Sport zu betreiben | | 6
6. Ich werde auch weiterhin in einer ungesunden, abgasbelasteten Umgebung leben müssen | | 6
7. Auch in Zukunft werde ich nicht dazu kommen, mich viel im Freien aufzuhalten (pro Woche mehr als 8 Stunden) | | 6
8. Während der Sommerzeit werde ich auch weiterhin keine Lust oder Zeit zum Bräunen des ganzen Körpers haben | | 6
9. Ich werde nicht jede Gelegenheit zur körperlichen Betätigung wahrnehmen | | 6

10. Ich werde auch nicht jede Gelegenheit zu geistigem Denkeinsatz nutzen	[ ] 6
11. Auf Aggressionen werde ich nicht überwiegend gelassen und ausgeglichen reagieren können	[ ] 6
12. Übermäßigen Streßsituationen werde ich auch in Zukunft häufig ausgesetzt sein	[ ] 6
13. Das Rauchen kann ich mir nicht ganz abgewöhnen	[ ] 6
14. Ich werde es nicht vermeiden können, auch in Zukunft dem Tabakrauch anderer ausgesetzt zu sein	[ ] 6
15. Auch weiterhin werde ich regelmäßig, fast täglich alkoholhaltige Getränke konsumieren	[ ] 6
16. Auch in Zukunft werde ich es nicht vermeiden können, dann und wann radioaktiven Strahlen oder Röntgenstrahlen ausgesetzt zu sein	[ ] 6
17. Auch weiterhin werde ich in einem Haus oder einer Wohnung aus armiertem Beton wohnen müssen	[ ] 6
18. Bei meiner Kleidung kann ich mich nicht dazu überwinden, auch auf Bewegungsfreiheit, Luftdurchlässigkeit, Saugfähigkeit und tägliche Wechsel zu achten	[ ] 6
19. Es wird mir auch in Zukunft nicht möglich sein, mein Familienleben harmonisch zu gestalten	[ ] 6
20. Nach wie vor blicke ich pessimistisch in meine persönliche Zukunft	[ ] 6
Summme der angekreuzten Punktwerte	______ :2(
Durchschnittspunktwert der Krankheitscheckliste Nr. 3	= ______

Krankheitscheckliste Nr. 4:

Welche Behandlungsfehler und sonstigen Nachlässigkeiten werden – falls Erkrankungen vorliegen oder auftreten sollten – fortbestehen?

1. Ich kann mich nicht dazu überwinden, bis zur völligen Gesundung reine Intensivkost – gegebenenfalls nach Vorschaltung einer Weizensuppendiät – anzuwenden		6
2. Auch weiterhin werde ich mich lieber nach den Gesichtspunkten der sogenannten Schulmedizin behandeln lassen		6
3. Von abwehrunterstützenden, ausleitenden Behandlungsmethoden halte ich nichts und werde sie nicht anwenden lassen		6
4. Ich werde nicht nach Krankheiten fahnden lassen		6
5. Falls Herde gefunden wurden oder werden, kann ich mich trotzdem nicht dazu entschließen, eine Herdsanierung vornehmen zu lassen		6
6. Ich werde keine biotherapeutischen Maßnahmen, sondern nur die in der Schulmedizin bewährten (allopathischen) Therapiemaßnahmen akzeptieren		6
7. Ich werde, wenn nach schulmedizinischen Gesichtspunkten erforderlich, entzündungshemmende oder fiebersenkende chemische Mittel oder Antibiotika zu mir nehmen und sonstige krankheitsbekämpfende Eingriffe vornehmen lassen		6
8. Mir ist vor allem wichtig, daß meine Beschwerden so rasch wie möglich verschwinden		6
9. Deshalb werde ich mich der Behandlung unterziehen, welche direkt auf die festgestellten Beschwerden einwirkt		6

Summe der angekreuzten Punktwerte ______ :9

Durchschnittspunktwert der Krankheitscheckliste Nr. 4 = ______

Bilanz meiner gesundheitlichen Zukunftsaussichten

Die Auswertung der vorangegangenen 8 Checklisten macht es Ihnen möglich, den *Trend* abzuschätzen, der Ihr zukünftiges gesundheitliches Schicksal bestimmt. Je stärker er auf der positiven Gesundheitsseite liegt, desto günstiger sind Ihre Zukunftsaussichten. Je mehr er im negativen Krankheitsbereich liegt, desto schlechter sind die Aussichten und desto mehr sollten Sie Maßnahmen zur Gegensteuerung treffen.

Die Auswertung der Ergebnisse der einzelnen Checklisten ist einfach. Sie addieren zunächst die Durchschnittspunktwerte der ersten 4 Gesundheitschecklisten und teilen das Ergebnis durch 4. Dieses tragen Sie in das nachfolgende Kästchen ein:

Durchschnittspunktwert
aus den 4 Gesundheitschecklisten + ☐

Nunmehr addieren Sie die Durchschnittspunktwerte aus den 4 Krankheitschecklisten und teilen diesen Wert ebenfalls durch 4. Das Ergebnis tragen Sie in das nachfolgende Kästchen ein:

Durchschnittspunktwert
der 4 Krankheitschecklisten – ☐

Nunmehr brauchen Sie nur noch die negative Krankheitstendenz von der positiven Gesundheitstendenz abzuziehen:

Rechenergebnis aus dem Durchschnittspunktwert der 4 Gesundheitschecklisten abzüglich dem Durchschnittspunktwert der 4 Krankheitschecklisten: ☐

Ist das Ergebnis eine positive Zahl, so haben Sie gute Aussichten, auch in Zukunft gesund zu bleiben; je größer diese positive Zahl ist, desto besser Ihre Gesundheit. Der höchstmögliche Wert ist +6.

Ist die Zahl negativ, so müssen Sie leider damit rechnen, krank zu bleiben oder es zu werden; je tiefer diese Zahl im negativen Bereich ist, desto größer die Wahrscheinlichkeit, daß Sie sogar noch kränker werden. Der tiefste Wert ist –6.

Um herauszufinden, welche wirksamen Maßnahmen Sie treffen können, schauen Sie am besten noch einmal die von Ihnen ausgefüllten Checklisten durch.

Dort, wo Sie gesundheitlich wirksame Faktoren noch zusätzlich einsetzen können, weil sie bisher fehlten (siehe vor allem Gesundheitschecklisten Nr. 3 und 4), aktivieren Sie diese.

Dort, wo noch Erkrankungsrisikofaktoren oder Behandlungsfehler (Krankheitschecklisten Nr. 3 und 4) fortbestehen, stellen Sie diese ab.

Sie können sogar durch erneutes Ausfüllen und Durchrechnen der Checklisten feststellen, in welchem Maße Sie dadurch Ihre Gesundheitsaussichten verstärken und die Krankheitsaussichten abbauen können.

Sicher ließe sich dieses Verfahren durch Erweiterung der Checklisten und Präzisierung der Befunde noch verfeinern. Dies würde jedoch einen weit größeren Aufwand bedeuten und ist auch gar nicht erforderlich; denn es geht ja nur darum, den grundsätzlichen Trend Ihrer gesundheitlichen Zukunftserwartungen zu ermitteln, damit Sie, wo nötig, die erforderlichen Maßnahmen ergreifen können.

Maßnahmen und Erfolgsaussichten bei den verschiedenen akuten und chronischen Krankheiten

Grundsätzlich unter Anleitung eines biomedizinisch arbeitenden Therapeuten

Viele Krankheiten und Beschwerden verschwinden nach Wiederherstellung der natürlichen Gesundheitsgrundlagen wie von selbst. Trotzdem ist es besser, sich zur Kontrolle, Überwachung und Steuerung solcher Maßnahmen einem der in der biologischen Medizin erfahrenen und nach ihren Prinzipien arbeitenden Ärzte oder Heilpraktiker anzuvertrauen. Man nutzt damit Fachkenntnisse, Erfahrung und Vergleichsmöglichkeiten mit ähnlich gelagerten Fällen, die der einzelne, zumal er meist medizinischer Laie ist, nicht in diesem Umfang haben kann. Die Hinzuziehung eines medizinischen Fachmannes ist nicht bei jeder Erkrankung gleich wichtig. So kann eine Neigung zu häufigen Erkältungen meist auch alleine überwunden werden, während bei Diabetes die Kontrolle der Blutzuckerwerte und die Neueinstellung auf einen eventuell rasch verringerten Insulin- oder Sulfonylharnstoffbedarf durch einen Arzt parallel zur Kostumstellung unumgänglich ist.

Nicht selten findet der Fachmann auch frühzeitiger Blockierungen durch Störfelder, Herde oder Teufelskreise, welche einer völligen Ausheilung im Wege stehen können. Man spart dadurch viel Zeit und kommt schneller ans Ziel.

Grundsätzlich muß man allerdings hierbei immer darauf achten, daß ein solcher Fachmann die Prinzipien der biologischen Medizin ernst nimmt und nicht etwa nur gelegentlich anwendet, wenn er anders nicht weiterkommt. Sonst ist die Gefahr von progressiven Vikariationen *(Rückvergiftungen)* durch unbiologische Eingriffe groß, da solche Maßnahmen heute noch weit verbreitet sind.

Akne (Pickel)

Diese örtlichen Entzündungsreaktionen mit anschließender Ausscheidung abgebundener Stoffwechselgifte in Form von Eiter hören in aller Regel auf, wenn durch Intensivkost und Sanierung des Darmes die Quellen der Stoffwechselgifte zum Versiegen gebracht werden. Etwa vorhandene Amalgamfüllungen müssen unter Absaugung entfernt und durch Unschädliches ersetzt werden. Bereits stark vernarbte Gesichtshaut kann durch chirurgisches *Abschmirgeln* geglättet werden. Auch bei gesund ernährten Menschen mit schöner Haut kann schon eine einzige Mahlzeit mit tierischem Eiweiß mehrere Pickel zum Erblühen bringen, die bei Vermeidung weiterer Fehler wieder verschwinden.

Allergien

Allergie heißt auf deutsch *andere Reaktion.* Dies bedeutet eine zumeist übermäßige Reaktion des Organismus schon auf ganz geringe Mengen einer Substanz, die beim Gesunden noch keine besonderen Reaktionen auslöst. Diese Substanzen brauchen keine Gifte zu sein; die Allergie kann auch von sonst harmlosen natürlichen Stoffen wie dem Duft von Primeln ausgelöst werden.

Eine allergische Reaktionsweise des Organismus entsteht in den meisten Fällen nach entzündungshemmenden oder fiebersenkenden Eingriffen bei akuten Erkrankungen und Entzündungen oder durch die allergisierende Wirkung der kleinen Quecksilbermengen, die von Amalgamfüllungen durch elektrolytische Zersetzung in den Organismus gelangen. Ist dann einmal die allergische Grundreaktion durch das Quecksilber hergestellt, kann sie sich auf alle möglichen Substanzen bis hin zu Erdbeeren und Primeln ausweiten.

In der Medizin unterscheidet man 3 Reaktionsarten auf ein Antigen (eine Substanz, die Antikörperreaktionen auslöst): Normergie (normale Reaktion), Allergie (andere oder übermäßige Reaktion), Immunität (der Besitz voll entwickelter Antikörper, die das Antigen unschädlich machen). Allergie kann man praktisch als das Steckenbleiben des Organismus auf dem Wege zur Immunität betrachten. Diese abgestoppte Entwicklung kann durch Richtigstellung der Ernährung (Verfügbarkeit aller auch für das Immunsystem lebensnotwendigen Substanzen) und durch den Einsatz der betreffenden homöopathischen Mittel wieder in Gang gesetzt und zu Ende geführt werden.

Das Auffinden der allergisierenden Substanzen und der am besten geeigneten homöopathischen Heilmittel kann dabei auf elegante und schnelle Weise mit Hilfe der Elektroakupunktur gelingen, die hierbei weit schneller und treffsicherer ist als die üblichen langwierigen Hauttests.

Die Erfahrung hat gezeigt, daß ein großer Teil der allergischen Reaktionen allein schon nach einer Ernährungsrichtigstellung allmählich ganz verschwindet.

Altersdiabetes

Altersdiabetes ist eine Depositionsphase (Ablagerungskrankheit). Eiweißüberschüsse behindern den Transport des Insulins durch die Gefäßwände und blockieren die Insulinrezeptoren an den Zelloberflächen, so daß die Insulinwirkung mangelhaft ist. Die sogenannten Spätfolgen sind nicht direkte Folgen des Altersdiabetes selbst, sondern Folgen einer eiweißüberschüssigen Diabetesdiät. Entsprechend günstig sind die Erfolgsaussichten bei Umstellung auf die normalisierende Intensivkost. In den meisten Fällen kommt die Entwicklung der Spätfolgen zum Stillstand, ein großer Teil wird zurückgebildet und normalisiert, und überwiegend heilt auch die Grundkrankheit aus. Im einzelnen habe ich dies in meinem Buch *Biologische Heilbehandlung der Zuckerkrankheit und ihrer Spätfolgen* beschrieben.

Arbeits- und Schulstreßüberlastung

Zur Streßüberlastung kommt es dann, wenn hohe Streßeinwirkungen mit Streßdisposition durch Ernährungsfehler (viel Eiweiß, viel Salz) zusammentreffen. Meist hat schon die Sicherung der Ernährungsbasis (anfangs Intensivkost, später auch die hier beschriebene Normalkost) allein Erfolg. Bleibt der Streß trotzdem zu groß, sollten in der Schule eine Wiederholung der Klasse, im Beruf ein Zurückgehen auf die vorangegangene Rangstufe *(Peter-Prinzip)* erwogen werden.

Arteriosklerose (Arterienverkalkung)

Die degenerativen Veränderungen des Blutgefäßsystems sind die Folge langjähriger Ernährungsfehler. Sie sind, wie die Erfahrung gezeigt hat, in großem Umfang mit Hilfe der Umstellung auf eine optimal gesunde Ernährung (wichtig: rein pflanzlich, lebendig, unerhitzt, frisch) regenerierbar, solange die betreffenden Gefäße nicht völlig verschlossen und die von ihnen versorgten Gebiete daher nicht zerstört sind. Die für den Heilungsprozeß erforderliche Zeit hängt von dem Schweregrad der Veränderungen ab. Mit einer Reihe von Monaten muß man in den meisten Fällen rechnen. Erste Erfolgszeichen wie Besserung des Gedächtnisses, bessere Reaktionen usw. sind nicht selten schon bald nach einer Kostumstellung feststellbar.

Arthritis

Entzündliche Gelenkerkrankungen lassen sich mit Kostumstellung im beschriebenen Sinne und den im Einzelfall passenden homöopathischen Mitteln zügig ausheilen. Geht die Therapie nicht rasch genug voran, muß nach Störfeldern und Herden gesucht werden. Nach deren Ausschaltung ist praktisch immer Erfolg zu verzeichnen. Streng vermieden werden muß die Behandlung mit entzündungshemmenden Mitteln; sie kann die akute Erkrankung in eine chronische, weit schwerer heilbare verwandeln oder zum Auftreten anderer schwerer Krankheiten führen.

Arthrosen

Chronische Gelenkerkrankungen können mehrere Ursachen haben: Entzündungshemmende Behandlung akuter Gelenkerkrankungen, Überlastung der Gelenke durch Übergewicht, ungenügende Blutversorgung der Gelenke und Gelenkknorpel durch Arteriosklerose (falsche Ernährung), Harnsäurekristallbildung im Gelenkspalt (eiweißüberschüssige Ernährung), Trockenlaufen des Gelenks wegen mangelnder Bildung von Gelenkschmiere (ungenügende Blutversorgung der betreffenden Produktionsstätten, ebenfalls wegen Arteriosklerose). Während bei üblichen chemischen Behandlungsmethoden und Kuren nur ca. 15 Prozent der Arthrosen geheilt werden, können die allermeisten Arthrosepatienten bei konsequenter Umstellung auf eine rein pflanzliche, rohe, vollwertige Ernährung (Intensivkost) und ergänzender biologischer Therapie auf weitgehende oder völlige Heilung setzen. Geduld und Konsequenz sind erforderlich; besonders erfreulich ist es, daß zumeist schon nach kurzer Zeit die bisherigen Schmerzen weitgehend verschwinden.

Bandscheibenerkrankungen

Bandscheiben sind die elastischen Knorpelpuffer zwischen den einzelnen Wirbeln der Wirbelsäule. Sie können durch eiweiß- und kohlenhydratüberschüssige Ernährung zu weich werden und einsinken, oder ihr weich gewordener Kern kann als Ausstülpung herausgequetscht werden und auf einen Nervenstrang drücken. In beiden Fällen treten Nervenschmerzen auf. Meistens jedoch sind die sogenannten Bandscheibenerkrankungen in Wirklichkeit kleinere oder größere Wirbelverschiebungen, die durch »ungeschickte Bewegungen«, Verrenkungen und ein zu schwaches Muskel- und Sehnenkorsett um die Wirbelsäule herum verursacht sind. Eine Ernährungsumstellung auf die beschriebene Intensivkost ist erste Voraussetzung, um Wirbeln, Bandscheiben, Sehnen und Muskeln die notwendigen Regenerationsenergien zuzuführen. Zweite unentbehrliche Voraussetzung ist die Einführung und ständige Beibehaltung einer morgendlichen Wirbelsäulengymnastik (Chirogymnastik) von ca. 5 Minuten, wie sie Dr. Laabs in seiner Broschüre *Selbstbehandlung bei Rückenschmerzen und Bandscheibenbeschwerden* beschrieben hat. Geht man so vor, sind zumeist auch erhebliche sogenannte Bandscheibenerkrankungen ganz zu normalisieren.

Beckenverschiebungen

Zu Beckenverschiebungen kommt es – häufiger, als man gemeinhin denkt – durch ernährungsbedingt schwächeres Gewebsmaterial und mangelndes körperliches Training der meisten Leute. Weil das Becken die Basis für die ganze Wirbelsäule darstellt, sind Wirbelverschiebungen in der ganzen Wirbelsäule bis hinauf zu den Halswirbeln die Folge, so daß nicht nur Ischias und Hexenschuß, sondern auch Migräne ausgelöst werden können. Ernährungsrichtigstellung und die unter *Bandscheibenerkrankungen* beschriebene Wirbelsäulengymnastik normalisieren auch erhebliche Beckenverschiebungen. Bei einer akuten Beckenverschiebung z. B. durch ungeschicktes Heben einer schweren Last dauert es nur wenige Tage bis zur völligen Normalisierung.

Blasenentzündungen

Chronische Blasenentzündungen und Harnwegsinfektionen – mit bisher üblichen Methoden häufig nicht auszuheilen – verschwinden nach Ernährungsumstellung auf Intensivkost und zusätzlichem Einsatz spezieller homöopathischer Arzneimittel (besonders Cantharis D 6, Berberis D 6, je mehrmals täglich 6 bis 8 Tropfen auf die Zunge) zumeist innerhalb weniger Wochen bis Monate auf Nimmerwiedersehen. Ich »verlor« auf diese Weise einen bisher wegen chronischer Harnwegsinfektionen wehrdienstuntauglichen jungen Assistenten an die Bundeswehr, dem nach einigen Monaten dieser einfachen Therapie selbst eine urologische Universitätsklinik nur noch die völlige Gesundheit der vormals erkrankten Organe bestätigen konnte.

Bluthochdruck

Bluthochdruck ist der Hauptrisikofaktor für die häufigste Todesursache. Das heißt: wer an Bluthochdruck leidet, wird mit größter Wahrscheinlichkeit im weiteren Verlauf seiner Erkrankung vor Erreichen der natürlichen Altersgrenze an Herzinfarkt, Hirnschlag, Embolie oder einer anderen Erkrankung des Herz-Kreislauf-Systems versterben. Deshalb ist es besonders wichtig, erhöhten Blutdruck als Warnung ernst zu nehmen.

Bluthochdruck entsteht dadurch, daß sich bei einer an tierischem Eiweiß und isolierten Kohlenhydraten reichen Ernährung Stoffwechselzwischenprodukte aus diesen Substanzen (Mukopolysaccharide) und Eiweißkörper in die Wände des gesamten Gefäßsystems einlagern und diese verdicken. Dadurch verengt sich der Innendurchmesser der Kapillaren und größeren Gefäße – der Organismus muß den Blutdruck erhöhen. Wird nichts gegen die Ursache unternommen, kommt es schließlich zu mannigfachen, überwiegend tödlichen Folgen.

Wird die Ernährung konsequent auf Intensivkost umgestellt, so normalisiert sich der Blutdruck innerhalb von 6 bis 8 Wochen. Liegen bereits Komplikationen wie Nieren- und Leberfunktionsstörungen vor, kann der Normalisierungsprozeß mehrere Monate betragen, weil sich zuvor auch die Funktionen dieser Organe wieder normalisieren müssen.

Besonders günstig wird der Heilungsprozeß durch gelegentliche kleine Aderlässe (ca. 100 ccm) gefördert – bei Frauen nach der Menopause, bei Männern in jedem Alter. Frauen haben ihren natürlichen kleinen »Aderlaß« mit der Monatsregel; deshalb kommt bei ihnen auch Bluthochdruck weit seltener und nur bei besonders groben Ernährungsfehlern vor. Der Aderlaß bewirkt in den Gefäßwänden eine sofortige Umkehr von der Eiweißeinlagerungs- in eine Eiweißabbautendenz. Außerdem füllt der Organismus den Volumenverlust des Blutes nach dem Aderlaß gleich mit Wasser (in physiologischer Salzkonzentration) auf, wodurch das Blut selbst eine geringere Eiweißkonzentration aufweist und daher dünnflüssiger ist.

Leichte körperliche Bewegung wirkt ebenfalls günstig; mit stärkerem Training sollte erst nach Normalisierung des Blutdrucks allmählich begonnen werden: Ohne vorherige Ernährungsrichtigstellung könnte nämlich ein Herzinfarkt die Folge sein, wie dies verschiedentlich bei Volksläufen und Joggingversuchen kreislaufkranker Menschen beobachtet werden mußte. Wird der Blutdruck vor dem Aufbau eines forcierten Trainings durch Ernährungsumstellung normalisiert, sind solche negativen Wirkungen nicht zu erwarten.

Da zur Zeit jeder zweite in der Bevölkerung an Bluthochdruck erkrankt und auch an einer der Folgen verstirbt, kommt dieser einfachen und zuverlässig wirksamen ursächlichen Therapie ganz besondere praktische Bedeutung für jede einzelne Familie zu. Unerwartete Schicksalsschläge z. B. durch plötzlichen Herzinfarkt des Familienvaters im besten Alter können vermieden, zuverlässige Grundlagen für eine freundliche Zukunftserwartung gesichert werden.

Brusterkrankungen bei Frauen

Die weibliche Brust ist von ihrer Zweckbestimmung her besonders gut für die vorübergehende Speicherung und nachfolgende Abgabe erheblicher Eiweiß- und Energiemengen eingerichtet.

Während einer Schwangerschaft vergrößert sich die Brust, um sich auf die Aufgabe der Ernährung des Säuglings vorzubereiten. Sie stellt auch eine besonders zusammengesetzte Erstnahrung für den neugeborenen Säugling bereit. Die eigentliche Umlenkung der Eiweiß- und Energieströme von der Gebärmutter zur Brust erfolgt dann, wenn der Säugling nach der Geburt zum erstenmal gestillt wird. Der Saugreiz an der Brust führt reflektorisch zu einem Zusammenziehen der Gebärmutter. Von diesem Augenblick an ist die Durchblutung der Gebärmutter stark gedrosselt, während die Durchblutung der Brüste zur Nahrungsbereitstellung für den Säugling erhöht ist.

Dieser biologisch so sinnvolle Umschaltungsprozeß ist wenig bekannt, und so wird den Frauen unmittelbar nach der Geburt oft eine Dosis des Mutterkorngiftes gereicht, »damit sich die Gebärmutter zusammenzieht«. Werden dann außerdem Spritzen gegeben, um die Milchbildung zu verhindern, »damit der Busen schön bleibt«, so hat man im mütterlichen Organismus aus mangelndem Verständnis der natürlichen Regelmechanismen ein wahres Chaos angerichtet. Wo sollen nun die bereitgestellten Eiweißmengen hin? Sie können entweder nur in der Gebärmutter steckenbleiben und dort zu einem Myom führen, das später, da man sich nicht zu helfen weiß, der Anlaß für eine Totalausräumung der Gebärmutter wird; oder die Eiweißüberschüsse strömen zur Brust und veranlassen dort Zellkomplexe zur Knotenbildung, wonach nur 3 Möglichkeiten bleiben: Entweder es bilden sich Abszesse mit eitrigen Entleerungen, oder es entstehen Krebswucherungen, die den Eiweißüberschuß aufnehmen, oder die Knoten werden über die rein pflanzliche Intensivkost (und damit die Wegnahme des Eiweißüberdrucks) wieder aufgelöst.

Einzelne Fälle wurden mir berichtet, in welchen es trotz mehrfacher Operation immer wieder zur Bildung von Knoten kam; diese hörte auf, und vorhandene Knoten lösten sich auf, nachdem Intensivkost längere Zeit zur Nahrungsgrundlage gemacht worden war.

Ein weitgehender Schutz vor Brusterkrankungen kann erwartet werden, wenn die in diesem Buch beschriebene natürliche, nicht eiweißüberschüssige Ernährung eingesetzt wird und wenn die Frauen während der Schwangerschaft, der Geburt und dem nachfolgenden Stillen keinen Eingriff in die natürlichen Regelmechanismen vornehmen lassen.

Colitis ulcerosa (chronische Dickdarmentzündung)

Die chronische Dickdarmentzündung ist durch faserstoffarme falsche Ernährung verursacht. In einem erheblichen Prozentsatz der Fälle zieht sie eine Erkrankung an Darmkrebs nach sich. Er ist zur Zeit in Europa die häufigste Krebserkrankung überhaupt.

Die Colitis ulcerosa stellt eine Art Teufelskreis dar: Obwohl sie durch Ernährungsfehler entstanden ist, heilt sie nicht mehr aus, wenn nur die Ernährung richtiggestellt wird. Manchmal wird sogar die gesunde Kost von Colitis-ulcerosa-Patienten nicht einmal mehr vertragen. Es sind also zusätzliche Maßnahmen erforderlich.

Eine praktisch bewährte Möglichkeit ist es, nach einigen Wochen Intensivkost (nicht zu große Mengen, besonders gut gekaut) unter erfahrener ärztlicher Anleitung so lange zu fasten, bis die Darmschleimhaut sich regeneriert und dabei die erkrankte innere Oberfläche abstößt, ähnlich der Häutung einer Schlange (das Verfahren wurde von Dr. Karl Stephan entwickelt und in dem Buch *Heilung über Magen und Darm* dargestellt). Nach dieser Regeneration wird mit kleinen, allmählich größer werdenden Mengen Intensivkost aufgebaut.

Eine andere Möglichkeit ist die von Dr. H. Weiss, Mannheim, entwickelte Darmsanierung, bei welcher mit der Weizensuppendiät begonnen wird (die Begriffe sind in diesem Buch erläutert).

Beide Wege eröffnen gute Aussichten, die chronische Dickdarmentzündung zu überwinden und wieder ganz gesund zu werden.

Darmgeschwüre

Einfache Darmgeschwüre kommen nach Ernährungsrichtigstellung nicht selten von selbst zur Ausheilung. Bestehen sie fort, muß so vorgegangen werden, wie unter Colitis ulcerosa beschrieben.

Durchblutungsstörungen

Durchblutungsstörungen haben ihre Ursachen entweder in Gefäßverengungen durch eiweißüberschüssige Ernährung oder in mangelndem Temperaturtraining der Haut bzw. in beidem. Wer darunter leidet und die Ernährung richtigstellt, wird danach auch beobachten, daß er immer seltener kalte Hände oder kalte Füße bekommt. Den etwaigen Rest machen Wasseranwendungen nach Kneipp.

Wichtig ist, gefäßverengende Drogen wie Nikotin oder Coffein zu vermeiden, welche nach jeweils anfänglicher Gefäßerweiterung zu einem lang anhaltenden Gefäßkrampf führen und daher ebenfalls eine Ursache von Durchblutungsstörungen sein können.

Schwere Durchblutungsstörungen bis zum völligen Gefäßverschluß, wie sie Diabetiker haben oder wie sie auch das Erkrankungsbild der Endangiitis obliterans darstellen, rühren von Eiweißüberschüssen in der Ernährung her. Entsprechend gute Erfolgsaussichten auf eine Ausheilung hat man bei einer Ernährungsumstellung auf Intensivkost.

Erblindung

Erblindungen haben verschiedene Ursachen. 80 Prozent aller Blinden in der Bundesrepublik sind Diabetiker und erblindeten durch Schädigungen der Blutkapillaren im Augenhintergrund, welche von einer eiweißüberschüssigen Diabetikerdiät stark beschleunigt werden.

Grauer Star, eine Eintrübung der Linsen, kommt häufig als Begleiterscheinung der durch Fehlernährung verursachten Arteriosklerose vor.

Grüner Star, eine Erhöhung des Augeninnendrucks bis zur Zerstörung des Organs, entsteht durch die Verlegung des Abflußkanals im Auge. Hier kann zunächst nur vermutet werden, daß dies ebenfalls durch Eiweißüberschüsse und als deren Folge durch eine Aufquellung der Gewebe geschieht.

Auch Netzhautablösungen müssen auf ungünstige Veränderungen der Kapillaren und der Gewebszusammensetzung im Augenhintergrund, verursacht durch Ernährungsfehler, zurückgeführt werden.

In allen Fällen kann aufgrund der bisherigen Erfahrungen dann mit weitgehender Normalisierung der Sehverhältnisse gerechnet werden, wenn frühzeitig, beim ersten Anzeichen einer Störung, sofort auf Intensivkost umgestellt und zusätzlich mit geeigneten homöopathischen Mitteln eine Normalisierung gefördert wird.

In späteren Stadien ist in manchen Fällen noch eine gewisse Besserung zu erwarten, in anderen kann nur noch eine weitere Verschlechterung verhindert werden.

Die optischen Medien der Augen von – im Sinne dieses Buches – gesund ernährten Menschen fallen bei der Untersuchung des Sehvermögens durch besondere Klarheit und ungehinderte Lichtdurchlässigkeit auf. Außerdem reagieren ihre Augen besonders rasch auf Veränderungen der Entfernung und der Lichtintensität.

Erkältungen

Auch gesund ernährte Personen können gelegentlich eine »Erkältung« erwischen, welche meist durch eine Überhitzung (zu warme Räume, zu dicke Kleidung) oder durch eine Virusinfektion ausgelöst wurde. Sie dauert dann aber meist nur wenige Tage; manchmal reicht sogar eine einzige Nacht mit kräftigem Fieber.

Die erhöhte Erkältungsanfälligkeit läßt sich im Laufe einiger Monate durch Ernährungsrichtigstellung und besseres Training der Haut als Temperaturregulator überwinden.

Ermüdbarkeit

Die Ursachen leichter Ermüdbarkeit sind mannigfaltig und lassen sich zum Teil nur schwer erfassen. Die Erfahrung hat jedoch gezeigt, daß leicht ermüdbare Menschen bei Richtigstellung der Ernährung und insbesondere dann, wenn diese praktisch ausschließlich aus lebendigen, unerhitzten Lebensmitteln besteht, ausgesprochen vital und leistungsfähig werden. Meistens gewinnen sie auf diese Weise 2 bis 3 Stunden pro Tag, in welchen sie der Arbeit oder dem Vergnügen ohne Ermüdungserscheinungen nachgehen können. Dieser Effekt zeichnet sich schon in der ersten Woche der Ernährungsumstellung ab und wird nach Monaten und Jahren richtiger Ernährung immer noch stärker.

Man muß wissen, daß sich bei biologischen Heilbehandlungen Homotoxine auch in Ermüdungsstoffe umwandeln können. Dies kann gerade zu Anfang verstärkte, angenehme Müdigkeit auslösen, der man auch durch vermehrten Schlaf nachgeben soll. Der Umschwung auf erhöhte Vitalität erfolgt zum richtigen Zeitpunkt von selbst.

Fehlgeburten

Fehlgeburten sind meist aktiv vom mütterlichen Organismus ausgelöst. Er verfügt über einen Kontrollmechanismus, welcher Fehlentwicklungen des Embryos erkennen kann und dann seine Abstoßung veranlaßt. Die meisten »Fehlgeburten« ereignen sich während der ersten 6 Schwangerschaftswochen; Gynäkologen schätzen, daß mehr als 50 Prozent aller Schwangerschaften mit solchen frühen Fehlgeburten enden. Die meisten Frauen bemerken dabei gar nicht, daß sie schwanger waren, sondern stellen nur eine verspätete und verstärkte Regelblutung fest. Bei späteren Fehlgeburten können auch Stoffwechselstörungen des mütterlichen Organismus direkt – und nicht nur deren Auswirkungen auf die Entwicklung des Embryos – die Ursache sein.

In fast jedem Fall ist die Ursache von Fehlgeburten in einer falschen Ernährung beider Eltern vor und der Mutter während der Schwangerschaft zu suchen. Denn die Verwirklichung der Erbanlagen während der Embryonalentwicklung ist nur dann ohne Störung möglich, wenn schon vor der Befruchtung Samenbildung und Eireifung ohne Stoffwechselstörungen der Eltern erfolgen konnten und wenn während der ganzen Schwangerschaft das Stoffwechselgleichgewicht der Mutter erhalten ist.

Der Stand der heutigen Erfahrungen ist, daß auch Frauen mit mehreren vorangegangenen Fehlgeburten und auch noch im Alter von 40 Jahren und darüber mit vollkommen problemlosen Schwangerschaften und ebensolchen Geburten von kerngesunden Kindern rechnen können, wenn sie mehrere Monate vor der Zeugung gemeinsam mit ihrem Mann konsequent auf lebendige, gesunde und vollwertige Nahrung im hier beschriebenen Sinne umstellen und auf jegliche Reizgifte (auch auf Aufenthalt in verrauchten Räumen) verzichten.

So erlebte eine bisher kinderlose Frau nach mehreren vorangegangenen Fehlgeburten mit 40 Jahren ihre erste komplikationslose Schwangerschaft und schenkte einem gesunden Mädchen das Leben. Mit 42 Jahren gebar sie einen gesunden Jungen.

Gangrän

Gangrän bedeutet das Absterben eines Gewebsbezirks durch völligen Verschluß der ihn versorgenden Blutgefäße. Die Ursache liegt in eiweißüberschüssiger Ernährung. Von einer Umstellung auf Intensivkost kann nach den vorliegenden Erfahrungen erwartet werden, daß die Gangrän nicht mehr fortschreitet, das umliegende Gewebe besser durchblutet wird und so die Gangrän schließlich unter Zurücklassung einer reaktionslosen Narbe abheilt.

Bei gangränösen Prozessen in tieferliegenden Geweben ist es manchmal unumgänglich, zusätzlich zur Nahrungsrichtigstellung und entsprechender biomedizinischer Therapie auch das gangränöse Gewebe chirurgisch auszuräumen, da hier die Selbstheilungskräfte des Organismus zur Abstoßung des toten Gewebes nicht ausreichen. Ist die Gangrän indessen nach außen geöffnet, wie bei Diabetesgangrän der Beine, so kann mit einer allmählichen Ausheilung vom Grunde der gangränösen Stelle her gerechnet werden. Sind Knochen mitbeteiligt, so werden diese in einem Teil der Fälle ebenfalls nach einiger Zeit als Knochensequester mit abgestoßen.

Gedächtnisschwäche

Ein schwaches Gedächtnis ist eine peinliche Sache; bei älteren Leuten wächst es sich manchmal bis zum totalen Gedächtnisverlust aus. Die Ursachen sind zum kleineren Teil in mangelndem Training des Gedächtnisses, zum größeren Teil in jahrelanger Fehlernährung zu suchen. Ein Gehirn, welches nicht genug Glutaminsäure und zu wenig Vitamine des B-Komplexes bekommt, und welches außerdem durch das verengte Blutgefäßsystem zu wenig mit Nahrung und Sauerstoff versorgt wird, kann keine gute Gedächtnisleistung erbringen.

Die Umstellung auf Intensivkost bringt eine um 40 Prozent höhere Versorgung mit Glutaminsäure als die übliche Küche und eine mehrfach bessere Versorgung mit Vitaminen des B-Komplexes, welche unentbehrlich für das Funktionieren von Nervenzellen sind. Die von der gesunden Nahrung ausgehende Vitalisierung des ganzen Organismus erhöht außerdem das Interesse an allem, was rundherum vorgeht; und dieses Interesse ist wiederum eine wichtige Voraussetzung dafür, daß sich Dinge leicht ins Gedächtnis einprägen. Insgesamt kann man damit rechnen, auf diese Weise Gedächtnisschwäche innerhalb einiger Wochen bis Monate vollkommen zu überwinden.

Gefäßverengungen

Ein normal durchlässiges Blutgefäßsystem erlaubt es dem Herzen, in jeder Beanspruchungssituation des Organismus die erforderliche Menge Blut hindurchzupumpen. Beim Gesunden beträgt der Blutdruck im Augenblick des Pumpstoßes, den das Herz erzeugt, ca. 130 mm Quecksilbersäule; dieser Druck baut sich bei guter Durchlässigkeit der Blutkapillaren vor dem nächsten Pumpstoß auf ca. 85 mm Quecksilbersäule ab. Ist der Druckabbau geringer, so sind die Blutgefäße wahrscheinlich verengt oder das Blut ist verdickt (zuviel Eiweißgehalt). Baut er sich stärker ab, so ist vielleicht eine Herzklappe undicht, und ein Teil des Blutes strömt durch diese zurück (außerdem können beide Funktionsstörungen zusammen einen scheinbar normalen Blutdruckabfall vortäuschen).

Die Gefäßverengungen selbst können durch Eiweißeinlagerungen in den Gefäßwänden oder durch gefäßverengende Genußgifte (Nikotin, Coffein) oder durch beides verursacht sein.

Entsprechend aussichtsreich in ihren Wirkungen sind Ernährungskorrektur und der Verzicht auf diese Gifte. Bei konsequentem Verhalten und genügend Ausdauer über einige Monate hinweg ist fast in jedem Falle eine völlige Normalisierung der Gefäßdurchmesser auch in höherem Alter zu erwarten.

Auch bei Verengungen der Herzkranzgefäße sollte man nicht immer gleich auf den letzten, risikoreichen und in seinen Folgen noch nicht überschaubaren Ausweg der Bypass-Operation verfallen, bei der die verengte Stelle mit einem anderswo im Organismus entnommenen Blutgefäß umgangen wird. Für diese Operationen bestehen an den wenigen dafür eingerichteten Kliniken ohnehin lange Wartezeiten. Selbst dann, wenn man sie für unumgänglich halten sollte, kann man durch sofortige vollkommene Umstellung auf Intensivkost und biomedizinische Begleittherapie bis zur Operation versuchen, inwieweit eine Normalisierung auch ohne einen solchen Eingriff gelingen könnte. Man wird von der Wirksamkeit dieser vergleichsweise einfachen Maßnahmen zumeist überrascht sein.

Solange ein Blutgefäß nicht völlig verstopft und verschlossen ist, läßt es sich immer durch Ernährungsumstellung und biomedizinische Begleittherapie in seiner Funktion verbessern. Da die Viskosität des Blutes hierbei außerdem niedriger wird (d.h., es wird dünnflüssiger) und sich seine vorher erhöhte Gerinnungsneigung bald normalisiert, sind die akuten Risiken eines solchen Zustandes sehr rasch überwunden, und eine allmähliche Normalisierung ist eingeleitet.

Gelenkerkrankungen

Hier wird auf die Darlegungen unter Arthritis und Arthrosen verwiesen. Die meisten Gelenkerkrankungen lassen sich im Laufe einiger Monate normalisieren, weil die Wegnahme der

Ursachen den Weg für eine Regeneration freimacht und gleichzeitig ein die Gelenke überlastendes Übergewicht abgebaut wird.

Die fast einzige Ausnahme, bei welcher der Einsatz eines künstlichen Gelenkes unumgänglich ist, stellt das Absterben des Hüftgelenkkopfes dar, das durch völligen Verschluß des blutversorgenden Gefäßes erfolgt. Das kann eine spezifische Folge langjähriger Arteriosklerose am Hüftgelenk sein. Auch dann ist indessen eine Ernährungsrichtigstellung unumgänglich, einmal um weiteren Folgen der Arteriosklerose vorzubeugen, und zum anderen, um eine bessere Einheilung des künstlichen Gelenkes zu gewährleisten.

Gerinnungsneigung des Blutes

Die Gerinnung des Blutes ist ein lebenswichtiger Schutzmechanismus, welcher verletzte Blutgefäße alsbald abdichtet, um einen größeren Blutverlust zu vermeiden. Bei der Bluterkrankheit fehlt diese Fähigkeit; Bluter sind schon bei geringsten Verletzungen durch Verbluten bedroht, wenn nicht durch besondere ärztliche Maßnahmen ein Stillstand der Blutung herbeigeführt wird.

Verletzt sich ein gesunder Mensch, so gerinnt austretendes Blut alsbald und dichtet die Stelle des Austritts ab. Diese wichtige Aufgabe wird von den sogenannten Blutplättchen wahrgenommen. Sie sind überall im strömenden Blut vorhanden und haben, wie andere Blutzellen auch, normalerweise eine glatte Oberfläche. Sobald aber irgendwo ein Blutgefäß verletzt ist, stülpen sie zahlreiche kleine Arme aus, mit welchen sie sich gegenseitig festhalten und so ein Gerinnsel bilden, welches den weiteren Austritt des Blutes verhindert. Was nun weiter geschieht, weiß man erst seit kurzer Zeit:

Sobald kein Blut mehr aus dem Gefäß austritt, ziehen die im Inneren des Gefäßes befindlichen Blutplättchen ihre Ärmchen ein. Dadurch geben sie den Weg für den Blutstrom wieder frei. Nur die an der verletzten Stelle der Gefäßwand sitzenden Plättchen behalten ihre gegenseitige Verzahnung bei und bilden so einen Teppich, welcher abdichtet, bis das Gefäß zugeheilt ist.

Diese erstaunliche Fähigkeit der Wiederauflösung geronnenen Blutes, sobald dies zweckmäßig ist, besteht mehrere Stunden lang. Sie ist allerdings nur dann möglich, wenn zwischen Gerinnungs- und Auflösungsneigung von den Gegebenheiten des Blutmilieus her ein Gleichgewicht herrscht. Bei Eiweißüberschüssen im Blut hingegen besteht eine Verschiebung dieses Gleichgewichts in Richtung Gerinnungsneigung.

Diese erhöhte Gerinnungsneigung ist es, welche tödliche Gefahr für Infarkt- und Hirnschlaggefährdete ebenso wie für Frischoperierte bedeutet. Bei geringstem Anlaß kann es im Blutgefäßsystem zur Bildung von Blutpfröpfen kommen, welche dann zum Absterben des von ihnen versorgten Gebietes und damit in vielen Fällen zum Tode führen.

Besonders gern setzen sich solche Blutpfröpfe an arteriosklerotisch veränderten Gefäßinnenwänden an.

Bei gefährdeten Personen ist eine künstliche Herabsetzung der Gerinnungsneigung auf normale Werte in ihren Auswirkungen fragwürdig und birgt bei längerfristiger Durchführung die Gefahr einer Leberschädigung durch die betreffenden Mittel in sich.

Durch reine Intensivkost und einige Aderlässe hingegen kann die Gerinnungsneigung in ganz kurzer Zeit auf natürliche Weise normalisiert werden, was sich durch Messung leicht kontrollieren läßt.

Gicht

Das »Zipperlein« war früher eine auf wohlhabende Leute beschränkte Krankheit; sie konnten sich schon damals eine fleischreiche Ernährung leisten. Heutzutage ist der Fleisch- und Wurstverzehr nicht mehr auf die reichen Schichten beschränkt.

Auch Milch und Milchprodukte – das ist weniger bekannt – können Gicht erzeugen oder fördern. Bei anfälligen Personen genügt schon 1 Liter täglich, damit sich allmählich eine Gicht entwickelt.

Sie wird von Harnsäurekristallen ausgelöst, die sich um die Gelenke und in den Gelenken ablagern. Harnsäure ist das Endprodukt des Eiweißabbaues. Je mehr Eiweiß mit der Nahrung zugeführt wird, desto mehr Harnsäure entsteht. Da sich Eiweißüberschüsse aber gleichzeitig in den Gefäßwänden und in den Filtermembranen der Nieren ablagern, kann die Harnsäure gleichzeitig immer schlechter abtransportiert und ausgeschieden werden. So entsteht ein richtiger Teufelskreis.

Sobald man den Zustrom überschüssigen Eiweißes stoppt und nur noch eine ausreichende Eiweißversorgung mit Hilfe der Intensivkost vornimmt, kehrt sich der Prozeß um. Dabei darf man sich nicht wundern, daß noch lange Zeit ein erhöhter Harnsäurespiegel im Blut feststellbar sein wird; denn das Blut ist der einzige Transportweg, über welchen die Harnsäure aus den Geweben zu den Nieren transportiert werden kann, wo sie ausgeschieden wird.

Wird gleich in den Anfängen einer sich entwickelnden Gicht konsequent umgestellt, so kann die völlige Ausheilung problemlos erwartet werden. Ist sie schon sehr fortgeschritten, so mag auch der Heilungsprozeß lange dauern; viele Patienten werden dann aber schon glücklich sein, statt weiterer Verschlechterung allmähliche Besserung zu erfahren.

Gewarnt werden muß vor dem Einsatz von entzündungshemmenden und schmerzlindernden chemischen Mitteln, weil sie die Regenerationskräfte des Organismus schädigen, und ebenso vor dem Einsatz von Cortisonpräparaten, die zwar vordergründig schmerzlindernd wirken, gleichzeitig aber die Produktionsfähigkeit der eigenen Nebenniere in bezug auf Cortison nachhaltig schädigen. Es ist deshalb besonders wichtig, daß bei Gicht, ebenso wie bei Rheuma und Gelenkerkrankungen, nur Mittel und Verfahren der biologischen Medizin eingesetzt werden.

Unter diesen Voraussetzungen können Besserungen und Heilungen in entscheidend größerem Umfang erwartet werden, als dies bisher der Fall war.

Grippeanfälligkeit

Für Grippeanfälligkeit gilt das gleiche wie für Erkältungsanfälligkeit. Zu warme Räume, zu warme Kleidung und eine zu eiweißreiche Ernährung sind ihre Hauptursachen. Dabei kommt der Milch und den Milchprodukten besondere Bedeutung zu. Offenbar belasten sie das Lymphsystem so, daß dieses in der normalen Abwehr von Virusinvasionen geschwächt ist. Die Lymphe und die serösen Ausscheidungen der Schleimhäute werden dickflüssiger, schleimiger, der normale Fluß stockt, Infektionen können besser angehen, und die Schleimsubstanzen begünstigen ein Aufquellen der Schleimhäute (wären sie dünnflüssiger, würden sie leichter abgesondert werden).

Eine lebendige, vollwertige *zivilisierte Urnahrung,* wie sie die Intensivkost darstellt, läßt die meisten Leute schon die nächste Grippeperiode unangefochten überstehen.

Übrigens übersommert das Grippevirus im Schwein; der Verzehr von Schweinefleisch und Wurstwaren (Wurst läßt sich ohne Schweinefleisch nur schwer herstellen) prädestinieren besonders für Grippe.

Hämorrhoiden

Hämorrhoiden sind nichts anderes als Krampfadern, welche sich am Darmausgang bilden. Beide sind vergrößerte, sozusagen »ausgeleierte« Venen. Der Entstehungsmechanismus ist überaus interessant:

Während Eiweißüberschüsse in der arteriellen Seite des Blutkreislaufs Gefäßwandverdickungen verursachen, lösen sie bei den Venen eine Vergrößerung der Wandfläche aus. Die Venenwände wachsen in die Breite; dadurch wird ihr Innendurchmesser größer. Hierdurch nehmen sie mehr Blut auf; außerdem müssen ihre Wände wegen der vergrößerten Fläche bei gleichem Blutdruck mehr aushalten. Je größer ihr Durchmesser wird, desto eher geben sie dem Innendruck weiter nach, bis sie schließlich, mit der Folge lebensgefährlicher Blutungen, platzen können. Ebenso kann es aber durch den immer geringer werdenden Blutdurchfluß bei erhöhter Gerinnungsneigung zur Bildung von Blutgerinnseln in den Krampfadern kommen.

Gesunde Venen haben an vielen Stellen Klappenventile, welche einen Rückfluß des Blutes verhindern und so dem Herzen das Ansaugen des Blutes aus den Venen erleichtern. Bei vergrößertem Innendurchmesser schließen diese Ventile nicht mehr, so daß der ganze Druck der stehenden Blutsäule vom Herzen bis hinunter in die Beinvenen reicht. Dies fördert die Bildung von Krampfadern weiter.

Auch Stuhlverstopfung durch falsche Ernährung und nachfolgende Darmerweiterungen fördern durch den Druck auf die große Hohlvene im Bauchraum die Rückstauung des Blutes in den Venen und damit die Bildung von Hämorrhoiden und Krampfadern.

Aus alledem ergibt es sowohl für die Verhütung von Krampfadern als auch für schon in Erscheinung getretene nur eine Maßnahme: Man stellt die Ernährung richtig und entlastet den Enddarm außerdem durch Einläufe in der Anfangsphase täglich, später ab und zu.

Hämorrhoiden werden so in den meisten Fällen beschwerdefrei und bilden sich allmählich zurück.

Hautekzeme

Hautekzeme sind der Versuch des Organismus, Stoffwechselgifte durch entzündliche Prozesse über die Haut auszuscheiden, weil er sie auf normalem Wege nicht ausscheiden kann oder weil diese immer wieder zu reichlich produziert oder zugeführt werden. Nicht selten kommen ihm dabei noch Pilze oder Bakterien zu Hilfe, welche über spezifische Fermente zum Abbau solcher Substanzen verfügen. Äußerlich stellt sich das Ganze dann als eine bakterielle oder als eine Pilzinfektion der Haut dar.

Während es mit den üblichen Methoden (Salben, Bestrahlungen usw.) ein frustrierendes Unterfangen ist, gegen Hautkrankheiten vorzugehen, verblassen und verschwinden diese in vielen Fällen wie von selbst, wenn ihnen durch Richtigstellung der Ernährung, eventuell zusätzliche biomedizinische Maßnahmen und Vermeidung von Giftzufuhr der Nährboden entzogen wird. Auf diese Weise können sowohl die meisten Pilzinfektionen als auch Pickel und sonstige Hautunreinheiten innerhalb einiger Wochen bis Monate ausgeheilt werden.

Bei speziellen Hautekzemen wie dem Milchschorf muß daran gedacht werden, daß er im Sinne der Homotoxinlehre in Wechselwirkung mit einer anderen Erkrankung (bei Milchschorf ist dies meist Asthma) stehen kann und beide eine gemeinsame Ursache haben können. Ernährungsrichtigstellung und die weiteren Möglichkeiten der biologischen Medizin lassen auch solche komplizierter gelagerten Erkrankungen meistens überwinden.

Herzinfarkt

Als Herzinfarkt bezeichnet man das Absterben eines Teils des Herzmuskels. Ausgelöst wird es durch den völligen Verschluß eines der Herzkranzgefäße, welche den Herzmuskel mit Blut versorgen sollen.

Während des Zweiten Weltkrieges waren Herzinfarkte aufgrund der zwangsweise gesünderen Ernährung so selten, daß nicht einmal alle Medizinstudenten während ihres Studiums einen Patienten mit Herzinfarkt zu Gesicht bekommen konnten. Heute ereignen sich in der Bundesrepublik Deutschland jährlich ca. 600 000 Herzinfarkte, von welchen ca. 200 000 tödlich verlaufen. Während man noch vor einigen Jahren den Herzinfarkt als eine Alterskrankheit ansah, werden heute immer jüngere Menschen davon ereilt, zum Teil schon im »besten Alter« zwischen 20 und 40 Jahren. Am häufigsten erkranken Männer im Alter zwischen 40 und 60 Jahren.

Nur dem äußeren Anschein nach erfolgt ein Herzinfarkt aus heiterem Himmel. In Wirklichkeit sind ihm jahre- und jahrzehntelange Ernährungs- und Verhaltensfehler vorausgegangen. Außerdem kündigt er sich nicht selten vorher durch wiederkehrende stechende Schmerzen in der Brustbeingegend oder in den linken, manchmal in den rechten Arm ausstrahlende Beschwerden an. Immer liegen schwerwiegende Gefäßveränderungen zugrunde, die jedoch nur bei ausdrücklicher Untersuchung festgestellt werden können. Meistens geht dem Herzinfarkt Bluthochdruck voraus. Besonders gefährdet sind jene Personen, die viel tierisches Eiweiß und isolierte Kohlenhydrate essen; weiter erhöht wird das Risiko durch Rauchen.

Wie schon unter dem Stichwort *Bluthochdruck* beschrieben, lagern sich bei einer an tierischem Eiweiß und isolierten Kohlenhydraten reichen Ernährung Mukopolysaccharide in den Gefäßwänden – auch in den Herzkranzgefäßen – ab und führen zu einer Verengung des Innendurchmessers. Hält die Einlagerungstendenz jahrelang an, so kann das Gefäß allein durch diesen Mechanismus schließlich ganz undurchlässig werden. Es ist im Prinzip der gleiche Vorgang wie bei Diabetesgangrän: Das von dem Gefäß versorgte Gebiet stirbt bei dessen Verschluß ab. Das Überleben des Herzinfarktpatienten hängt dann davon ab, ob dem Organismus die narbige Verheilung des abgestorbenen Herzmuskelteils gelingt, ohne daß die

Herzwand dabei durchreißt. Viele Patienten überleben so den ersten Herzinfarkt, sterben aber dann beim zweiten oder dritten Rückfall, weil sie ihre ursächliche falsche Lebensweise nicht geändert haben.

Wenn die Warnzeichen oder bedenkliche Untersuchungsbefunde des Arztes rechtzeitig ernstgenommen werden und zu einer radikalen Umstellung der Ernährung und Lebensweise führen, kann ein Herzinfarkt zuverlässig verhütet werden. Denn die Dünnflüssigkeit des Blutes wird ebenso zügig besser, wie die bedrohlichen Einlagerungen in der Gefäßwand bald abgebaut werden. Ist die Gefährdung ganz akut, sollten sogleich ein Aderlaß von ca. 100 ccm vorgenommen und die hämatogene Oxidationstherapie eingesetzt werden.

Leider wird die Gefährdung von vielen Patienten erst nach dem eingetretenen ersten Herzinfarkt ernstgenommen. Gelingt es dem Patienten, diesen zu überleben, so hat er auch dann noch die Möglichkeit, durch konsequente Ernährungs- und Lebensumstellung weitere Infarkte sicher zu verhüten, seine volle Leistungsfähigkeit wiederzuerlangen und bei richtig aufgebautem Training sogar zu einem leistungsfähigen Langstreckenläufer zu werden.

Wer die Gefahr vermeiden möchte, von einem lebensbedrohenden oder tödlichen Herzinfarkt mitten aus dem Leben gerissen zu werden und womöglich eine unversorgte Familie zurückzulassen, der sollte am besten rechtzeitig, das heißt jetzt, auf eine gesunde Ernährung umstellen und, falls er bisher rauchte, diese Gewohnheit aufgeben.

Gerade Nikotin ist ein heimtückisches Gefäßgift, welches zunächst eine mit angenehmen Gefühlen verbundene Gefäßerweiterung auslöst, die aber schon etwa eine Stunde später zu langanhaltenden Gefäßkrämpfen (Gefäßverengungen durch Krampf der glatten Muskulatur in der Gefäßwand) führt. Gerade bei ohnehin schon verengten Gefäßen kann dieser Gefäßkrampf viel früher als Ernährungsfehler allein einen Herzinfarkt auslösen. Die nächste Zigarette hebt mit ihrer gefäßerweiternden Wirkung diesen Krampf vorübergehend auf, addiert sich aber in der Langzeitwirkung mit der ersten usw.

Herzklappenfehler

Herzklappen sind Ventile und helfen dem Herzen in sinnvoller Weise, seine Pumpleistung zu vollbringen. Voraussetzung dafür ist, daß die Herzklappen dicht schließen.

Heutzutage kommt es häufig vor, daß sie undicht werden. Eine der seit langem bekannten »Ursachen« ist die Endocarditis lenta, eine schleichende Infektion der Herzinnenwand, die von Herden an toten Zähnen ausgehen kann. Die wirkliche Ursache ist in diesem Fall wiederum falsche Ernährung, die zu Zahnerkrankungen und schließlich zu toten, beherdeten Zähnen geführt hat. Die Infektion führt zur Verunstaltung der Herzklappen, so daß diese nicht mehr dicht schließen.

In vielen anderen Fällen ist der Herzklappenschluß indes ohne eine solche Infektion gestört. Hierzu habe ich mir zunächst eine Arbeitshypothese (eine Annahme aufgrund verschiedener Tatsachen als Arbeitsgrundlage) geschaffen, die dann durch die Bestätigung am Patienten ihre Richtigkeit erwies:

Es ist bekannt, daß Sportler mit einer reichlichen Zufuhr von tierischem Eiweiß eine starke Vergrößerung ihrer Muskeln erreichen können. Wie ich an anderer Stelle gezeigt habe, wird hierbei die Nahrungs- und Sauerstoffversorgung der einzelnen Muskelfasern immer ungünstiger, weil sich ihr Inhalt viel stärker vergrößert als ihre Oberfläche, durch welche der Stoffaustausch erfolgen muß. So erreicht der Sportler schließlich einen Punkt, bei dem die Leistung nicht weiter nach oben geht, sondern wieder absinkt; in dieser kritischen Phase entsteht dann der praktische Zwang zum Doping.

Man kann davon ausgehen, daß der Herzmuskel auf reichliche Eiweißzufuhr und erhöhte Beanspruchung wegen verengter Blutgefäße in gleicher Weise mit Herzmuskelvergrößerung reagiert. Bei diesem Aufquellen des Herzmuskels kommen die aus festerem, sehnigem und fast knorpelartigem Bindegewebe bestehenden Herzklappen nicht mit. Ihre Ränder werden vom Ventilschlußrand weggezogen, so daß sie ihre Ventilfunktion nicht mehr sauber erfüllen können. Sobald aber ein Teil des gepumpten Blutes durch den undichten Spalt der Herzklappen zurückströmt, wird das Herz zu weiter vermehrter Leistung gezwungen, was die Vergrößerung des Herzmuskels noch beschleunigt. So treibt der Patient rasch einem Zustand zu, bei welchem das Einsetzen künstlicher Herzklappen bisher als einziger Ausweg erschien.

Wie die praktische Erfahrung, ausgehend von dieser Arbeitshypothese, gezeigt hat, verkleinert sich nach Umstellung auf Intensivkost der Herzmuskel bei solchen Patienten recht zügig innerhalb einiger Wochen bis Monate (je nach Schwere des Zustandes), und zwar so weit, daß die Herzklappen wieder schließen, das Herz seine Pumpleistung ungestört erfüllen kann und aufgrund der dann geringeren Beanspruchung seine ursprüngliche gesunde Größe wieder erreicht. Der Prozeß wird noch begünstigt dadurch, daß gleichzeitig das ganze Blutgefäßsystem leichter durchlässig wird und sich die vorher erhöhte Viskosität des Blutes normalisiert, so daß durch geringeren Strömungswiderstand auch von daher eine geringere Herzleistung erforderlich ist.

Treten also Fehler in der Herzklappenfunktion auf, so sollten die ersten und meist auch ausreichenden Maßnahmen eine Zahnherdsanierung und die Umstellung auf Intensivkost sein. Man kann davon ausgehen, daß dadurch in den meisten Fällen der sehr schwerwiegende Eingriff einer Herzklappenoperation vermieden werden kann.

Impotenz

Impotenz bei Männern – die Unfähigkeit zur Ausübung des Geschlechtsverkehrs aufgrund fehlender Erektion des Gliedes oder vorzeitiger Samenentleerung – ist weiter verbreitet, als allgemein bekannt ist. Niemand spricht gerne darüber, und manche davon Betroffenen versuchen, durch Prahlerei den Eindruck vom Gegenteil zu erzeugen.

Die Ursache vorzeitiger Samenentleerung wird meist in psychischen Verklemmungen oder Schädigungen gesucht. Es muß jedoch angenommen werden, daß die funktionellen Störungen aufgrund ungenügender Hormonproduktion oder Blockierung von Hormonrezeptoren letztlich auch hier wiederum auf zu eiweißreiche und an Vitalstoffen zu arme Ernährung zurückzuführen sind.

Nachlassende und schließlich versiegende Erektionsfähigkeit des männlichen Gliedes ist, wie Forschungen in den letzten Jahren gezeigt haben, durch arteriosklerotische Veränderungen an jenen Blutgefäßen bedingt, welche die Schwellkörper des Gliedes versorgen sollen. Je mehr sich die Gefäßwand der Arteria penis dorsalis (der auf der Rückseite verlaufenden Hauptarterie) durch Einlagerungen von Mukopolysacchariden verdickt, desto enger wird ihr Innendurchmesser, und desto langsamer und unvollkommener füllen sich die Schwellkörper mit Blut.

Auch jene kleinen Organe, welche die abfließenden Venen zur Erektion verschließen, sind bei arteriosklerotischen Veränderungen in ihrer Funktion beeinträchtigt.

Das Ergebnis der Veränderungen ist daher eine ungenügende Blutfüllung und ein vorzeitiges Abfließen der ohnehin zu geringen Blutmenge aus den Schwellkörpern, so daß keine rechte Erektion mehr zustande kommen kann.

Solange die blutversorgenden Gefäße noch nicht völlig verschlossen sind, kann durch Umstellung auf Intensivkost mit einer Normalisierung der Blutversorgung und daher mit einer Wiedererlangung der vollen Potenz gerechnet werden, zumal sich auch die Hormonproduktion dabei bessert und die Hormonrezeptoren wieder funktionsfähiger werden (von arabischen Bekannten wurde ich darauf aufmerksam gemacht, daß für ihre Länder hierin der vielleicht wichtigste Aspekt zur Wiederherstellung natürlicher Gesundheitsgrundlagen liegt, da sie vielfach mehrere Frauen haben und das Problem besonders prekär wird, wenn ein älterer Mann eine junge Frau hinzuheiratet).

Ist es bereits zu einem völligen Verschluß der Arteria penis dorsalis gekommen, so besteht zumindest in manchen Fällen noch die Möglichkeit einer operativen Behebung des Defektes. Soweit sollte man es aber nicht kommen lassen.

Besonders häufig findet sich übrigens Impotenz als Begleiterkrankung, nicht selten sogar als Vorbote von Bluthochdruck, Diabetes oder Herzinfarkt. Ganz besonders häufig sind jene Raucher von Impotenz betroffen, die sich auch noch falsch ernähren.

Von einer rechtzeitigen Richtigstellung der Ernährung bei gleichzeitigem Verzicht auf Nikotin und auf regelmäßigen Alkoholgenuß ist in den meisten Fällen eine völlige Normalisierung der Potenz zu erwarten.

Infektionskrankheiten und die Frage der Impfungen und Antibiotikaanwendung

Die klassische Erkenntnis des berühmten französischen Arztes Claude Bernard *Le terrain est tout, le germe n'est rien* (Der Nährboden ist alles, der Keim ist nichts) zeigt, wie Infektionskrankheiten einzuschätzen sind. Ihre Ursache ist nicht jeweils der sogenannte Krankheitskeim, sondern eine Veränderung der Substrate im Organismus in der Weise, daß dieser als Nährboden für die Vermehrung des Krankheitskeims geeignet wird. Impfungen sind daher keine ursächliche Vorbeugung.

So ist die Infektionsanfälligkeit von Kindern – häufig geschwollene Rachenmandeln, die ewig laufende Nase, geschwollene Nasenschleimhäute mit dem Zwang zur Mundatmung, geschwollene Lymphknötchen – in aller Regel auf die Ermahnung der Mutter zurückzuführen, trotz der vorhandenen natürlichen Abneigung genügend Milch zu trinken, weil diese doch so gesund sei ... Stellt man diese Milchzufuhr ab und reicht die beschriebene vollwertige pflanzliche Intensivkost, so kann eine solche Anfälligkeit – medizinisch als *Lymphatismus* bezeichnet – innerhalb weniger Wochen oder Monate endgültig verschwinden. Damit verschwindet gleichzeitig auch eine der Ursachen von Kiefermißbildung: Bei ständig offenem Mund kommt es zu einem Zusammenfallen des Oberkiefer-Zahnbogens, weil die stützenden Kräfte der Zunge fehlen.

Auch die Anfälligkeit für Darminfektionen hängt entscheidend vom Nährboden, das heißt vom Ernährungsverhalten ab. Sobald tierisches Eiweiß und gekochte pflanzliche Nahrungsmittel im Essen enthalten sind, steigt die Infektionsgefährdung, während es bei konsequenter Ernährung mit ausschließlich lebendigen pflanzlichen Nahrungsmitteln trotz etwa vorhandener Keime nicht dazu kommt. Dies mag unter anderem daran liegen, daß bei gesunder Ernährung eine kräftige Produktion von Salzsäure im Magen erfolgt, welche etwaige Keime abtötet; außerdem sind die Abwehrsysteme besser funktionsfähig.

Ein amüsantes Beispiel hierfür erlebte ich mit meiner Familie bei einem längeren Aufenthalt in Südamerika. Dort war kurz vorher ein anderer deutscher Arzt gewesen, der gern und reichlich Fleisch aß. Er litt während der ganzen Dauer seines

Aufenthalts unter der bekannten *Rache Montezumas,* das heißt, er hatte mit fürchterlichem Durchfall zu kämpfen. Deshalb wurde sehr sorgfältig registriert, wie es da wohl der Schnitzer-Familie ginge ... Als trotz wochenlangem Aufenthalt unter sonst gleichen Bedingungen und dem ausschließlichen Verzehr großer Mengen roher Salate und Früchte keinerlei Durchfall auftrat, sahen die südamerikanischen Freunde hierin die Bestätigung dafür, daß diese frugivore Ernährung offensichtlich die für den Menschen richtige ist. Seither wird sie auch dort in zahlreichen Arztpraxen als Basistherapie zur Behandlung chronischer Krankheiten eingesetzt.

Ist es doch einmal zu einer Infektion mit Fieber oder Durchfällen oder beidem gekommen, so darf auf keinen Fall zu Antibiotika oder desinfizierenden Mitteln gegriffen werden (Ausnahme akut lebensbedrohliche Situationen, wobei sofort zusätzliche Maßnahmen zur Verringerung des angerichteten Schadens erforderlich sind). Wie die Erfahrung gezeigt hat, *kann* dies wenige Wochen später eine schwere chronische Krankheit wie Diabetes oder Leukämie auslösen. Richtiger ist es vielmehr, in einem solchen Fall bei der ohnehin meist vorhandenen Appetitlosigkeit zu fasten, so daß das Lymphsystem völlig frei für die Abwehr des Infektionsangriffs ist, und den Abwehrsystemen mit pflanzlichen und homöopathischen Heilmitteln bei der Durchführung ihrer äußerst sinnvollen, vom Fieber unterstützten Programme zu helfen.

Bei der natürlichen Ernährung mit überwiegend lebendigen pflanzlichen Nahrungsmitteln ist die Infektionsanfälligkeit gering. Kommt es doch einmal dazu, so verläuft diese komplikationslos und rasch. So kann eine Grippe in 1 bis 2 Tagen überwunden werden, während ein falsch ernährter Mensch sich damit unter Umständen ganze Wochen herumplagen muß.

Jugenddiabetes

Untersucht man die Vorgeschichte eines Jugenddiabetes, so stößt man fast immer auf fiebersenkende, entzündungshemmende Maßnahmen in den Wochen bis Monaten vor dem Auftreten der Krankheit. Jugenddiabetes ist eine Degenerationsphase im Sinne der Homotoxinlehre und deshalb nicht einfach zu behandeln. Dennoch ist der bald einsetzende Ersteffekt einer Umstellung auf Intensivkost ein wesentliches Zurückgehen des Insulinbedarfs – nicht selten innerhalb von 2 bis 3 Tagen auf die Hälfte. Insulinbedarf und Blutzuckerspiegel gehen dann im Verlauf von 3 Monaten allmählich noch etwas weiter zurück, um dann meist auf einem relativ niedrigen Niveau von 5, 7 oder 10 Einheiten Insulin pro Tag stehenzubleiben. Lange dachte ich und die auf diesem Gebiet mit mir zusammenarbeitenden Ärzte, daß damit alles Erreichbare erreicht sei. Dann stellte sich aber heraus, daß durchschnittlich etwa 9 Monate nach Therapiebeginn ein weiterer Rückgang des Insulinbedarfs einsetzt, wenn die Intensivkost konsequent durchgehalten wurde. Manchmal werden Jugenddiabetiker schon hierdurch frei von der Insulinabhängigkeit und haben auch ohne Insulin normale Blutzuckerwerte. In anderen Fällen zeigt die Anwendung der von Professor Niehans entwickelten Zellulartherapie nach 9 Monaten Intensivkost bei Jugenddiabetes auf einmal Heilwirkungen, während sie bei früherem Einsatz wirkungslos war. Infolgedessen besteht in nicht wenigen Fällen die Aussicht, auch den schwierigen jugendlichen Diabetes ganz ausheilen zu können.

Häufig findet sich als Begleitkrankheit eine chronische Entzündung im Magen-Darm-Trakt, welche die Unverträglichkeit der an sich günstig wirkenden Intensivkost zur Folge hat. Hier muß zunächst 2 bis 3 Wochen 3mal am Tage ausschließlich die Weizensuppendiät – und sonst nichts außer Tees oder Wasser – genommen werden, wobei die Menge vom Sättigungsgefühl bestimmt werden kann. Nach dieser Zeit und bei zusätzlichen therapeutischen Maßnahmen, wie Einläufen, der Anwendung von natürlichen Bitterstoffen, homöopathischer Medikation und hämatogener Oxidationstherapie, kann der Gesundungsprozeß seinen Fortgang nehmen (Näheres ist in meinem Buch *Biologische Heilbehandlung der Zuckerkrankheit und ihrer Spätfolgen* beschrieben).

Krampfadern

Krampfadern sind erweiterte Venen. Bei ihrer Entstehung wirken verschiedene Ursachen zusammen (siehe auch unter Hämorrhoiden):

Eine an tierischem Eiweiß und isolierten Kohlenhydraten reiche Ernährung führt bei Venen nicht zur Gefäßwandverdikkung wie bei Arterien und Kapillaren, sondern zu einer Vergrößerung der Wandfläche. Man kann dies vergleichen mit dem Aufquellen der Haut an den Händen, wenn man diese längere Zeit in Seifenlauge bürstet. Die Haut wird dabei nicht dicker, sondern vergrößert vielmehr ihre Fläche, so daß sie sich in Wellen legen muß.

Bei falscher Ernährung kommt es dabei auch zur Stauung des Darminhalts (Erweiterung des Darmlumens, Absinken der Gedärme ins Becken, Aufblähung durch Gasrückstau usw.). Dabei drücken die überfüllten und abgesunkenen Gedärme auf die große Hohlvene an der Bauchrückwand, welche das Blut von den unteren Gliedmaßen zurücktransportiert. Die ohnehin erweiterten Venen werden durch diesen Rückstau weiter aufgetrieben. Wenn die Venen auf diese Weise in ihrem Innendurchmesser vergrößert sind, passiert etwas Ähnliches wie beim Aufquellen des Herzens durch Eiweißüberschuß: die einen Rückfluß des Blutes verhindernden Venenklappen schließen nicht mehr. Infolgedessen müssen die Venenwände den Flüssigkeitsdruck der gesamten Blutsäule bis zum Herzen tragen. Diesem Druck sind sie um so weniger gewachsen, je mehr sie erweitert sind. Denn der Gesamtdruck vermehrt sich mit der größer werdenden Wandfläche immer mehr (Druck wird bekanntlich in Kilogramm pro Quadratzentimeter Wandfläche gemessen und definiert).

Diese Mechanismen wirken mit lawinenartiger Beschleunigung zusammen. In den stark erweiterten Venen verlangsamt sich die Strömungsgeschwindigkeit des Blutes immer mehr, und da bei eiweißreicher Ernährung auch die Gerinnungsneigung des Blutes erhöht ist, kann es zur Bildung gefährlicher Blutgerinnsel kommen, welche abreißen, zum Herzen und von dort in die Lunge transportiert werden. Hier bleiben sie in dem enger werdenden Gefäßsystem irgendwo stecken und lösen so unter Umständen eine Lungenembolie aus.

Bei ersten Anzeichen von Krampfadern ist die Verhütung durch rechtzeitige Ernährungsumstellung die sicherste Möglichkeit. Sind sie einmal aufgetreten, so können Verschlimmerungen durch Ernährungsrichtigstellung zwar weitgehend vermieden werden; ob aber auch eine allmähliche Rückbildung erreichbar ist, ist noch nicht bekannt. Indessen besteht die

Möglichkeit, verbliebene Krampfadern operativ zu entfernen, wobei sorgfältig vorgegangen werden muß, um Embolien zu vermeiden. Bei großen Krampfadern empfieht sich solches, da sonst bei Verletzungen oder spontanem Wandbruch Verblutungsgefahr besteht.

Spezielle Formen von Krampfadern sind Hämorrhoiden (siehe dort) und Ösophagusvarizen (Krampfadern in der Speiseröhre), welche typische Begleiterscheinungen der als Spätfolge des Diabetes auftretenden Leberveränderung sind und zu fast unbemerktem inneren Verbluten führen können. Auch in diesen Fällen darf man von einer rechtzeitigen Ernährungsrichtigstellung und einer begleitenden biomedizinischen Therapie erwarten, daß solche schlimmen Folgen verhütet werden können.

Krebserkrankungen

Jahrzehnte hindurch wurde Krebs als Entartung einzelner Zellen betrachtet, welche sich – ähnlich wie Bakterien oder Viren – vermehren und den Organismus »befallen«. Infolgedessen bekämpfte man Krebs mit allen Mitteln zur Entfernung, Zerstörung, Ausrottung der Krebszellen im Organismus und setzte Substanzen zur Hemmung von Zellteilungen ein – die natürlich auch die Teilung gesunder Körperzellen behindern mußten. Nachdem jedoch die Erfolge solcher Maßnahmen zu wünschen übrigließen und es häufig zu Rückfällen kam, sieht man Krebs heute als eine Erkrankung des gesamten Organismus an, welche die Vermehrung von Krebszellen zur Folge hat.

Heute sind mehrere tausend Substanzen bekannt, welche kanzerogen wirken, das heißt Krebs erzeugen können. Allerdings fand die Forschung in jüngster Zeit heraus, daß Krebsgifte nicht unter allen Umständen zu Krebs führen, sondern daß hier noch zusätzliche aktivierende oder begünstigende Faktoren vorhanden sein müssen. Es wurden auch einige Stoffe entdeckt, die so wirken. Außerdem aber wird allgemein konstitutionell wirksamen Faktoren wie der Ernährungsweise eine immer größer werdende Bedeutung beigemessen.

Bekannt ist auch, daß bei Krebszellen die Zellatmung gestört ist, daß Krebszellen 100 oder mehr verschiedene Fähigkeiten gesunder Körperzellen verloren haben, daß sie aus der Gesamtsteuerung des Organismus (die z. B. die Zellvermehrung bei einer Wundheilung anregt und dann stoppt) ausscheren.

Auch psychische Mitursachen wurden erkannt: Patienten mit depressiver, resignierter Lebenseinstellung sind am meisten gefährdet.

Darmkrebs ist in Europa am häufigsten, und er wird von Krebsforschern zu einem hohen Prozentsatz auf eine an tierischem Eiweiß reiche Ernährung zurückgeführt (die auf Fleischnahrung gedeihenden Fäulnisbakterien produzieren im Darm krebsauslösende Nitrosamine). Ebenfalls häufig sind Lungen-, Kehlkopf- und Blasenkrebs, verursacht durch das Rauchen; danach kommen Brustkrebs, Gebärmutterkrebs, Leberkrebs.

Ich beobachte zur Zeit Ergebnisse der Krebsforschung sowie ärztliche und Patientenerfahrungen mit folgender Arbeitshypothese, die immer dann, wenn neue Erfahrungen oder Forschungsergebnisse hinzukommen, entsprechend angepaßt und ausgebaut wird:

Zunächst sind einmal drei Ursachengruppen von Krebs anzunehmen.

1. Krebsgifte, die in Form von Pestiziden, Chemiegiften, Suchtgiften, bestimmten Arzneimitteln oder zu hohen Schwermetallkonzentrationen aus der Umwelt kommen, bei Genuß von tierischem Eiweiß aber auch durch Fäulnisbakterien (Nitrosamine) im Organismus selbst erzeugt werden können.
2. Entzündungshemmende, fiebersenkende Eingriffe bei akuten Erkrankungen mit der Folge einer Schädigung der Abwehrsysteme (progressive Vikariationen nach Reckeweg).
3. Die heute übliche, an tierischem Eiweiß und isolierten Kohlenhydraten reiche Ernährung mit (über die Nitrosaminbildung im Darm hinausgehenden) folgenden Wirkungen:
   a) Störung der Sauerstoffübertragung im inneren Stoffwechsel mangels entsprechender Vitamine, Fermente und hochungesättigter Fettsäuren; infolgedessen Verschiebung vom aeroben in den anaeroben Stoffwechselbereich, welcher auch das Stoffwechselmuster der Krebszellen ist (»Vergärung« anstelle von »Veratmung«).

b) Verdickung der Zellmembranen durch Eiweißüberschuß in der Nahrung, Einlagerung von Eiweißkörpern und Mukopolysacchariden in die Zellwände. Dies hat wiederum mehrere Folgen: Da es sich um einen Zellüberzug aus überall im Organismus vorkommenden Substanzen (Mukopolysacchariden) handelt, kann die Krebszelle vom Abwehrsystem nicht als solche erkannt werden; sie hat sich praktisch mit diesem Substrat »getarnt«. Ferner ist anzunehmen, daß durch diese Zellwandverdickung nicht nur (wie nachgewiesen) Insulinrezeptoren blockiert werden, sondern auch die Rezeptoren für zahlreiche weitere Steuerungshormone, so daß hierin eine Erklärung für das Ausscheren der Krebszellen aus der Steuerung des Gesamtorganismus gesehen werden könnte.

c) Es ist bekannt, daß bei ausreichendem Vorhandensein von Eiweiß jeder Zuckerstoß über die Ernährung nicht nur einen Insulinstoß provoziert, sondern auch eine Ausschüttung von Wachstumshormonen. Bei Jugendlichen führt dies zur Akzeleration (unnatürliches Längenwachstum). Da Erwachsene nicht mehr weiter wachsen können, ist eine Anregung des Wachstums einzelner Zellgruppen anstelle eines Gesamtwachstums denkbar.

Ausgehend davon kann man dann am sichersten vor einer Krebserkrankung sein, wenn man Krebsgifte und entzündungshemmende, fiebersenkende Eingriffe meidet und die in diesem Buch beschriebene zivilisierte Urnahrung des Menschen zu seiner Ernährung macht. Diese Annahme wird auch durch die geringe Krebsanfälligkeit der Mormonen und durch Beobachtungen an Naturvölkern bestätigt, die Dr. Weston A. Price in den 20er und 30er Jahren dieses Jahrhunderts auf seinen Forschungsreisen machen konnte.

Wer schon an Krebs erkrankt ist, sollte zur Verbesserung seiner Lebenschancen unverzüglich die gleichen Maßnahmen ergreifen und sich außerdem einer biomedizinischen Behandlung unterziehen. Die Entfernung abgegrenzter Geschwülste auf operativem Wege ist hierbei ebenfalls sehr zu empfehlen.

Einzelne Erfahrungen liegen vor, daß Brustkrebs (auch in einem 8mal erfolglos operierten Fall) überwunden werden konnte. Damit wird an Erfahrungen angeknüpft, welche die skandinavische Ärztin Dr. Nolfi mit einer reinen Rohkostbehandlung an sich selbst und danach an vielen anderen an Brustkrebs erkrankten Patientinnen machen konnte.

Da Colitis ulceroa in einem erheblichen Prozentsatz der Fälle in Darmkrebs übergeht und andererseits jetzt teilweise heilbar ist (siehe Seite 176/77), läßt sich dieses spezielle Krebsrisiko auch hierdurch mindern.

Eine Erfahrung aus den USA: Von 10000 an Morbus Hodgkin (Lymphdrüsenkrebs) erkrankten Patienten hatten nach 5 Jahren nur 50 überlebt. Diese wurden von einem befreundeten Arzt persönlich befragt. Ergebnis: Alle hatten ihre Ernährungsweise radikal auf rein pflanzliche Frischkosternährung umgestellt.

Ich habe mich dem Gebiet der Krebserkrankungen noch nicht so intensiv wie z. B. dem Diabetes widmen können, stehe aber im Erfahrungsaustausch mit Krebsforschungsinstituten und einzelnen Krebsforschern im In- und Ausland, welche sich in jüngster Zeit zunehmend für die aufgezeigten Annahmen und Erfahrungen interessieren. Persönliche Erfahrungen, die der Weiterentwicklung, Änderung oder Anpassung dieser Arbeitshypothese dienen können, werden deshalb von mir mit großer Aufmerksamkeit entgegengenommen.

Lebererkrankungen und Leberfunktionsstörungen

Die Leber ist die Chemiezentrale des Organismus; in ihr finden chemische Umsetzungs- und Entgiftungsvorgänge in großem Umfang statt. So strömt z. B. das Blut aus dem größten Teil des Darmbereichs zunächst über das Pfortadersystem zur Leber, bevor es wieder in den allgemeinen Kreislauf gegeben wird. Hierbei werden angelieferte Nahrungssubstrate umgesetzt und Gifte neutralisiert. Nur aus dem letzten Darmabschnitt gelangt das rückströmende Blut ohne vorherige Entgiftung durch die Leber direkt in den Kreislauf; deshalb sind dort auftretende Fäulnisprozesse z. B. durch Stuhlverstopfung von so direkter Auswirkung auf den Gesamtorganismus.

Um voll funktionsfähig zu sein, braucht die Leber eine vollwertige Nahrungsversorgung des Organismus mit allen erforderlichen Vitaminen, Fermenten und Spurenelementen, da sie diese als Katalysatoren für ihre Umsetzungen braucht. Ein Teil der erforderlichen Vitamine werden von der Darmbakterienflora des gesunden Menschen produziert; infolgedessen führen falsche Ernährung oder Antibiotikabehandlungen (mit der Folge der Degeneration der Darmbakterienflora) zu Beeinträchtigungen der Leberfunktionen.

Die Leber des Zivilisationsmenschen ist außer durch eine falsche Ernährung auch durch eine Vielzahl von Giften belastet, welche sie täglich verarbeiten und neutralisieren muß: Pestizide, zu hohe Schwermetallkonzentrationen, chemische Arzneimittel in großer Zahl, sonstige Umweltgifte, Genußmittel wie Coffein, Nikotin, Drogen und Alkohol.

Alle diese Faktoren wirken zusammen und haben zur Folge, daß Leberzirrhose (degenerative Schrumpfleber), Leberkrebs und Leberfunktionsstörungen ganz besonders steil zugenommen haben.

Eine weitere Beeinträchtigung der Leberfunktionen entsteht bei Stuhlverstopfung durch chronische Gasstauungen in der rechten oberen Kurve des Dickdarms. Sie liegt in direkter Nachbarschaft zur Leber, so daß die Gase auf die Leber drükken und ihre Durchblutung beeinträchtigen.

Entsprechend nachhaltige Besserung und Heilung bei Leberfunktionsstörungen und -erkrankungen können erwartet werden, wenn der Leber in einer Art »konzertierter Aktion« diese Belastungen allesamt abgenommen und durch Ernährungsrichtigstellung und Gesundung der Darmbakterienflora alle Voraussetzungen für ein gutes Funktionieren dieses Organs geschaffen werden. Das Lebergewebe ist besonders regenerationsfähig. In vielen Fällen konnte daher beobachtet werden, daß selbst jahrelange Funktionsstörungen, Beschwerden und entgleiste Leberwerte sich zügig normalisieren, sobald diese Voraussetzungen geschaffen werden.

Bei Leberzirrhose ist es erforderlich, daß auch nicht die geringste Menge Alkohol mehr in den Organismus gelangt; selbst homöopathische Arzneimittel, als Tropfen in Alkohol gelöst, wären zuviel. Berücksichtigt man diese Erfahrung, dann kann auch eine Leberzirrhose zum Stillstand kommen und sich das restliche vorhandene Gewebe so regenerieren, daß seine Funktionen bei gesunder Lebensweise ausreichen.

Die Leber produziert unter anderem auch die Gallensäuren, die dann in der Gallenblase gespeichert und dosiert aus ihr in den Nahrungsbrei des Dünndarms abgegeben werden, um die dort enthaltenen Fette zu verdauen. Kommt es zur Bildung von Gallensteinen aus Cholesterin, so liegt dies weniger an einem Überschuß an Cholesterin im Stoffwechsel als daran, daß eine durch chronische Überlastung, vor allem durch Alkohol beeinträchtigte Leber nicht genügend Gallensäuren produziert, welche das Cholesterin in Lösung halten würden. Durch die zu geringe Gallensäurenkonzentration kristallisiert infolgedessen Cholesterin in der Gallenblase aus. Häufig wird dies vom Patienten erst bemerkt, wenn die Gallenblase schon ganz mit Steinen gefüllt ist und sich durch schmerzhafte Koliken davon zu befreien sucht. Durch möglichst frühzeitige Nahrungsumstellung auf die in diesem Buch beschriebene Intensivkost kann die Gallensäurenproduktion normalisiert werden, so daß in manchen Fällen auch eine allmähliche Auflösung der entstandenen Steine durch Cholesterinlösung erwartet werden kann.

Hat der Patient jedoch die ersten Warnzeichen nicht ernstgenommen, ist es zu einer Überfüllung der Gallenblase mit großformatigen Gallensteinen gekommen, und droht bereits ein Platzen der Gallenblase, so ist eine rasche Operation unumgänglich. Danach ist die Ernährungsrichtigstellung von großer Wichtigkeit, damit der seiner Gallenblase beraubte Organismus trotzdem möglichst reibungslos verdauen kann. Große Fettschübe durch fette Mahlzeiten sind in einem solchen Fall zu vermeiden, da die Leber zwar noch ständig Gallensäuren produzieren, nicht aber eine größere Menge vorrätig halten und dann stoßartig abgeben kann.

Magengeschwüre

Magengeschwüre entstehen, wenn die vom Magen selbst produzierte Salzsäure die Magenwände angreift. Normalerweise kann dies nicht geschehen, weil die Magenschleimhaut eine schützende Schleimschicht produziert, die diese »Selbstverdauung« des Magens verhindert.

Wenn die Durchblutung von Teilbezirken der Magenwände gestört ist, können dort nicht genügend schützende Schleimstoffe produziert werden, so daß dieser Teil der Magenwand dem Angriff durch Salzsäure preisgegeben ist. Zu solchen Durchblutungsstörungen kann es aus verschiedenen Ursachen kommen: Entweder durch Einlagerung von Mukopolysacchariden in die Kapillarwände als Folge falscher Ernährung oder durch den Konsum von Gefäßgiften wie Nikotin und Coffein oder durch übermäßige Streßbelastung, wobei es zur starken Ausschüttung von gefäßverengendem Adrenalin kommt. Häufig wirken alle Faktoren gleichzeitig zusammen. Da eine an tierischem Eiweiß und isolierten Kohlenhydraten reiche, an B-Vitaminen und Fermenten arme Ernährung auch zu erhöhter Streßanfälligkeit disponiert, worauf häufig zu Suchtgiften gegriffen wird, entsteht ein sich selbst verstärkender Teufelskreis.

Mit 2 bis 3 Wochen Weizensuppendiät und anschließendem Übergang auf Intensivkost läßt sich praktisch jedes noch so hartnäckige Magengeschwür ausheilen, wobei gleichzeitig Nervosität und Streßanfälligkeit verschwinden.

Mandeln, chronisch entzündete

Chronisch entzündete Gaumenmandeln und auch chronisch geschwollene Schleimhäute im Nasenraum sind fast immer dadurch verursacht, daß über das Säuglingsalter hinaus Milch und Milchprodukte konsumiert werden, obwohl sie der Betreffende nicht verträgt. Die Umstellung auf Intensivkost bringt in den meisten Fällen innerhalb weniger Wochen eine dauerhafte Normalisierung, worauf dann bald auch auf Schnitzer-Normalkost übergegangen werden kann.

Wenn irgend vermeidbar, sollten die Mandeln nicht operativ entfernt werden. Sie sind ein notwendiges, zum System der großen Abwehr gehörendes Organ und außerdem ein Ausscheidungsventil für Giftstoffe. Außerdem sind die lästigen Halsbeschwerden mit der Mandelentfernung keineswegs zu Ende, sondern spielen sich dann nur in tieferliegendem Lymphgewebe der Halsregion ab.

Chronisch entzündete Mandeln sind häufig echte Herde, welche andere Krankheitsgeschehen in Gang halten. Auch dann aber soll man sie nicht entfernen, sondern, zusätzlich zur Gewebsnormalisierung durch gesunde Ernährung und Vermeidung von Milch und Milchprodukten, zur Entstörung noch neuraltherapeutische Injektionen an den Mandelpolen vornehmen. Meistens freilich genügt hierzu eine einzige Anwendung.

Äußerst gefährlich wäre es, Mandelentzündungen mit Desinfektionsmitteln und Antibiotika zu bekämpfen. Dies kann, wie häufig beobachtet wird, andere schwere chronische Krankheiten hervorrufen, was nach den Erkenntnissen der Homotoxinlehre auch erklärbar ist.

Menstruationsstörungen

Die Regelblutung der Frau wird durch die Selbstablösung und Erneuerung der Gebärmutterschleimhaut verursacht, welche immer wieder notwendig ist, um dem befruchtungsfähigen Ei einen Nährboden anzubieten, auf welchem es sich zum Embryo entwickeln kann. Ist keine Befruchtung erfolgt, wird diese Schleimhaut abgeräumt und für das nächste befruchtungsfähige Ei neu hergerichtet.

Diese Regelblutung nutzt der weibliche Organismus indessen auch zur monatlichen Ausscheidung von Giftstoffen und Eiweißüberschüssen. Hierin liegt ein entscheidender Grund, warum Frauen im befruchtungsfähigen Alter heutzutage eine relativ höhere Lebenserwartung haben als Männer; denn sie werden so einen Teil der Eiweißüberschüsse los, welche sich bei Männern stärker ansammeln und deshalb zu größeren Schäden führen. Nach Eintreten der Menopause sinkt die restliche Lebenserwartung der Frauen auf das gleiche Niveau wie bei den Männern zurück.

Sind reichlich Giftstoffe und Eiweißüberschüsse im Organismus vorhanden, so macht sich deren Bereitstellung wenige Tage vor Eintreten der Monatsblutung deutlich bemerkbar. Es können Kopfschmerzen, Spannungen in der Brust (einem besonders flexiblen Eiweißspeicher!) und eine gewisse Anschwellung des Unterleibs auftreten. Bei Vorhandensein von Zahnherden werden die Druckpunkte im Nacken (nach Ernesto Adler) besonders deutlich spürbar. Sobald die Regel eintritt, verschwinden diese Beschwerden.

Es kann jedoch auch sein, daß die Regelblutung selbst nur stockend und unter Beschwerden verläuft, oder daß sie unregelmäßig stattfindet.

Ursachen für Störungen sind vor allem in falscher, an tierischem Eiweiß und isolierten Kohlenhydraten reicher, frischkostarmer Ernährung und eventuell in bestehenden Störfeldern und Herden im Zahn- und Kieferbereich zu suchen. Entsprechend muß vorgegangen werden.

Als besonders wirksame zusätzliche Maßnahme hat sich die neuraltherapeutische Injektion in das die Gebärmutter umgebende Frankenhäusersche Nervengeflecht erwiesen. Eine solche einmalige Anwendung normalisiert unter Umständen für Jahre oder auf Dauer die konstitutionelle Gesundheit der Frau und ihre Regelblutung; außerdem wird so nicht selten eine bestehende Unfruchtbarkeit geheilt.

Frauen, welche über eine längere Periode Ovulationshemmer (die Pille) eingenommen haben, beobachten nach deren Absetzen zunächst ein verzögertes Einsetzen der Menstruation. Sie normalisiert sich aber bei sonst gesunden Bedingungen innerhalb einiger Monate (auch eine geplante Schwangerschaft sollte erst 3 bis 4 Monate nach Absetzen der Pille »gestartet« werden.)

Die bei Einnahme von Ovulationshemmern teilweise beobachteten Nebenwirkungen wie Durchblutungsstörungen in den Beinen, erhöhte Gerinnungsneigung bis hin zu Knotenbildungen in der Brust erscheinen unter Ernährungsaspekten mehr durch eine falsche Kost selbst als durch die Pille verursacht zu sein. Die in ihr wirksamen Schwangerschaftshormone führen nur zu einer verstärkten Einlagerung von Eiweißüberschüssen, die jedoch nicht wieder abgerufen werden, weil sich ja nicht wirklich ein Embryo entwickeln muß. Gerade bei Einnahme der Pille empfiehlt es sich deshalb, kein tierisches Eiweiß oder nur sehr wenig zu verzehren und die Gesamternährung so gesund wie irgend möglich zu gestalten.

Manche Frauen haben einen derart großen Eiweißüberschuß gespeichert, daß zu dessen Abbau die Regelblutungen nicht mehr ausreichen. Dann werden auch Zwischenblutungen ausgelöst. Außerdem lagern sich Eiweißüberschüsse in den wichtigsten Eiweißspeicherorganen der Frau ab: In den Brüsten und in der Gebärmutter.

Läßt man in solchen Fällen die überschüssige Eiweißzufuhr bestehen und operiert die erkrankte, vergrößerte Gebärmutter und die entstandenen Knoten in der Brust heraus, so verschlimmert sich die Sachlage. Der Körper muß neue Eiweißablagerungsstellen suchen. Besser ist es, in diesen Fällen auf Intensivkost umzustellen, eine Herd- und Störfeldsanierung vorzunehmen und neben weiteren möglichen biotherapeutischen Maßnahmen vielleicht noch zusätzlich einige Aderlässe durchzuführen. Man wird dann meistens eine allmähliche Normalisierung des Geschehens erleben und darüber hinaus Brüste und Gebärmutter unversehrt erhalten haben.

Leichtere Menstruationsstörungen normalisieren sich erfahrungsgemäß meist schon einige Wochen bis Monate nach einer Ernährungsrichtigstellung.

Nierenfunktionsstörungen

Die Nieren haben die Aufgabe, wasserlösliche Stoffwechselabbauprodukte und Salzüberschüsse aus dem Blut herauszufiltern und auszuscheiden. Hierzu werden pro Tag ca. 180 Liter Flüssigkeit aus dem Blut herausgefiltert, welche diese Substanzen enthält. Um den Wasserbedarf des Organismus in Grenzen zu halten, wird das Wasser sodann in einem zweiten Durchgang wieder zurückresorbiert, so daß nur etwa 1,5 Liter Harn als Konzentrat dieser Stoffe übrigbleiben.

Man kann sich leicht vorstellen, daß für eine so große Filterleistung sehr wirksame und andererseits empfindliche Filtermembranen verfügbar sein müssen, deren Funktion schon durch leichte Veränderungen beeinträchtigt werden kann. Tatsächlich genügt schon ein dauernd erhöhter Blutdruck, um die Nieren allmählich immer mehr zu schädigen, ihre Funktionsfähigkeit immer mehr zu beeinträchtigen. Außerdem lagert sich bei einer an tierischem Eiweiß reichen Ernährung zusätzliches Eiweiß in diese Filtermembranen ein, so daß sie immer weniger durchlässig werden. Dies führt zu einem Rückstau von Harnsäure zunächst im Blut und dann auch in den Geweben. Erhöhte Harnsäure im Blut trägt wiederum zur Blutdruckerhöhung bei, so daß ein sich selbst verschlimmernder Teufelskreis entsteht. Harnsäure in den Geweben führt zu Gicht. Harnsäure ist das Endprodukt des Eiweißabbaus und wird um so mehr produziert, je mehr Eiweiß mit der Ernährung aufgenommen wird ...

Fast ebenso leicht wie dieser Teufelskreis durch Fehlverhalten in Ernährungsfragen aufgebaut werden kann, ist er auch wieder zu durchbrechen, wenn man dies rechtzeitig tut. Dazu genügt allein die Umstellung auf Intensivkost und eine Vermeidung von Gefäßgiften und Alkohol.

Hierbei darf man sich nicht von noch längere Zeit erhöhten Harnsäurewerten im Blut irritieren lassen; denn die Kostumstellung führt zu einem Abbau der in den Gefäßwänden, dem Bindegewebe und den Zellwänden eingelagerten Eiweißüberschüsse, so daß noch lange Zeit hindurch auch Harnsäure als Abbauprodukt vermehrt festgestellt werden kann. Erst dann, wenn keine Eiweißüberschüsse mehr eingelagert sind, normalisieren sich auch die Harnsäurewerte im Blut.

Nierenversagen

Wie die Erfahrung gezeigt hat, können die unter Nierenfunktionsstörungen beschriebenen Normalisierungswirkungen nicht selten selbst dann noch erreicht werden, wenn Nierenversagen kurz bevorsteht und bereits der Anschluß an eine künstliche Niere als lebensrettende Maßnahme erwogen wird. Das ließ sich in mehreren Fällen vermeiden, indem auf Intensivkost umgestellt wurde.

Haben die Nieren indessen ihre Funktion schon ganz eingestellt und sind degeneriert, so läßt sich ihre Tätigkeit mit allen bisher bekannten Methoden nicht mehr in Gang setzen. Darüber, ob die Folgebeschwerden auch in einem solchen Fall durch eine möglichst naturnahe Diät oder Intensivkost gemildert werden können, liegen noch keine Erfahrungsberichte vor.

Osteogenesis imperfecta

Die auch als *Glasknochen* bezeichnete krankhafte Knochenbrüchigkeit rührt – wie auch die direkte Übersetzung des lateinischen Fachbegriffs aussagt – von unvollständiger Knochenbildung her. Sie galt bisher als unheilbar und tritt meist schon von Geburt an auf. Ein typisches Begleitsymptom ist das bläuliche Schimmern des weißen Teils der Augen. Diese bedauernswerten Kinder müssen zum Teil von Geburt an im Gipsbett liegen, bekommen Außenskelette aufgeschnallt, um sich überhaupt ohne Knochenbrüche bewegen zu können, oder man operiert ihnen in amerikanischen Spezialkliniken in jeden der zwölf Röhrenknochen an Beinen und Armen Nägel ein, die von Zeit zu Zeit infolge des Wachstums operativ ausgetauscht werden müssen. Eine wahrhaft quälende und deprimierende Krankheit sowohl für die Kinder selbst als auch für deren Eltern.

Ich verdanke wesentliche Kenntnisse der Knochenpathologie (Lehre von Erkrankungen der Knochen) dem Hygieniker und Bakteriologen Professor Dr. Werner Kollath. Danach befindet sich das tragende Feingerüst der Knochen in unaufhörlichem Umbau. Ständig wird an manchen Stellen an-, wie an anderen abgebaut. Beim gesunden heranwachsenden Menschen überwiegt dabei der Aufbau, während beim Erwachsenen Auf- und Abbau im Gleichgewicht stehen. Hierbei wird die Abbautätigkeit der Knochenzellen überwiegend von wasserlöslichen Vitaminen, vor allem dem Vitamin C gesteuert, während der Aufbau im wesentlichen von den Vitaminen des B-Komplexes gefördert wird.

Besteht nun ein Mangel an B-Vitaminen, so verlangsamt sich der Aufbau. Da der Abbau indessen gleichbleibt, ist das Ergebnis eine immer stärkere Schwächung des Knochengerüsts. Eine reichliche Zufuhr von Vitamin C beschleunigt diesen Prozeß noch.

Ich habe vor einigen Jahren in einem Rundfunkvortrag über Zahnschäden und Ernährung auch auf die schlechte Knochenstruktur der heutigen Jugend hingewiesen und auf die vielen Knochenbrüche beim Skifahren (trotz der heute so verfeinerten Sicherheitsbindung) aufmerksam gemacht. Daraufhin meldeten sich bei mir mehrere Eltern, deren Kinder Osteogenesis imperfecta hatten. Ich erinnerte mich an die Schilderungen Professor Kollaths und setzte bei diesen Kindern die damals schon von mir konzipierte, aber noch nicht veröffentlichte Intensivkost ein. Von deren ausreichendem Gehalt an B-Vitaminen, funktionsfähigen Fermenten und Mineralstoffen versprach ich mir eine Normalisierung des Knochenstoffwechsels, falls meine Annahme richtig wäre: daß nämlich die Osteogenesis imperfecta nichts anderes als eine starke Verschiebung des Knochenstoffwechsels durch schwerwiegende Ernährungsfehler sei.

Tatsächlich trat der erhoffte Erfolg in jeweils überraschend kurzer Zeit ein. Ein 2½jähriges Mädchen, welches bis dahin elf Knochenbrüche erleiden mußte und ständig im Gips lag, hatte nach der Ernährungsumstellung nur noch einen Knochenbruch; danach war Schluß damit, und als es ins schulpflichtige Alter kam, war es bereits völlig gesund und normal. Ein 5jähriger Junge mit Osteogenesis imperfecta hatte bis zur Kostumstellung 7 Knochenbrüche erlebt. Sechs Wochen nach der Kostumstellung stürzte er in einem Schweizer Chalet sich überschlagend die Holztreppe vom Obergeschoß hinunter und knallte unten gegen die Tür – zur großen Überraschung des Vaters ohne einen einzigen Knochenbruch. Auch danach passierte nichts mehr; dieses Kind war ebenfalls geheilt.

Man kann also sagen, daß Osteogenesis imperfecta mit der Anwendung der Intensivkost heilbar geworden ist. Diese Krankheit tritt übrigens, wie ich festgestellt habe, kaum vor der dritten Generation anhaltend falscher Ernährung auf. Die Osteogenesis imperfecta ist in den USA schon relativ häufig, und es gibt mehrere Spezialkliniken, welche den Kindern Nägel in die Knochen operieren. In der Sowjetunion hingegen ist die Krankheit noch völlig unbekannt.

Osteoporose

Das *Poröswerden* des Knochenskeletts beruht auf dem gleichen Mechanismus, wie er unter Osteogenesis imperfecta beschrieben wurde. Lange Zeit hindurch galt die Osteoporose als Alterserkrankung; indessen erfaßt sie immer mehr jüngere Menschen und ist die Ursache für die vielfach erhöhte Knochenbrüchigkeit. Das Erscheinungsbild äußert sich darin, daß die beim Gesunden feinmaschige und dichte Knochenbälkchenstruktur immer grobmaschiger wird und dazwischen immer größere Hohlräume entstehen, in welchen keine Knochensubstanz mehr zu finden ist.

Vor dem Versuch, ihr Dahinschwinden durch Verabreichung hoher Dosen des gefährlichen Giftes Fluor aufzuhalten, kann nur gewarnt werden. Fluor bindet zwar Kalzium in einer weniger löslichen Form, es behindert aber gerade dadurch den Knochenstoffwechsel zusätzlich. Zu den Erscheinungsbildern chronischer Fluorvergiftungen gehören Knochenerweichungen und Knochenverkrümmungen, die mit großen Schmerzen verbunden sind.

Die einzige Möglichkeit, den Knochenstoffwechsel zu normalisieren, ist die Umstellung der Ernährung auf zivilisierte Urnahrung, also Intensivkost. Dabei sollten auch Kaffee und schwarzer Tee ausgeschaltet werden, da sie nach neueren Erkenntnissen durch ihren Gehalt an Gerbstoffen die Kalziumaufnahme im Darm behindern.

Parodontose

Die degenerative Erkrankung des Zahnhalteapparates, welche zum Verlust der Zähne führt, besteht ebenfalls wesentlich in einem Schwund des Kieferknochens, in welchem die Zähne durch feine Sehnenbändchen *(Wurzelhaut)* verankert sind. Zu der Verschiebung des Knochenstoffwechsels in Richtung Abbau kommen aber bei der Parodontose noch weitere Ursachen hinzu: Die Schädigung der Wurzelhaut und des umgebenden Kieferknochens durch Quecksilberionen aus Amalgamfüllungen; die Schädigung der Blutkapillaren im Zahnfleisch ebenfalls durch diese Quecksilberionen, aber auch durch Substanzen, die beim Kochen von Gemüse entstehen, und durch Einlagerung von Eiweißüberschüssen aus der Nahrung; das Entstehen von Zahnstein, welcher den einmal begonnenen Entzündungsprozeß bis zum Ausfallen des Zahnes am Leben erhält.

Parodontose läßt sich durch einen vom Verfasser entwickelten Maßnahmekomplex zum Stillstand bringen:

1. Ernährungsrichtigstellung;
2. sorgfältiges Entfernen aller etwa vorhandenen Amalgamfüllungen unter Absaugung des Schleifstaubs, damit dieser nicht in den Magen gelangt und dort von der Salzsäure mit der Folge eines akuten Quecksilberschubs aufgelöst werden kann;
3. sorgfältige Gebißsanierung unter Entfernung wurzeltoter Zähne;
4. sorgfältige Entfernung des Zahnsteins;
5. ständige tägliche Pflege mit dem pulsierenden Wasserstrahl, um erneuten Zahnsteinansatz zu verhindern.

Unterläßt man eine dieser Maßnahmen oder führt sie nachlässig aus, so sind auch alle übrigen nutzlos. Ihr Zusammenwirken macht es aber möglich, Parodontose völlig zum Stillstand zu bringen. Hierbei müssen auch neuraltherapeutische Gesichtspunkte beachtet und bei sensibilisierten Personen die zu verwendenden zahntechnischen Materialien mit Hilfe der Elektroakupunktur ausgetestet werden (Näheres habe ich in meinem Buch *Nie mehr Zahnweh!* beschrieben).

Pilzinfektionen

Während die Medizin bakterielle Infektionen mit Hilfe der Antibiotika mehr oder weniger beherrschen kann, steht sie der Ausbreitung von Pilzinfektionen nahezu machtlos gegenüber. Zunächst breiteten sich Pilze nur in Form von chronischen Hautinfektionen aus; neuerdings sind sie immer mehr auch in inneren Organen, in der Lunge, im Darm, in der Vagina der Frau oder auf der Mundschleimhaut zu finden, wo sie zum Teil direkt oder durch krebsauslösende Wirkung indirekt lebensgefährlich werden können. Die Gründe für diese Ausbreitung der Pilze ist einmal in der Bekämpfung ihrer natürlichen Feinde, der Bakterien, zu suchen, zum anderen aber auch darin, daß immer mehr plastikverpackte oder in mangelhaft sauberen Kühlschränken aufbewahrte Nahrung verzehrt wird, auf oder in der sich Pilze vermehren konnten. Der Organismus selbst ist durch Kochkost in seiner Abwehr gegen Pilzinfektionen geschwächt, und Eiweißüberschüsse dienen als direkte Pilznährböden.

Wenn auf lebendige, vollwertige Nahrung in der beschriebenen Weise umgestellt wird und wenn außerdem die jeweils individuell passenden homöopathischen Arzneimittel dazu verordnet werden, so bestehen günstige Aussichten, die verschiedenen Pilzinfektionen auszuheilen und dauerhaft zu überwinden.

Bei Hautpilzinfektionen muß daran gedacht werden, daß Seife die Pilzinfektionen am Leben erhalten kann. Hier sollten neutrale Hautreinigungsmittel verwendet werden, wie sie z. B. in den Haarwaschmitteln enthalten sind. Günstig kann es außerdem sein, dem täglichen Badewasser je nach Härtegrad einen bis mehrere Eßlöffel Essig zuzusetzen, weil Pilze Essigsäure nicht vertragen und das leicht saure Milieu der Haut hilft, den natürlichen Säureschutzmantel wieder aufzubauen. Dieser besteht übrigens aus Milchsäure, die von Milchsäurebakterien auf der Haut produziert wird.

Als ein besonders wirksames Hausmittel bei Pilzinfektionen

hat sich auch frisch gepreßter Knoblauchsaft bewährt: über einige Wochen hinweg täglich 1 Tropfen (mehr nicht!).

Prostatavergrößerungen

Die Vorsteherdrüse des Mannes hat die Aufgabe, bei der Zeugung den aus den Hoden kommenden männlichen Samenzellen eine Nährflüssigkeit beizugeben, in welcher sie sich bis zur Befruchtung des Eis am Leben erhalten können.

Wenn die Ernährung des Mannes eiweißüberschüssig ist und wenn mit nachlassender Potenz die Geschlechtsakte immer seltener werden, kommt es zu einer Speicherung von Nährsubstanzen und Eiweiß in der Prostata. Die dadurch erzeugte Prostatavergrößerung engt nicht nur die Harnröhre ein und führt daher zu Störungen beim Wasserlassen, sondern kann aufgrund des reichlich vorhandenen Nährsubstrats auch eine immer stärkere Zellvermehrung auslösen und so zum Prostatakrebs führen.

Wird Prostatavergrößerung festgestellt, so kann von einer konsequent durchgeführten Ernährungsrichtigstellung auf Intensivkost und einer zusätzlichen Medikation spezifischer homöopathischer Medikamente in vielen Fällen eine völlige Gesundung erwartet werden, zumal hierdurch auch eine Normalisierung der Potenz bewirkt werden kann, die dann wiederum zu einem besseren Abfluß der aufgestauten Substanzen in der Prostata führt.

In manchen Fällen kann auch eine neuraltherapeutische Behandlung der Prostata zweckmäßig sein, zumal sie sich nicht selten zu einem Störfeld entwickelt hat, welches wiederum Beschwerden und Krankheiten in anderen Körperregionen am Leben erhält.

Psoriasis (Schuppenflechte)

Diese unschöne degenerative Veränderung der Haut wird bisher als unheilbar angesehen und zur Zeit in der Weise behandelt, daß man dem Patienten lichtempfindlichkeitssteigernde Medikamente verabreicht und er anschließend ultravioletten Bestrahlungen ausgesetzt wird. Dadurch ist ein vorübergehendes Zurückdrängen der Krankheitserscheinungen, jedoch keine Dauerheilung möglich. Man nimmt dabei das erhöhte Hautkrebsrisiko mehr oder weniger bewußt in Kauf.

Schon vor dieser Therapie wurden für Psoriasis-Kranke Flugreisen an das stark salzhaltige Tote Meer organisiert, wo sie gleichzeitig starker Sonnenbestrahlung ausgesetzt wurden. Auch dies führte jeweils zu einem zeitweiligen Verschwinden der Krankheit, jedoch zu keiner Dauerheilung. Einige Patienten jedoch, die außerdem auf Schnitzer-Kost umgestellt hatten, machten die erfreuliche Feststellung, daß die Psoriasis für immer verschwand.

Auch andere Patienten, die lediglich die Ernährung umstellten, berichteten vereinzelt von einer dauernden und völligen Ausheilung der Psoriasis.

Diese Erfahrungen lassen vermuten, daß es in vielen Fällen möglich sein dürfte, Psoriasis durch konsequente Umstellung auf Intensivkost in den Griff zu bekommen. Dabei sind außerdem Ferienaufenthalte in sonnigen Gegenden empfehlenswert, wobei FKK-Möglichkeiten wegen der Ganzkörperbestrahlung bevorzugt werden sollten.

Das Hautkrebsrisiko durch ultraviolette Bestrahlung ist bei natürlicher Ernährung wesentlich vermindert, nicht nur beim Psoriasis-Kranken, sondern auch beim gesunden Menschen. Wie die Fettforscherin Dr. J. Budwig festgestellt hat, fördern hochgesättigte Fettsäuren (wie sie in keimfähigen Getreiden, Nüssen und einigen hochwertigen Pflanzenölen enthalten sind) die natürliche Bräunung der Haut zum Schutz vor Strahlenschäden, während die in der heutigen falschen Ernährung reichlich enthaltenen gesättigten oder gar chemisch gehärteten Fette die Bräunung behindern, Sonnenbrand und Hautkrebsentstehung fördern.

Rachitis

Rachitis äußert sich in Knochenerweichungen und Knochenverkrümmungen bei Kindern und Jugendlichen. Die dadurch entstehenden Knochenverformungen bleiben meist lebenslänglich. Lange Zeit nahm man an, daß die Ursache der Rachitis in einem Mangel an Vitamin D begründet sei – ausgelöst einerseits durch ungenügende Zufuhr durch die Nahrung, andererseits durch ungenügende Sonnenbestrahlung der Haut, bei welcher sich das Vitamin D bildet.

Obwohl jedoch heute sowohl die Vitamin-D-Versorgung über die Nahrung ausreichend ist und wir uns der Sonne mehr aussetzen, ist die Rachitis keineswegs überwunden, sondern hat sich in den letzten Jahren zum Teil sogar wieder ausgebreitet. Gleichzeitig wird aufgrund neuerer Erkenntnisse dringend vor der Vitamin-D-Stoß-Therapie bei Säuglingen und Kleinkindern gewarnt, da sie zu Schäden in der Knochenentwicklung und vor allem zu einem vorzeitigen Verschluß der Fontanelle führen kann, wodurch das Schädelwachstum und die Gehirnentwicklung verringert werden.

Schon Professor Kollath vermutete, daß die Rachitis nicht auf einen Mangel an Vitamin D, sondern auf einer Störung des Knochenstoffwechsels durch Mangel an Vitaminen des B-Komplexes beruhe. Unsere praktische Erfahrung bestätigt diese Annahme. Bei Anwendung der von mir aus der menschlichen Urnahrung entwickelten natürlichen Ernährungsweise entwickeln sich Kinder in aller Regel vollkommen gesund, mit geradem und kräftigem Knochenbau und mit ebenmäßigen Zahnbögen. Die sicherste Rachitisvorbeugung und -therapie besteht daher in der richtigen natürlichen Ernährung.

Stillunfähigkeit

Während der jahrmillionenlangen Entwicklung des Menschen war es keiner einzigen Frau möglich, Stillunfähigkeit als Erbeigenschaft weiterzugeben, weil sie nicht imstande war, ihr Neugeborenes aufzuziehen. Es mußte verhungern. Man kann deshalb davon ausgehen, daß Stillunfähigkeit nicht in den Erbanlagen verankert ist, sondern sich nur aus Verhaltensfehlern, insbesondere in der Ernährung, ergeben kann.

Die praktische Erfahrung hat gezeigt, daß bei Sicherung der natürlichen Ernährung schon einige Monate vor Beginn einer Schwangerschaft jede Frau reichlich Milch für ihr Kind haben wird, so daß das Problem höchstens im Milchüberfluß besteht, der abgepumpt werden muß, damit es keinen Rückstau in der Brust mit Entzündungsfolgen gibt.

Vor der künstlichen Herbeiführung der Stillunfähigkeit durch Injektion von Medikamenten muß sowohl im Interesse des Kindes als auch der Mutter dringend gewarnt werden. Das Kind muß eine entscheidende Starthilfe ins Leben entbehren, die ihm mit Kuhmilch nicht ersetzt werden kann; bei der Mutter führt die Unterdrückung nicht, wie beabsichtigt, zu Erhaltung der Schönheit der Brust, sondern zu einem gefährlichen Eiweißrückstau, welcher später zu Knotenbildung und schließlich zu Brustkrebs führen kann.

Neuerdings wird auch teilweise deshalb vom Stillen abgeraten, weil in der Muttermilch nicht selten Konzentrationen von Pestiziden und Schwermetallen festgestellt werden, die über den für Kuhmilch zulässigen Höchstwerten liegen. Diese Schadstoffkonzentrationen lassen sich jedoch durch eine gesunde, natürliche Ernährungsweise vermeiden. Besonders wichtig ist es dabei, keine tierischen Produkte zu verzehren, da in diesen bereits die erste Schadstoffkonzentration erfolgt ist und die Muttermilch dann das Ergebnis der zweiten Konzentrationsstufe in der Nahrungskette aufweist. Selbst dann, wenn nur pestizid- und schwermetallverseuchte Nahrung zur Verfügung steht, ist die Konzentration in der Muttermilch bei rein pflanzlicher Ernährung wesentlich geringer als bei Hinzunahme tierischer Nahrungsmittel. Das Optimum besteht in einer rein pflanzlichen Ernährung aus biologisch angebauten und möglichst zusätzlich kontrollierten pflanzlichen Nahrungsmitteln.

Die Schadstoffe werden übrigens nicht, wie vielfach irrtümlich angenommen wird, durch Kochen zerstört; vielmehr überstehen sie den Hitzeprozeß unbeschädigt, während die empfindlicheren Fermente der Nahrung zerstört und ihr Vitamingehalt verringert werden.

Stuhlverstopfung

Die Behinderung des Stuhlgangs ist ein so weit verbreitetes Leiden geworden, daß manche Fachleute schon vom »Zeitalter der Verstopfung« gesprochen haben. Während beim natürlich ernährten Menschen die Darmpassage der Nahrung 18 bis 24 Stunden beträgt, braucht die heute übliche Zivilisationsnahrung bis zu 200 Stunden, um den menschlichen Darm zu passieren. Man braucht nicht viel Phantasie, um sich vorzustellen, welche giftigen Fäulnisprozesse in dieser langen Zeit bei der für Bakterienwachstum idealen Körpertemperatur ablaufen. Gerade dann, wenn der Nahrungsbrei tierisches Eiweiß und außerdem kunstgedüngte Gemüse enthält, in welchen der Stickstoffdünger zu Nitratanreicherungen geführt hat, produzieren Fäulnisbakterien ständig hochgiftige Nitrosamine, die krebserzeugend sind. Das ist der Mechanismus, der die heute häufigste Krebserkrankung entstehen läßt: den Darmkrebs.

Daneben werden zahlreiche weitere giftige Produkte aufgestaut, welche die Gesundheit des Organismus beeinträchtigen. Insbesondere im unteren Darmabschnitt gehen diese direkt in den Blutkreislauf über, da eine Vorentgiftung nur in den oberen Darmabschnitten auf dem Umweg über das Pfortadersystem der Leber erfolgen kann.

Bei länger bestehender chronischer Stuhlverstopfung gibt der Darm auch immer mehr dem ständigen starken Innendruck nach und erweitert sich zu monströsen Formen, wobei er auch immer größere Mengen alt gewordenen, faulenden Darminhalts faßt.

Chronische Stuhlverstopfung ist als ein sehr ernstzunehmendes Leiden mit heimtückischen Folgen anzusehen, so daß ihrer Überwindung größte Aufmerksamkeit geschenkt werden muß. Auch bei jeder anderen Erkrankung, gleich welcher Art, sollte stets geprüft werden, ob Störungen des Stuhlgangs bestehen; diese müssen immer vorrangig ausgeheilt werden. Dabei sind Abführmittel die untauglichsten Mittel, weil sie nur durch Entzündungsreize zu einer Darmentleerung führen, immer größere Dosierungen nötig machen und bei ständiger Anwendung zum Teil auch selbst erhebliche Gesundheitsschäden anrichten.

Auch bei täglichem Stuhlgang ist übrigens nicht sicher, daß alles in Ordnung ist; denn auch dann kann, was abgeht, schon eine Woche alt sein, weil der Darminhalt jeden Tag ein Stückchen weiterrückt und so normaler täglicher Stuhlgang vorgetäuscht wird. Selbst der rasche Durchgang stark färbender Speisen wie rote Bete ist kein sicheres Zeichen für ganz normale Verhältnisse; denn wenn der Darm z. B. starke Ausbuchtungen hat (Divertikolose), kann sein Inhalt in der Mitte des Darms rasch vorrücken, während der in den Ausbuchtungen liegende Darminhalt nur sehr langsam vorankommt oder sich sogar in Form von Kotsteinen verdichtet.

Immer dann, wenn der Bauch empfindlich ist, wenn abgehende Gase und der Stuhl unangenehm riechen, kann man davon ausgehen, daß Stuhlverstopfung besteht und der Darm erkrankt ist.

In etwa 75 Prozent aller Fälle kann man damit rechnen, daß allein die Umstellung auf Intensivkost innerhalb von 3 Tagen eine Stuhlverstopfung dauerhaft ausheilt.

Wenn diese Ernährungsumstellung nicht ausreicht oder »nicht vertragen« wird, das heißt zu anhaltenden starken Blähungen auch noch Wochen nach der Umstellung führt, sollte für 2 bis 3 Wochen die in diesem Buch beschriebene Weizensuppendiät eingeschaltet und danach wieder auf Intensivkost übergegangen werden.

Gleichzeitig sind abendliche Einläufe mit warmem Wasser zu empfehlen, anfangs sollten sie täglich, später nur bei Völlegefühl angewandt werden; das Ganze ist eine harmlose und sehr hilfreiche zusätzliche Maßnahme.

Die dauerhafte Richtigstellung der Ernährung ermöglicht es auch stark erweiterten Därmen, sich allmählich wieder in Richtung auf normale Dimensionen »gesundzuschrumpfen«. Damit verarbeiten sie auch die gesunderhaltende natürliche Nahrung immer besser.

Unfruchtbarkeit

Im Tierversuch tritt Unfruchtbarkeit etwa in der dritten Generation ein, die ausschließlich mit hitzebehandelter Nahrung ernährt wird. Beim Menschen ist bekannt, daß die häufigste Ursache für Unfruchtbarkeit das Rauchen ist; Ernährungsfehler und Störfelder im Organismus kommen als Ursachen hinzu.

Häufig ist die Frau in einer bisher unfruchtbaren Ehe schon 4 Wochen nach Umstellung beider Ehepartner auf Intensivkost schwanger.

Setzt auch mehrere Monate nach Umstellung keine Schwangerschaft ein, so ist als nächster Schritt eine neuraltherapeutische Injektion in den Frankenhäuser-Komplex sinnvoll und meist erfolgreich (diese Anwendung ist so wirksam, daß sie in Südamerika auch bei Rindern eingesetzt wird und dadurch künstliche Besamung praktisch in jedem Fall erfolgreich ist.

Bekanntlich ist die Unfruchtbarkeit der Rinder ansonsten ein erhebliches Problem in der Landwirtschaft).

Nur sehr selten wird es darüber hinaus nötig sein, etwa nach einer Zyste bei der Frau zu fahnden oder zu untersuchen, ob beim Manne die Spermienproduktion ungenügend ist; in diesem Falle könnte neben der Ernährungsänderung auch die Frischzellentherapie nach Niehans sinnvoll sein.

Wachstum, übermäßiges, Jugendlicher

Wieso werden unsere Kinder immer länger? Die Lösung dieses Rätsels fand der Schweizer Kinderarzt Dr. Ziegler aus Winterthur, als er die Körpergrößen der Schweizer Rekruten aus den verschiedenen Jahrgängen mit den Kurven über den Zuckerkonsum in der Schweiz verglich. Er fand, daß die Rekruten um so größer waren, je mehr sie während ihres Heranwachsens Zucker konsumiert hatten.

Heute weiß man, daß jeder Zuckerstoß aus der Nahrung (auch durch Säfte, süße Limonaden, Eis, Schokolade, Pralinen usw.) nicht nur einen Insulinstoß im Organismus auslöst, sondern, wenn gleichzeitig genügend Eiweiß in der Nahrung vorhanden ist, auch eine jeweils kräftige Ausschüttung von Wachstumshormonen.

Gleichzeitig weiß man aus Tierversuchen, daß die hitzedenaturierte Darreichung von tierischem Eiweiß zu einem verstärkten Längenwachstum der langen Röhrenknochen führt.

Wenn also Kinder ein beängstigendes Längenwachstum zeigen, so ist es allerhöchste Zeit, sofort auf natürliche Ernährung umzustellen und insbesondere alles Süße und alle hitzedenaturierten tierischen Eiweißarten streng zu meiden. Dann gelingt es zumindest, das weitere Wachstum in normaleren Bahnen ablaufen zu lassen. Wenn ein Mädchen oder ein Junge allerdings schon Übergrößen erreicht haben, kann sie auch die beste Ernährung nicht mehr auf normale Körpergrößen »schrumpfen« lassen. Auch dann ist jedoch eine Ernährungsumstellung noch anzuraten, damit sich bei diesen durch ihre Überlänge gesundheitlich benachteiligten Kindern die zu erwartenden Gesundheitsbeeinträchtigungen in Grenzen halten.

Wirbelsäulenerkrankungen

Komplizierter als bei den Erkrankungen des übrigen Knochenskeletts liegen die Verhältnisse bei Wirbelsäulenerkrankungen. Auch die Wirbel werden in ihrer Knochenstruktur durch falsche Ernährung beeinträchtigt und zeigen als Folge ungenügender Aufbautätigkeit des Knochenstoffwechsels innere Auflösungserscheinungen. Darüber hinaus aber können sie durch Dauerkrämpfe der umgebenden Muskulatur druckgeschädigt werden. Dies kommt so zustande:

Zwischen jedem Wirbelpaar treten beidseitig wichtige Nervenstränge aus dem von den Wirbeln umschlossenen Rückenmark in die Segmente des Organismus aus. Diese Nervenstränge sind lebenswichtig und werden daher vom Organismus auf besondere Weise vor Beschädigungen geschützt, die eintreten könnten, wenn sich Wirbel gegeneinander verschieben. Leider kommt es gerade beim Zivilisationsmenschen häufig zu kleineren Wirbelverschiebungen, weil er wenig körperlich trainiert ist und daher das Muskel- und Sehnenkorsett um die Wirbelsäule zu schwach und nicht straff genug ist. So können schon kleine ungeschickte Bewegungen solche Wirbelverschiebungen auslösen. Darauf aber reagiert der Organismus sofort mit einem Schutzmechanismus: Die umgebende Muskulatur geht in einen Dauerkrampf über, um noch stärkere Verschiebungen mit der Gefahr von Nervenstrangbeschädigungen zu verhüten. Geschieht nun nichts Besonderes, so bleibt dieser Dauerkrampf wochen- und monatelang bestehen. Da aber Knochen Dauerdruck nicht vertragen, werden die unter Druck befindlichen Wirbelzonen entmineralisiert, ähnlich wie die zahnlosen Kiefer unter dem Dauerdruck von Prothesen immer weiter abgebaut werden. Die Folgen sind schließlich starke Verbiegungen und Verkrümmungen der Wirbelsäule und Schmerzen in den austretenden Nervensträngen. Hierbei werden die Beschwerden auch in die Gebiete projiziert, welche von den Nervensträngen versorgt werden.

Auf diese Weise können chronische Kopfschmerzen, Migräne, Gesichts- und Nackenschmerzen von verschobenen Halswirbeln herrühren; Rippenschmerzen können durch verschobene Brustwirbel verursacht werden, und »Hexenschuß« oder Ischiasbeschwerden sind durch verschobene Wirbel der betreffenden Regionen ausgelöst. Auch funktionelle Störungen – wie solche des Herzschlagrhythmus oder der Verdauungstätigkeit – können dann durch Wirbelverschiebungen verursacht sein, wenn die betreffenden steuernden Nervenstränge durch diese eingeengt worden sind.

Die Basis der ganzen Wirbelsäulenstatik ist das Becken, zwischen dessen beiden Hälften das untere Ende der Wirbelsäule eingefügt und durch sehnige Verbindungen mit diesen verbunden ist. Häufig sind es Verschiebungen der beiden Bekkenschaufeln, welche Verschiebungen die ganze Wirbelsäule bis hinauf zu den Halswirbeln auslösen.

Um die schädlichen Dauerkrämpfe an der Wirbelsäule zu lösen, wurde die Chiropraktik entwickelt, die durch exakt bestimmte, rasche Krafteinwirkung den die Wirbel blockierenden Dauerkrampf »überlistet« und ihn sofort löst.

Einer der in Chiropraktik führenden Ärzte, Dr. W. Laabs, war mit der hohen Rückfallquote und dem geringen Dauererfolg unzufrieden und ersann deshalb die Chirogymnastik, die auf eine Erhöhung der Beweglichkeit des gesamten Bewegungsapparates hinzielt und die Wirbelsäulenmuskulatur kräftigt. Besonders wertvoll ist seine vom Patienten selbst durchzuführende Wirbelsäulengymnastik, die er in dem kleinen Büchlein *Selbstbehandlung bei Rückenschmerzen und Bandscheibenbeschwerden* beschrieben hat. Diese jeden Morgen nur 5 Minuten beanspruchende Übungen sind die entscheidende und erfolgreiche Maßnahme zur Überwindung von Wirbelsäulenerkrankungen. Sogar Beckenverschiebungen werden hierdurch korrigiert und etwa entstandene Wirbelblockierungen gelöst. Diese Übungen empfehlen sich auch für den Gesunden, um den heute so häufigen Wirbelsäulenerkrankungen vorzubeugen.

Selbstverständlich ist die gleichzeitige Richtigstellung der Ernährung, falls hier bisher Fehler gemacht wurden.

Den Wert dieser einfachen Maßnahmen mag man am besten ermessen, wenn man die Möglichkeit hat, gesundete Patienten mit solchen zu vergleichen, denen wegen der gleichen Beschwerden mehrere Wirbel operativ zusammengenagelt wurden, und die nun für den ganzen Rest ihres Lebens mehr oder weniger beeinträchtigt und behindert sind.

Zahnfehlstellungen

Während allgemein immer noch die Auffassung vorherrscht, Zahnfehlstellungen seien erblich, hat der Verfasser feststellen können, daß Zahnfehlstellungen, Kiefermißbildungen und fehlende Anlagen einzelner Zähne lediglich durch Störungen der Embryonalentwicklung ausgelöst werden. Diese kommen zustande, wenn das Stoffwechselgleichgewicht der Mutter während der Schwangerschaft durch falsche Ernährung, Zuckerstöße, künstliche Vitaminstöße oder überhöhte Streßempfindlichkeit vorübergehend gestört wird. In zahlreichen Familien konnte folgende Erfahrung gemacht werden: Wenn die bisher geborenen Kinder Zahnfehlstellungen entwickelten, so zeigten die nach Ernährungsrichtigstellung geborenen stets eine vollkommen regelmäßige, gesunde Entwicklung der Zahnbögen.

Die entscheidende Maßnahme ist also die Ernährungsrichtigstellung vor Beginn der Schwangerschaft.

Sind indessen Zahnfehlstellungen vorhanden, so erleichtert die Ernährungsrichtigstellung den Erfolg der dann meistens notwendigen Zahn- und Kieferregulierung, weil die Aufbautätigkeit der Knochenzellen und damit das Knochenwachstum gefördert werden.

Es kann dann wenigstens die in den Erbanlagen verankerte Kiefergröße realisiert werden, und es ist leichter, mit Hilfe zahnregulierender Maßnahmen die unregelmäßig stehenden Zähne in den Kiefer einzureihen. Bleibt das Kieferwachstum zu sehr zurück, so gelingt dies oft nur, indem einzelne Zähne entfernt werden.

Geht beim Kind etwa durch Unfall ein Milchzahn vorzeitig verloren, so galt bisher, daß die Lücke für den bleibenden Zahn nur durch künstliche Maßnahmen *(Platzhalter)* offengehalten werden kann. Mehrfach wurde indessen beobachtet, daß bei richtig ernährten Kindern solche Lücken wegen der stärkeren Wachstumstendenz des Kieferknochens auch ohne Platzhalter bis zum Durchbruch des bleibenden Zahnes offenblieben.

Zahnkaries

Die heutzutage schon im Alter von 2 Jahren (!) beginnende Zahnfäule, von der praktisch alle zivilisierten Bevölkerungen befallen sind, ist ausschließlich durch falsche Ernährung verursacht. Hauptfaktor sind die löslichen isolierten Kohlenhydrate, also alle Arten von industriell oder chemisch hergestellten Zuckern und die damit versetzten Nahrungs- und Genußmittel. Je konzentrierter die Zuckerstoffe in diesen enthalten sind, desto rasanter ist die Kariesentwicklung. Indessen wirkt auch die Gesamtmenge aller isolierten Kohlenhydrate über den inneren Stoffwechsel kariesbegünstigend; hierbei addieren sich die Wirkungen der löslichen Kohlenhydrate mit jenen der unlöslichen, also der Stärken, Auszugsmehle und der damit hergestellten Produkte.

Im Munde wirken die örtlichen Faktoren – lösliche Kohlenhydrate, Bakterien, Klebrigkeit der Speisen und der Zahnbeläge – zusammen mit den Fernwirkungen über den inneren Stoffwechsel: Der Speichel verliert seine Pufferungsfähigkeit, reagiert sauer und entmineralisiert die Zahnsubstanz von außen; da sich gleichzeitig das Säuren-Basen-Gleichgewicht im Organismus nach sauer verschiebt, erfolgt auch eine innere Entmineralisierung über den Kreislauf.

Dabei hilft das viel empfohlene Zähneputzen praktisch wenig; denn Zuckerstoffe dringen innerhalb von 30 Minuten durch die gesunde Zahnhartsubstanz bis zur Zahnpulpa *(Zahnnerv)* vor, wie in wissenschaftlichen Experimenten festgestellt wurde. Auf diesem Wege verbinden sie sich mit der Zahnhartsubstanz zu Kalzium-Sucrose-Phosphaten, welche wasserlöslich sind. Zucker macht also den Zahn im Speichel löslich.

Das ganz Besondere an der Zahnkaries als Zivilisationskrankheit ist, daß diese nicht erst im statistischen Durchschnitt 20 Jahre nach Beginn der Fehlernährung eintritt, wie dies bei den meisten anderen Zivilisationskrankheiten der Fall ist. Vielmehr tritt sie schon wenige Wochen oder Monate nach Beginn der Ernährungsfehler auf und ist damit ein wertvoller und empfindlicher Gradmesser für Fehler in der Ernährung. Zeigt sich also Zahnkaries, so ist die Ernährung mit Sicherheit falsch, und wird sie nicht umgehend richtiggestellt, so muß Jahre später mit dem Hinzukommen all jener anderen chronischen Zivilisationskrankheiten gerechnet werden, die hauptsächlich auf falsche Ernährung zurückzuführen sind.

Umgekehrt beseitigt die Ernährungsrichtigstellung innerhalb weniger Wochen die Kariesanfälligkeit, das heißt jenes Mundmilieu, in welchem Zahnkaries entstehen kann. Der Speichel erlangt seine neutrale Reaktion und seine Pufferungsfähigkeit zurück, und die karieserzeugende Mundbakterienflora wird ersetzt durch eine gesunde, die keine Karies hervorruft.

Sind allerdings schon kariöse Stellen an den Zähnen entstanden, so müssen diese zahnärztlich behandelt werden, da sonst die natürlichen Selbstreinigungskräfte im Mund nicht voll wirken können und Schlupfwinkel für eine Kariesbakterienflora erhalten bleiben. Dabei darf kein Amalgam verwendet werden, weil dieses erfahrungsgemäß – wahrscheinlich durch die elektrochemischen Zersetzungsprozesse dieser Metallmischung – in vielen Fällen Sekundärkaries unter den Füllungen fördert.

Alle Fragen der natürlichen Schutzmechanismen des Kauorgans und der Behandlungen seiner Erkrankungen habe ich ausführlich in meinem Buch *Nie mehr Zahnweh* beschrieben.

Zöliakie

Zöliakie ist eine Erkrankung des Darms, welche durch Unverträglichkeitsreaktionen auf Getreideeiweiße ausgelöst wird. Im Verlauf dieser Erkrankung werden die Darmzotten teilweise aufgelöst – mit großen Beschwerden und schweren Folgen für den Erkrankten.

Solche Patienten können dann von Weizen oder Roggen auf Mais ausweichen. Allerdings standen ihnen bisher nur gemahlen gelagerte Maismehle zur Verfügung, die durch die Oxidation der Keimöle und eines Teils der übrigen Vitalstoffe häufig scharf, muffig und bitter schmecken und riechen und die deshalb auch gesundheitlich nicht gerade von besonderem Vorteil sind.

Heute indessen können sich Zöliakie-Patienten Mais selbst frisch mahlen, nachdem ich bei einigen der von mir entwickelten Haushalts-Getreidemühlen auch die Möglichkeit einkonstruiert habe, Mais zu mahlen. Damit können auch sie in den Genuß der natürlichen und gesunden Ernährung kommen. In einigen Fällen konnte auf diese Weise eine derartige Gesundung des gesamten Organismus erzielt werden, daß dann auch wieder Weizen- und Roggeneiweiß vertragen und die besonderen Diätmaßnahmen aufgegeben werden konnten. Im Einzelfall muß dies vom behandelnden Arzt kontrolliert und gesteuert werden.

Wie man ein gesundes Wunschkind plant

Europa hat zu wenig Kinder!

Seit Jahren wird von den Organen der öffentlichen Meinungsbildung das apokalyptische Bild einer weltweiten Bevölkerungsexplosion gezeichnet, durch welche sich die Menschheit selbst mittels Hunger und Wohlstandsverlust zerstört. Verstärkt wurde dieser Meinungstrend noch durch den Bericht des Club of Rome über die *Grenzen des Wachstums.* Während aber jene Völker der Dritten Welt, auf die solche Vorhersagen zutreffen, sich wenig um solche Konsequenzen kümmern und sich zum großen Teil ungebrochen weiter vermehren, haben die düsteren Vorhersagen offensichtlich in Europa tiefen Eindruck hinterlassen.

Zur Erhaltung einer Bevölkerungsgröße ist erfahrungsgemäß eine Geburtenzahl von 2,4 Kindern pro Frau erforderlich. Tatsächlich aber sind die Geburten z. B. in der Bundesrepublik Deutschland auf nur 1,25 Kinder pro Frau (1975) abgesunken, und in Frankreich bahnt sich ein ähnlicher Rückgang an. Tritt hier keine Wende ein, so wird z. B. die deutsche Bevölkerung in der Bundesrepublik bis zum Jahr 2000 von heute ca. 60 Millionen auf nur noch 18 bis 20 Millionen geschrumpft sein. Der Prozeß ist deshalb so gefährlich, weil mit der zunehmenden Überalterung der Bevölkerung auch die Zahl der Frauen im gebärfähigen Alter immer mehr abnimmt, so daß die Zahl der Geburten pro Frau sogar ständig weiter ansteigen müßte, um ein Absinken der Bevölkerungszahl zu verhindern.

Diese gefährliche Entwicklung hat den französischen Historiker Chaunu und den französischen Journalisten Suffert veranlaßt, in einem Buch *Die weiße Pest – ist der Selbstmord des Westens noch zu verhindern?* auf die bedrohliche Bevölkerungsdezimierung aufmerksam zu machen.

Diese Warnungen zeigen, daß mehreren hochzivilisierten

Völkern das Gegenteil einer Bevölkerungsexplosion droht und deshalb die Geburtenzahlen dringend erhöht werden müssen. Junge Familien sollten deshalb 3 bis 4 Kinder planen, um dieser Bevölkerungsdezimierung Einhalt zu gebieten.

Auch die Gesundheit der Kinder muß heute geplant werden

Gerade in den zivilisierten Ländern genügt es indessen nicht, die Zahl der Kinder und den Zeitpunkt ihrer Geburt zu planen. Von der Öffentlichkeit wenig, von Fachleuten dafür mit großer Besorgnis beobachtet, steigt die Zahl der behinderten, mißgebildeten, kranken Kinder in erschreckendem Umfange an. Gleichzeitig werden die für das Überleben einer Bevölkerung entscheidenden Eigenschaften des Nachwuchses wie Konstitution, Vitalität, Intelligenz immer schlechter. Es gibt eine kleine Spitze von Hochintelligenten, während die früher breite Mitte stark geschrumpft ist. Eine große Zahl der heutigen Kinder hat keine Eßlust, keinen Wissensdurst, zu wenig Tatendrang, »keinen Bock« auf irgendeine konstruktive Tätigkeit; dafür greifen Flucht in eine von Drogen gestützte Scheinwelt und Resignation vor jeglicher Herausforderung immer mehr um sich.

Die Kinder, die wir uns leisten können, sollten wir deshalb nicht nur nach Zahl und Zeitpunkt, sondern vor allem im Hinblick auf ein Maximum an Gesundheit planen, welches wir ihnen mit auf den Lebensweg geben können. Leider wird darüber an den Schulen überhaupt kein Wissen vermittelt. Deshalb soll das heute verfügbare Wissen in den nachfolgenden Ausführungen dargestellt werden.

Eigene Gesundheit beider Eltern Voraussetzung

Es leuchtet leicht ein und ist durch Tierversuche ebenso wie menschliche Erfahrung erwiesen, daß die Gesundheit beider Eltern erste Voraussetzung für die Gesundheit des Nachwuchses ist.

Während man früher dabei jedoch vor allem an gesunde Erbanlagen dachte, weiß man heute, daß Krankheiten sehr selten in den Erbanlagen festgelegt sind. Vererbt wird meist nur eine *stärkere* oder *schwächere* Anlage der einzelnen Organe oder Eigenschaften. Es müssen dann Verhaltensfehler hinzukommen, damit Folgen an den anlagebedingt schwächsten Organen des jeweiligen Individuums auftreten. Werden nur wenige oder keine Verhaltensfehler gemacht, so ist auch bei schwacher Anlage einzelner Organe völlige Gesundheit des Individuums zu erreichen.

Wichtig ist vor allem, daß beide Eltern sich gesundheitsbewußt ernähren und verhalten, so daß beim Mann die Samenzellen in ihrer Entwicklung nicht gestört werden, bei der Frau die Eireifung nicht beeinträchtigt wird und während der gesamten Embryonalentwicklung bei der Mutter keine Störungen ihres Stoffwechselgleichgewichts auftreten.

Dann ist es auch unter heutigen Umständen für die meisten jungen Familien möglich, vollkommen gesunde, vitale, intelligente Kinder mit großem Appetit, Wissens- und Tatendrang zu haben.

Verhalten beider Eltern in der Zeit vor der Zeugung

Weil die Herstellung optimaler Gesundheit und Vitalität ebenso wie die Überwindung von Gesundheitsstörungen einige Monate in Anspruch nehmen können, sollten beide Eltern je nach ihrem Gesundheitszustand 3 bis 9 Monate vor der Zeugung auf eine optimal gesunde Ernährung – also Intensivkost – übergehen und alle Beeinträchtigungen ihrer Gesundheit vermeiden. Sie sollten in dieser Zeit keinesfalls rauchen oder sich in Räumen mit Rauchern aufhalten; keinen Kaffee oder schwarzen Tee trinken, erst recht keinen Alkohol; sie sollten auch keinerlei chemische Arzneimittel, Antibiotika oder gar irgendwelche Drogen in ihren Organismus gelangen lassen. Außerdem sind Schadstoffeinflüsse wie Pestizide und Schwermetallanreicherungen in der Nahrung, Luftverpestungen durch Abgase von Verkehr oder Industrie und radioaktive oder Röntgenstrahlung zu meiden.

Auf diese Weise kann sich bei beiden Eltern das Stoffwechselgleichgewicht so stabilisieren, daß alle Voraussetzungen für gesunde Samen- und Eizellen und ein gesundes Milieu zu deren Aufnahme und Entwicklung geschaffen werden.

Dieses Verhalten ist noch wichtiger geworden, nachdem man heute weiß, daß selbst sogenannte Erbschäden wie Mongolismus meist nicht direkt durch Vererbung ausgelöst sind, sondern dadurch, daß die Eizelle bei der Reifeteilung – bei welcher sich die Chromosomensätze halbieren – Störungen ausgesetzt ist. Das kann durch Umweltgifte, häufiger aber noch durch ernährungsbedingte Beeinträchtigungen des Stoffwechselgleichgewichts ausgelöst sein.

Liegt eine solche Störung vor, so ist es möglich, daß die saubere Trennung auf zwei halbe Chromosomensätze mißlingt; bei einzelnen Chromosomen bleiben die Hälften aneinander kleben (Überschuß klebriger Mukopolysaccharide aus falscher Ernährung?) und gehen nun entweder als ganze Chromosomen in die Eizelle über oder fehlen dort gänzlich.

Wenn dann bei der Befruchtung die Chromosomenhälften der männlichen Samenzelle hinzukommen, so besteht dieses Chromosom entweder aus drei Hälften oder nur aus einer Hälfte: Beides löst schwere Störungen des sich entwickelnden Gesamtorganismus aus.

Wenn beide Eltern sich mehrere Monate vor der Zeugung gesundheitsbewußt verhalten haben, können sie ziemlich sicher sein, daß sie die Gefahr solcher Pseudo-Erbkrankheiten für ihr Kind gebannt haben.

Junge oder Mädchen?

Es gibt heute Möglichkeiten, die Wahrscheinlichkeit des Geschlechts für ein geplantes Kind in die eine oder andere Richtung zu beeinflussen. Hierüber wurden Forschungsarbeiten durchgeführt und u. a. in der Zeitschrift *Eltern* laienverständlich erläutert. Es gibt auch genügend Literatur und Beratungsmöglichkeiten zu diesem Thema.

Die Frage ist jedoch, ob man in dieses von der Natur recht gut geregelte Zahlenverhältnis zwischen Jungen und Mädchen tatsächlich eingreifen soll. Die Natur selbst hat Mechanismen, durch welche z. B. nach Kriegsverlusten bei der männlichen Bevölkerung mehr Jungen als Mädchen zur Welt kommen oder in Völkern mit Mehrfachehen mehr Mädchen geboren werden.

In der einzelnen Familie entsteht das Verlangen nach Beeinflussung des Geschlechts entweder dadurch, daß schon mehrere Kinder eines Geschlechts geboren wurden und nun der Wunsch nach einem Kind des anderen Geschlechts stark ist, oder auch durch »familienpolitische« Überlegungen – wenn z. B. für eine Firma unbedingt ein männlicher Nachfolger gewünscht wird.

Von solchen Überlegungen sollte man sich jedoch nicht allzusehr beeinflussen lassen: Wenn lauter Jungen geboren wurden, so werden sie später ohnedies Mädchen in die Familie holen und umgekehrt ebenso.

Bei Nachfolger-Überlegungen sollte man bedenken, daß Kinder meist früher erwachsen werden, als die Eltern sich aus ihrer Tätigkeit zurückziehen möchten. Dann besteht die Gefahr, daß die eigenen Kinder auf frustrierende Weise in ihrer Entwicklung und Selbstverwirklichung behindert werden, nur weil man diese unbedingt als Nachfolger sehen möchte. Wer wagt außerdem vorherzusagen, ob das eigene Kind Anlagen, Lust und Neigung zur Fortsetzung der Lebensaufgabe der Eltern hat.

Dies alles sind Gründe, warum man es sich sehr überlegen soll, ehe man bewußt Einfluß auf das Geschlecht des geplanten Kindes nehmen möchte.

Wie man sich liebt

Wenn man die Art und Weise des heutigen Sexualkundeunterrichts betrachtet, könnte man meinen, es handle sich um eine technische Gebrauchsanleitung zur Selbstvermehrung von höheren Computern, wie sie von der Computerindustrie ja tatsächlich angestrebt wird.

Tiefe gegenseitige Zuneigung und der Wunsch, sie in dem gemeinsamen Kind über das eigene Leben hinaus unsterblich werden zu lassen, sind die eigentlichen Urquellen für die Geburt eines glücklichen Kindes mit einer guten, zur Liebe fähigen Seele.

Daß beide Partner sich in der Liebe höchste Beglückung schenken möchten, ist die natürliche Folge solcher Zuneigung, und niemand sollte dabei die geringsten Hemmungen oder Verklemmungen empfinden.

Gerade beim Menschen hat die Natur die seelische Zuneigung ebenso wie die geschlechtliche Liebe zwischen den Paaren weit über die zur Zeugung notwendigen Zeiträume hinaus zum starken Band einer dauernden Verbindung gemacht.

Der biologische Grund dafür liegt in der Tatsache, daß bei der hohen Entwicklung des menschlichen Gehirns relativ große Teile seiner Kapazität »frei programmierbar« gehalten sind. Das heißt, daß viele seiner Möglichkeiten nicht durch instinktmäßiges Verhalten überliefert sind, was eine schlechte Anpassungsfähigkeit an veränderte Umstände zur Folge hätte, sondern aus den Erfahrungen der Eltern durch einen jahrelangen Lernprozeß übermittelt, als »Software« einprogrammiert werden müssen. Das ist nur möglich, wenn die Eltern des Kindes nach seiner Geburt sehr lange, mindestens 20, möglichst noch mehr Jahre beisammen sind und dem heranwachsenden, Erfahrung sammelnden Menschen mit ihrer Lebenserfahrung und gleichzeitigen Zuneigung hilfreich zur Verfügung stehen.

Kein Paar sollte deshalb auch Hemmungen haben, sich außerhalb der zur Zeugung »notwendigen« Male nach Herzenslust und so oft es Verlangen spürt zu lieben. Es kommt damit vielmehr den Absichten der Natur entgegen und erhält so die schützende Geborgenheit bei den sich liebenden Eltern, die Menschenkinder brauchen, um gesund und glücklich heranzuwachsen und im Leben Erfolg zu haben.

Verhalten beider Eltern während der Schwangerschaft

Die ersten Tage und Wochen sind die wichtigsten! In dieser Zeit finden die grundlegenden Weichenstellungen in der Embryonalentwicklung statt. In dieser Spanne treten heutzutage so häufig Störungen der Embryonalentwicklung und Schädigungen des Embryos auf, daß das mütterliche Kontrollsystem mehr als die Hälfte aller begonnenen Schwangerschaften abbricht und den Embryo abstößt. Versagt das Kontrollsystem auch noch, so werden die fehlentwickelten Embryos ausgetragen. In den ersten Tagen und Wochen bis etwa Ende des dritten Schwangerschaftsmonats ist es deshalb von ganz besonderer Bedeutung für das gesundheitliche Schicksal des sich entwickelnden Kindes, daß die Eltern ihr Menschenmögliches tun, um seine Entwicklung nicht zu beeinträchtigen. Die folgenden Regeln sind besonders nützlich:

▷ *Erhaltung des Stoffwechselgleichgewichts.* Hierzu ist eine vollwertige, ganz natürliche, nicht hitzedenaturierte Ernährung, die allerdings schon vor Beginn der Schwangerschaft begonnen werden sollte, das Wichtigste. Denn eine abrupte Umstellung von falsch auf richtig während der ersten Schwangerschaftswochen wäre ungünstig, weil Schwankungen des Stoffwechselgleichgewichts ausgelöst werden könnten. Hat man die rechtzeitige Umstellung versäumt, so muß sie jetzt in einem »weichen Übergang« erfolgen, in dem man allmählich über 3 bis 4 Wochen hinweg die falschen Dinge in Menge und Häufigkeit zurücknimmt und die richtigen in gleicher Weise einführt.

Vermieden werden sollten Zuckerstöße durch gesüßte Speisen oder Getränke ebenso wie abrupte Überanstrengungen, die zu einem zu starken Absinken des Blutzuckerspiegels führen könnten.

Ebenso muß darauf geachtet werden, daß kein Sauerstoffmangel entsteht, etwa durch Fahrten mit Bergbahnen in hohe Bergregionen oder Flüge in größere Höhen mit Flugzeugen ohne Druckkabine, in Ballons oder Luftschiffen. Auch die Wohnung und die Arbeitsräume sollten stets genügend gelüftet sein. Sauerstoffmangel war in der Erforschung der Embryonalentwicklungsstörungen der zuerst entdeckte Faktor: Bei bebrüteten Hühnereiern, die kurze Zeit Sauerstoffmangel ausgesetzt wurden, wurden Hemmungsmißbildungen der Küken ausgelöst.

Nicht weniger wichtig ist es, die Zufuhr einzelner isolierter Vitamine in Medikamentenform zu vermeiden. Durch Gaben von B-Vitaminen können im Tierversuch ebenfalls Hemmungsmißbildungen verursacht werden.

▷ *Vermeidung von Gifteinwirkungen.* Erstaunlicherweise ist zwar der Embryo auf Gifteinwirkungen weniger empfindlich als auf Störungen des Stoffwechselgleichgewichts der Mutter. Trotzdem ist es für seine Entwicklung nicht gleichgültig, ob Coffein, Nikotin, Pestizide, giftige Konzentrationen von Schwermetallen oder andere Gifte während der Schwangerschaft in den mütterlichen Organismus gelangen oder dort gespeichert sind. Solche Gifte können eine heimtückische Langzeitwirkung entfalten, so daß das heranreifende Kind beispielsweise später im Alter von 20 Jahren an Krebs der Geschlechtsorgane erkranken kann, wenn die Mutter in der ersten Zeit der Schwangerschaft weiterhin empfängnisverhütende Ovulationshemmer *(die Pille)* eingenommen hat.

Genauso ist es möglich, daß die medikamentöse Behandlung einer Nierenbeckenentzündung der Mutter während der Schwangerschaft mit Sulfonamiden die Ursache dafür wird, daß das Kind später als Erwachsener einen Gehirntumor bekommt.

▷ *Mindestbetätigung der körperlichen und geistigen Funktionen der Mutter.* Es ist keineswegs das Beste für das ungeborene Kind, wenn die Mutter sich in jeder Hinsicht »schont«. Vielmehr gibt die Tätigkeit und Beanspruchung der Mutter offensichtlich wichtige Impulse für den Embryo, welche Fähigkeiten er besonders entwickeln soll, um in dem Milieu, in welches er hineingeboren wird, günstige Voraussetzungen für das Überleben zu haben.

So kann man beobachten, daß Kinder von Müttern, die während der Schwangerschaft mit vollem Einsatz bis zum letzten Tag vor der Geburt weitergearbeitet haben, hernach selbst auch sehr aktiv und fleißig sind. Auch dann, wenn die Mutter während der Schwangerschaft unter besonderen Belastungen um die Existenz der Familie mitkämpfen mußte, zeigt dies seinen Niederschlag in der Einstellung des Kindes zu den Aufgaben der Existenzsicherung: Es wird umsichtiger werden, Gefahren besser vorhersehen und ein größeres Organisationstalent entwickeln, als wenn die Mutter während der Schwangerschaft sich nichts anderem als der Pflege ihres größer werdenden Bäuchleins hätte widmen müssen.

Diese Einwirkungen gehen so weit, daß sogar der Verdauungsapparat des ungeborenen Kindes auf die Nahrung vorprogrammiert wird, welche die Mutter während der Schwangerschaft ißt. Das für die Verdauung so wichtige, dem Darm zugeordnete Lymphsystem im Bauchraum wird bereits vor der Geburt auf die Nahrungsart der Mutter eingestellt.

Professor Dr. G. H. M. Gottschewski, der in Bad Krozingen lebte und am Max-Planck-Institut für Immunbiologie in Freiburg arbeitete, berichtete dem Verfasser über seine sehr verblüffende Erfahrung, daß z. B. das Kind einer Mutter, die während der Schwangerschaft Schweinefleisch ißt, immunologisch dem Schwein näher steht als dem Menschen. Aus dem Munde des Forschers, welcher die Ovulationshemmer entdeckte, die später von seinem Freund Pinkus zur *Pille* weiterentwickelt wurden, sollte eine solche Erfahrung sehr zu denken geben.

Wie schon in der Zeit vor Beginn der Schwangerschaft sollen auch während ihrer ganzen Dauer und in der Stillzeit danach kein Alkohol, kein Schwarztee oder Kaffee und kein Nikotin konsumiert werden. Schon der Aufenthalt in Räumen, in welchen geraucht wird, wäre für das ungeborene Kind sehr schädlich.

Ebenso wichtig ist, daß die Mutter nicht extremen Schock- oder Schreckwirkungen ausgesetzt wird, die über starke Adrenalinausschüttung im Organismus Störungen des Stoffwechselgleichgewichts und damit Embryonalschädigungen bewirken könnten.

Wenn durch Beachtung dieser Regeln der Embryo über eine vollwertige Ernährung alle zur Entwicklung notwendigen lebendigen Wirkstoffsysteme erhält, das Stoffwechselgeschehen der Mutter ständig im Gleichgewicht bleibt, schädliche Gifteinwirkungen vermieden werden und eine genügende normale Beanspruchung der Mutter gesichert ist, so können sich alle dem Kinde mitgegebenen Erbanlagen der Eltern voll entwikkeln. Die Eltern können dann der Geburt eines gesunden, problemlosen Kindes mit Freude entgegensehen.

Die sanfte Geburt

Die Geburt eines Kindes ist die natürlichste Sache der Welt und durch die Evolution zu solcher Vollkommenheit entwikkelt, daß man eigentlich nur *nicht* einzugreifen braucht – und schon verläuft alles problemlos.

Insbesondere dann, wenn schon vor Beginn der Schwangerschaft und während deren Dauer gesundheitsbewußtes Verhalten geübt wurde, kann in aller Regel mit einer leichten, unkomplizierten Geburt gerechnet werden.

Komplikationen entstehen meistens erst, wenn irgendwie künstlich eingegriffen wurde; indem z.B. durch zu großen Druck beim Abtasten eine örtliche Blutung in der Plazenta ausgelöst wurde, woraufhin verfrüht Wehen einsetzen; oder wenn wegen irgendwelcher Terminplanungen wehenauslösende Mittel gespritzt werden, um die Geburt *einzuleiten.* Häufig muß dann auch der ganze Rest der Geburt künstlich gesteuert werden, weil die normalerweise perfekte natürliche Steuerung des Ablaufs durch einen solchen Eingriff außer Funktion gesetzt wurde.

Die Vorbereitung auf die Geburt durch spezielle Schwangerschaftsgymnastik nach Dick-Read *(Die schmerzlose Geburt)* wirkt sich günstig aus, weil Verkrampfungen vermieden und der natürliche Geburtsvorgang unterstützt werden können.

Ebenso lehrt solche Gymnastik, die natürlichen Wehen bewußt zu unterstützen – wobei die Mutter jedoch während des Geburtsvorgangs sehr dosiert nach den Anweisungen des Geburtshelfers mitpressen soll, damit der Geburtskanal Zeit zum Nachgeben hat und nicht etwa durch allzu schnelles Herauspressen des Neugeborenen der Damm einreißt und dann genäht werden muß.

Glücklicherweise breitet sich wieder die Erkenntnis aus, daß die Geburt keine Krankheit ist, sondern das erfreuliche Eintreten eines neugeborenen Menschleins in die menschliche Gemeinschaft und Familie; deshalb finden die Empfehlungen von Leboyer zunehmend Anwendung, das Geburtsmilieu freundlich, wohnlich, ruhig und mit gedämpftem Licht zu gestalten. Das Neugeborene soll den Eintritt in unsere Welt freundlich empfinden, sogleich Kontakt mit der Mutter aufnehmen und diesen auch ständig behalten, indem es im Zimmer der Mutter schläft. So rasch wie möglich sollen beide auch wieder bei der Familie sein, wenn nicht die Geburt überhaupt dort stattgefunden hat (aus Sicherheitsgründen, um bei unvorhergesehenen Komplikationen alle Hilfsmittel verfügbar zu haben, empfiehlt sich die Geburt in einem dafür gut und freundlich ausgestatteten Krankenhaus oder einer entsprechenden Klinik).

Während der Geburt sollten medikamentöse Eingriffe auf das unvermeidliche Mindestmaß beschränkt werden und möglichst ganz unterbleiben. Denn immer bedeuten sie einen Eingriff in den natürlichen Ablauf. Zwei Beispiele hierfür seien genannt:

Während einer sonst unkomplizierten Geburt wurden der Mutter Meßelektroden mit Hilfe eines elastischen Gürtels um den Bauch herum befestigt, um ständig die Herztöne des Kindes kontrollieren zu können. Damit die Elektroden nicht verrutschten, wurde die Mutter gebeten, auf dem Rücken liegen zu bleiben, obwohl sie sich auf der Seite etwas leichter gefühlt hätte. Plötzlich wurde die Mutter immer blasser und ihr Bewußtsein schwand mehr und mehr in eine Bewußtlosigkeit hinein. Der Facharzt für innere Krankheiten wurde rasch hinzugerufen und sollte eine Injektion machen. Schon bevor er eingetroffen war, meinte der ebenfalls anwesende Vater, ob man nicht versuchen solle, die Mutter auf die Seite zu legen, weil doch eventuell das Kind auf die große Hohlvene im Bauchraum drücken und so den Blutrückfluß zum Herzen behindern könne. Dies wurde versucht, und als der herbeigerufene Facharzt eintraf, war das Bewußtsein bereits zurückgekehrt und die Injektion überflüssig geworden.

Nach der Geburt ist es üblich, der Mutter ein Mutterkornpräparat zu verabreichen, damit sich die Gebärmutter zusammenzieht und Reste der Plazenta völlig ausstößt. Außerdem ist es üblich, das Neugeborene viele Stunden lang noch nicht zum Stillen anzulegen – auch weil man die Erfahrung gemacht hat, daß die Milchbildung erst etwa 24 Stunden nach der Geburt richtig einsetzt und das Kind einen gewissen Energievorrat für einige Stunden mitgebracht hat.

Gibt man indessen dem natürlichen Empfinden nach und legt das Kind schon bald nach der Geburt an, so erkennt man, daß dieses geradezu notwendig ist, um den weiteren Steuermechanismus des Geburtsvorgangs in Gang zu halten: Sobald das Kind an der Brust zu saugen beginnt, bewirkt der Saugreiz ein Zusammenziehen der Gebärmutter! Der hierdurch ausgelöste Verkleinerungsimpuls der Gebärmutter führt dazu, daß diese ihre restlichen Eiweißvorräte – die dort noch für die Versorgung des ungeborenen Kindes auf Vorrat lagen – nun schleunigst über den Blutkreislauf zur Brust schickt, die nun diese Versorgung übernommen hat. Dies wiederum ist Voraussetzung, daß in der Brust Milch für das Neugeborene in ausreichendem Maße gebildet wird.

Dieser vollkommene natürliche Steuermechanismus beleuchtet schlaglichtartig, wie die Natur alle Funktionen im Laufe jahrmillionenlanger Evolution zu großer Perfektion entwickelt hat und wie stümperhaft dagegen unsere vermeintlich so »wissenschaftlichen« Eingriffe sind, die wir meist nur aus Unkenntnis der viel besseren natürlichen Regelsysteme überhaupt vornehmen.

So führt die höchst unnötige Verabreichung von Mutterkornpräparaten nicht selten dazu, daß die Mutter sich plötzlich schlecht fühlt, während vorher doch alles so glattgegangen war und sie sich so wohl gefühlt hatte. Man muß auch annehmen, daß ein Teil eines solchen Medikaments über die Muttermilch bis in den Organismus des Neugeborenen gelangt, wo die Wirkungen sicher nicht von Vorteil sind.

Gesunde Mütter sind wenige Stunden nach der Geburt wieder »fit« und sehen nicht ein, warum sie etwa noch tagelang in einer Klinik oder einem Krankenhaus untätig herumliegen sollen. Am besten fühlen sie sich in ihrem gewohnten Milieu zu Hause, wo es für sie eine große Freude ist, sich um ihr Neugeborenes zu kümmern. Berufstätige gesunde Mütter können durchaus schon in der ersten Woche nach der Geburt manche Dinge telefonisch bearbeiten und zwei Wochen danach meist wieder der normalen, gewohnten Tätigkeit nachgehen. Wichtig ist indessen, daß ein häufiger Kontakt zwischen Mutter und Kind erhalten bleibt und vor allem das Stillen gesichert ist.

Stillen

Das Stillen ist für die weitere Entwicklung des Säuglings von großer Bedeutung und bei natürlicher Ernährung der Mutter auch überhaupt kein Problem. Das Problem besteht in diesem Fall höchstens im Milchüberfluß, der unbedingt abgepumpt werden muß, damit nicht ein Milchrückstau zu schmerzhaften Brustentzündungen und zur Beeinträchtigung des Milchflusses führt. Wenn die Mutter Milchüberschuß hat, sollte sie sich erkundigen, ob in der Nachbarschaft ein anderer Säugling ist, dessen Mutter zuwenig Milch hat; sie kann dann noch einem anderen Säugling eine wichtige Starthilfe in ein gesünderes Leben geben.

Ist die junge Mutter berufstätig, so sollte sie mit ihrem Arbeitgeber eine Regelung treffen, die ein uneingeschränktes Stillen des Säuglings möglich macht. In einzelnen Ländern wurde dazu ein monatelanger Mutterschaftsurlaub eingeführt. So ideal dies einerseits für Mutter und Kind sein könnte, bringt es doch der Mutter unter Umständen berufliche Nachteile, weil sie aus dem aktuellen Berufsgeschehen monatelang herausgenommen ist und sich entsprechend schwer wieder hineinfindet. Besser scheinen Regelungen, welche eine so weitgehende Berufsentfremdung umgehen und trotzdem ein Stillen des Säuglings über etwa 6 Monate hinweg ermöglichen. Daß dies praktisch durchaus realisierbar ist, haben viele Mütter bereits gezeigt.

Das Stillen sollte nicht zu festgelegten Stunden erfolgen, sondern dann, wenn der Säugling Appetit zeigt. Die Mutter darf keinerlei Hemmungen oder Hindernisse gelten lassen, ihm dann auch die verlangte Nahrung zu geben.

Auf diese Weise entwickelt sich die natürliche Steuerung des Nahrungsbedarfs am besten durch den Appetit. Das Kind bekommt stets genug Nahrung und ist nicht gezwungen, auf Vorrat über den momentanen Appetit hinaus zu trinken, was später zu Übergewicht führen könnte. Und es entwickelt auch nicht etwa Abneigung gegen die Nahrungsaufnahme, weil es zu festgelegten Stunden trinken muß, obwohl es vielleicht gerade keinen Appetit hat.

Zufüttern (Gesunder Schoppen und anderes)

Schon 4 bis 6 Wochen nach der Geburt kann ganz allmählich damit begonnen werden, das Kind mit kleinen »Versuchern auf den Geschmack zu bringen«. Dabei ist von außerordentlicher Bedeutung, jene natürliche Nahrung anzubieten, die auch später die Grundlage der Gesundheit werden soll. Denn dies ist die Zeit, in welcher der Geschmack des Kindes »programmiert« wird. Es lernt, daß Nahrung so schmeckt, wie sie jetzt zum Versuchen angeboten wird.

Würde man jetzt z. B. Säfte anbieten, so würde es keinen Kaureiz empfinden und auch später nicht essen, sondern nur immer trinken wollen. Auch gekochte weiche Breie legen den Keim für spätere Kaufaulheit. Und gäbe man ständig süße Zusatznahrung, so würde das Kind auch später immer nach süß verlangen und nur schwer von zähnezerstörenden Süßigkeiten abzubringen sein.

Man wird also damit beginnen, z. B. eine Teelöffelspitze voll fein geriebener Möhren anzubieten, die man am besten auf einer Glasreibe ganz frisch zubereitet hat. Auch fein geriebene Kohlrabi eignen sich, dazwischen zur Abwechslung fein geriebene Äpfel, Birnen oder Melonen. Wieviel das Kind essen mag, bestimmt allein sein Appetit, und bald wird es auch zeigen, was ihm besonders schmeckt. Solange es sich um natürliche, nicht hitzedenaturierte, zur menschlichen Urnahrung gehörende Naturprodukte handelt, zeigt der Appetit auch an, was es für seine Entwicklung gerade gut brauchen kann.

Auch eine feinere Zubereitung des Naturmüsles (Getreide feiner gemahlen, Früchte fein auf einer Glasreibe gerieben) kann schon von der fünften Woche an zum Kosten angeboten werden. Die Getreide sind in dieser rohen, kurz (30 Minuten) mit kaltem Wasser angesetzten Form leichter verdaulich als gekocht, weil roh die Fermente und Vitamine des Getreidekeims beim Aufschließen der Stärke und ihrer Verdauung helfen; beim Kochen werden die Fermente zerstört. Dieses Naturmüsle wird dann bald zu einer Hauptgrundlage für die prächtige, gesunde Entwicklung des Kindes, ergänzt durch frisch geriebene, nicht hitzedenaturierte Gemüse und bald auch klein geschnittene Salate.

So findet das Kind auch bald Spaß am Kauen. Es bilden sich kräftige Kiefer aus, die erstaunlich fest zubeißen und durch ihre feste Struktur auch ein zu frühes Durchbrechen der Milchzähne verhindern, deren Erscheinen das Stillen bald beendet, weil das Kind gerne damit beißt und dies der Mutter weh tut. Weil kräftige Kieferknochen zu frühen Durchbruch der Zähne verhindern, können sich die Zähne auch besser entwickeln und sind nachher bedeutend kräftiger und widerstandsfähiger. Frühe Ausübung des Kauens ist ebenso wie der Still-Reiz unentbehrlich für eine normale Entwicklung des Unterkiefers. Fehlen diese Reize, bleibt er zu klein, und es kommt zu einem Vorstehen des Oberkiefers (Prognathie).

Wie günstig Getreide (= Samen) auf die Entwicklung von Säuglingen wirken, zeigt neben den guten Erfahrungen vieler Familien auch ein Beispiel aus Afrika: Südlich der Sahelzone ist es üblich, Säuglinge mit Hirse zu füttern, die zwischen Steinen zu Mehl zerrieben und mit kaltem Wasser zu einem Brei angerührt wird. Ihre Entwicklung ist so prächtig, daß dies einem dort tätigen Arzt auffiel. Er berichtete uns darüber.

Wenn die Milchproduktion der Mutter nachläßt und der Appetit des gesunden Säuglings immer größer wird, kann auch ein »Vollkornschoppen« gegeben werden. Bei ungenügender Milchproduktion kann er auch vom ersten Tag an gereicht werden – er ist sehr verträglich und sichert eine tadellose Entwicklung des Säuglings.

▷ *Zubereitung von Frischkornschoppen:* Wegen der Übersichtlichkeit für den täglichen Gebrauch sind Zutaten und Zubereitungsschritte in der nebenstehenden Tabelle angegeben.

Bei diesem Frischkornschoppen wird die Hälfte des frisch gemahlenen Weizens deshalb kurz mit Wasser aufgekocht, damit die andere Hälfte – die unerhitzt und daher wertvoller ist – in der Schwebe gehalten wird und nicht etwa auf den Boden der Schoppenflasche absinkt.

Die Milch darf nicht miterhitzt werden, weil ihr sehr hitzeempfindliches Eiweiß sonst denaturiert würde.

Die unerhitzten, ferment- und vitaminreichen Bestandteile (Milch, Honig und der unerhitzte Teil des Getreides) dürfen daher auch erst untergemischt werden, wenn der erhitzte Teil soweit abgekühlt ist, daß sie nicht hitzegeschädigt werden können. Aus dem gleichen Grund muß auch beim Anwärmen im Wasserbad auf 37° C ständig geschwenkt und der Schoppeninhalt geschüttelt werden, damit nicht Teile doch noch überhitzt werden; auch soll das Wasserbad nicht über 50° C warm sein.

Ein Glastopf wird empfohlen, weil er keine ungünstigen Metallionen abgeben kann und so glatt ist, daß der Edelstahl-Schneebesen keinen Metallabrieb abgeben kann (bei Emailletöpfen oder Aluminiumtöpfen wäre diese Gefahr gegeben).

Die Beschaffenheit des Schoppens (dünn, mittel, dick) wählt man je nach Alter des Säuglings und Dauer der Sättigung. In den ersten 4 bis 6 Wochen wird man die dünne Zubereitung wählen, danach die mittlere. Hält diese bei weiterem Heranwachsen auch nur noch 2 Stunden bis zur nächsten Appetitmeldung an, so kann man auch die dicke Zubereitung verabreichen.

Säuglinge und Kleinkinder brauchen für ihren schnellen Stoffwechsel genügend Flüssigkeit = Wasser. Man bietet ihnen deshalb auch 2 bis 3mal am Tag körperwarmen dünnen Kamillen-, Fenchel- oder Pfefferminztee an. Dies soll jedoch nicht zur Mahlzeit, sondern mindestens eine Stunde davor oder danach geschehen, damit die Verdauungssäfte nicht während oder unmittelbar vor der Verdauungsarbeit verdünnt werden.

Bald, schon im Alter von 8 bis 12 Wochen, kann man diese Tees auch in einem Trinkbecher anbieten.

Um ein Alter von 6 Monaten muß dann beobachtet werden,

Zutaten und Zubereitung der Frischkornschoppen	*Beschaffenheit und Mengenangaben* *dünn*	*mittel*	*dick*
Keimfähigen Weizen als ungemahlenes Korn abmessen; anschließend auf geeigneter Steinmühle schonend fein mahlen	2 Eßl. = 36 g	3 Eßl. = 54 g	4 Eßl. = 72 g
Die Hälfte des frischen Vollkornmehls in eine Tasse geben und mit *kaltem Wasser* zu einem Brei anrühren. Diesen zunächst stehen lassen.	18 g 2 Eßl. = 22 g	27 g 3 Eßl. = 33 g	36 g 4 Eßl. = 44 g
Die andere Hälfte des frischen Vollkornmehis in einem Glas-Kochtopf (ca. 1 l, hohe Form) mit *kaltem Wasser* vermischen (Edelstahl-Schneebesen) und unter ständigem Rühren kurz aufkochen (nur 15–30 Sekunden lang kochen lassen). Anschließend im kalten Wasserbad auf Körperwärme (max. 37° C) abkühlen. Erst jetzt den kalt angerührten Frischkornbrei mit dem Schneebesen untermischen.	18 g 100 g	27 g 100 g	36 g 100 g
Rohe kalte Vorzugsmilch abmessen; mit dem Schneebesen einrühren	100 g	100 g	100 g
Naturreinen, unerhitzten Blütenhonig abmessen und gründlich bis zur Auflösung untermischen	1 flach. Teelöff. = 7,5 g	1 flach. Teelöff. = 7,5 g	1 flach. Teelöff. = 7,5 g
Diese Mischung in das Schoppenglas einfüllen, Deckel aufschrauben und in max. 50° C warmem Wasserbad unter ständigem Schwenken und Schütteln so aufwärmen, daß 37° C auf keinen Fall überschritten werden, auch nicht bei dem an der Glaswand liegenden Teil der Mischung.			
Kieferfreundlichen NUK-Sauger aufschrauben (in den ein Loch geeigneter Größe gemacht wurde) und den Schoppen dem Baby verabreichen (baldmöglichst selbst halten lassen)			

Zubereitung von Frischkornschoppen nach Dr. J. G. Schnitzer

ob das Kind noch die Fähigkeit zur Verdauung der bisher verabreichten Milchmengen hat. Sollten sich Anfälligkeiten für Lymphdrüsenschwellungen, Mandelentzündungen, Anschwellung der Nasenschleimhäute, chronischen Schnupfen, Nebenhöhlenentzündungen oder Verdauungsbeschwerden ergeben, muß die Milch (und Milchprodukte) teilweise oder ganz abgesetzt werden. Eine aus Vollkorngetreidegerichten, grünen Salaten, Wurzelgemüsesalaten, Nüssen und etwas Obst zusammengesetzte Ernährung hat auch ohne Milch alle notwendigen Bausteine (Aminosäuren) zum Aufbau des körpereigenen Eiweißes.

Vom Alter von 6 Monaten an ist jedes gesunde Kleinkind in der Lage, jedwede gesunde Nahrung der Erwachsenen zu kauen, zu verdauen und sich damit optimal weiter zu entwikkeln.

Einige weitere Hinweise, die Gesundheit der Kinder betreffend

Auf keinen Fall soll man »Beruhigungs-Schnuller« geben. Sie würden zur Verformung der Kieferbögen führen. Auch Beißringe wirken nicht günstig. Wenn zusätzlich zu kaubarer Nahrung etwas zum Beißen verlangt wird, so ist am besten ein sauberes Tüchlein geeignet. Dieses ändert ständig seine Form und kann so keine Kieferverformung bewirken.

So früh wie möglich wird man Kinder zu den Mahlzeiten mit an den Tisch nehmen, wo sie dies und jenes Neue probieren können. So gewöhnen sie sich am besten an die gesunde Ernährung der größeren und erwachsenen Familienmitglieder – und auch an den zeitlichen Rhythmus der Mahlzeiten. Während der Stillzeit jedoch sollte man ihnen jeweils dann Nahrung geben, wenn sie danach verlangen!

Die ersten Zähne brechen bei gesund ernährten Kindern später durch, weil sie festere Kieferknochen haben – etwa im Alter von 7 bis 11 Monaten. So ist die Zahnmineralisation auch viel gründlicher und besser. Schon vorher können gesunde Babys auf ihren sehr festen zahnlosen Kiefern kräftig kauen.

Bei Zahnungsbeschwerden sollte man nur homöopathische Mittel anwenden. Besonders bewährt haben sich Viburcol-Zäpfchen (in Apotheken erhältlich), die auch bei verschiedenen anderen Unpäßlichkeiten sehr günstig wirken. Wirksamer homöopathischer Bestandteil ist die Kamille.

Überhaupt soll der junge Organismus beim Trainieren seines Immunsystems mit biologischen Mitteln unterstützt werden. Es ist ein Zeichen intakter Abwehr, wenn Infektionsangriffe mit kurzdauerndem hohem Fieber abgewehrt werden. Äußerst schädlich wäre die Anwendung von fiebersenkenden chemischen Arzneimitteln; sie können zur lebenslänglichen Schädigung des Abwehrsystems führen und den Keim für schwere Krankheiten wie Jugenddiabetes oder Leukämie legen.

Kinder sollen auch nicht zu warm angezogen werden. Dies kann zu Hitzestaus und damit zur Auslösung nachfolgender »Erkältungs-Krankheiten« führen.

Liebe und Geborgenheit

Entscheidend für eine gesunde seelische Entwicklung des Kindes sind Liebe und Geborgenheit, die ihm durch Eltern, Geschwister und Großeltern zuteil werden. Es muß das sichere Gefühl haben, in der Gemeinschaft der Familie aufgenommen, akzeptiert und geliebt zu sein. Das gibt ihm innere Sicherheit, Empfindungs- und Liebesfähigkeit und die Basis seelischer Weiterentwicklung für das ganze Leben.

Sind mehrere Kinder da, so ist es wichtig, daß keines bevorzugt oder benachteiligt wird. Jedes der Kinder soll für sich selbst aller Liebe, Zuneigung und Wertschätzung beider Eltern sicher sein können. Auf diese Weise wird auch die Harmonie unter den Geschwistern am besten gefördert, weil Rangkämpfe um größere Zuwendung der Eltern überflüssig sind.

Wissens- und Betätigungsdrang stillen

Der Mensch überragt alle anderen Lebewesen vor allem durch die hohe Entwicklung seines Gehirns und die Geschicklichkeit seiner Hände. Durch die Verbindung beider Vorteile errang er seine biologische Überlegenheit und erarbeitete sich seine Wissenschaften, Kulturen, Zivilisationen und Technologien.

Angelegte Fähigkeiten können sich beim Kind und Heranwachsenden nur entwickeln, wenn die Möglichkeiten zu ihrem Training und zu ihrem Einsatz bestehen.

Weil das menschliche Gehirn im Gegensatz zu den Gehirnen der Tiere eine viel größere »frei programmierbare« Kapazität besitzt, die beim gesunden Kind hungrig nach Erfüllung ihrer Aufgaben ist, besteht ein großer Wissensdurst.

Hier haben die Eltern und später die Lehrer, außerdem aber auch Großeltern, Verwandte und ältere Geschwister wichtige Aufgaben und eine große Verantwortung, damit dem jungen Gehirn eine geordnete und systematische Aufnahme des für sein Leben wichtigen Wissens möglich gemacht und kein Durcheinander angerichtet, keine Falschprogrammierungen vorgenommen werden.

Man muß deshalb auf die Fragen des Kindes eingehen und sie ihm so beantworten, daß es die Antwort auf seiner augenblicklichen Verständnisstufe verstehen und logisch einordnen kann.

Dabei soll man sich vor »kindischen« falschen Darstellungen hüten, die das Kind im Glauben an seine Eltern und Mitmenschen zunächst als Tatsachen speichert, um dann bei nächster Gelegenheit in Verwirrung zu geraten, wenn andere Erfahrungen damit nicht in Einklang zu bringen sind. So entsteht ein Durcheinander in seinem Gehirn, welches später kaum mehr entwirrt werden kann.

Geradezu sträflich ist es, dem Kinde gleichzeitig zwei Dinge zu nennen, welche es nicht verwechseln soll. Es wird sie mit Sicherheit sein Leben lang verwechseln! Will man das vermeiden, so erläutert man ihm zunächst die eine Sache ausführlich: Welches z. B. die rechte Straßenseite ist, daß man auf dieser Seite mit dem Auto fährt, daß man mit der rechten Hand schreibt und was einem sonst noch zu dem Begriff »rechts« einfällt. Das Gegenstück hierzu, nämlich »links«, darf dabei auf gar keinen Fall auch nur andeutungsweise erwähnt werden. Vielmehr wird man auch in den nächsten Tagen den Begriff »rechts« immer wieder an Beispielen erläutern.

Erst 2 bis 3 Wochen später – der zeitliche Abstand ist dabei sehr wichtig – wird man anfangen, den Begriff »links« zu erläutern und im Gehirn des Kindes zu verankern. Hierbei darf man nun wiederum das Gegenteil längere Zeit nicht erwähnen. Erst allmählich und zunächst ohne Verbindung zwischen beiden Begriffen kann man gelegentlich daran erinnern, was »rechts« ist, wenn sich gerade praktische Gelegenheit dazu ergibt.

Geht man so vor, so wird dem Kind mit Sicherheit niemals die im Straßenverkehr unter Umständen lebensgefährliche Verwechslung von rechts mit links passieren. Das gleiche gilt für alle anderen Verwechslungsmöglichkeiten, die es in großer Zahl gibt.

Besonders leicht lernen Kinder, wenn ihnen gleichzeitig die praktische Anwendung des Erlernten möglich gemacht wird und sie so den praktischen Nutzen erkennen können. Außerdem braucht gerade das Zusammenwirken des Gehirns mit den Händen und Fingern geduldiges und zeitaufwendiges Training, wie aus den Beispielen des Klavierspielens oder Schreibmaschineschreibens verständlich wird.

Ähnliches gilt für alle anderen körperlichen Betätigungen, angefangen vom Erlernen des Gehens bis hin zu sportlichen Betätigungen und zum Hochleistungssport.

Man soll deshalb Kinder niemals in ihrem Wissens- und Betätigungsdrang behindern, sondern sie darin fördern und ihnen die Möglichkeiten geben, beidem voll und ausreichend nachgehen zu können, ohne daß andere dadurch gestört werden und deshalb versuchen, die Kinder einzuschränken.

Ein wichtiges Ziel aller gesunden Kinder ist, ständig nach den sachlich oder gesellschaftlich gegebenen Grenzen ebenso wie nach den eigenen Leistungsgrenzen zu forschen. Sie sind jeweils erst zufrieden, wenn sie eine solche Grenze eindeutig gefunden haben.

Es ist der große Irrtum der *antiautoritären Erziehung,* daß dem Kind das Erkennen der Grenzen vorenthalten wird, weil man meint, dies würde bei ihm »Frustrationen« auslösen. Das genaue Gegenteil ist der Fall: Das Kind wird immer frustrierter und unzufriedener, wenn es trotz größter Bemühungen keine Grenze erkennen kann.

Wer es nicht glaubt, möge einmal beobachten, wie ein Kind seine Eltern aus irgendeinem nichtigen Anlaß heraus mehr und mehr plagt, nur weil es wissen will, wo die Toleranzgrenze der Eltern liegt. Wenn schließlich ein Elternteil einer ganz natürlichen Regung nachgibt und dem Kind einen Klaps verabreicht, so wird man in nicht wenigen Fällen erleben, daß es wenige Minuten später den tiefen und glücklichen Schlaf des Gerechten schläft, weil es die gesuchte Grenze endlich gefunden hat.

Diese Erforschung der Grenzen hat die Entwicklung der Menschheit auf ihr heutiges Niveau ebenso möglich gemacht wie das gesellschaftliche Zusammenleben in immer größeren und komplizierteren gesellschaftlichen Gruppierungen. Für den einzelnen heranwachsenden und erwachsenen Menschen ist sie notwendig, weil er nur so lernt, wo sein Platz in der Gemeinschaft ist, wo seine Leistungsgrenzen sind und er nur so seine Kräfte erfolgreich einsetzen kann. Seinen Mitmenschen wird er nur dann angenehm und willkommen sein, wenn er die allgemeinen menschlichen Toleranzgrenzen kennt und geübt ist, die seiner Mitmenschen so früh zu erspüren, daß er gar nicht erst bis an diese Grenzen herantritt.

Auch Kinder sind Persönlichkeiten

Nicht wenige Erwachsene haben vollkommen vergessen, daß sie selbst auch einmal Kinder waren und als solche ernstgenommen werden wollten. Auch Kinder sind von frühester Jugend an, selbst als Neugeborene, Persönlichkeiten. Man muß sie ernst nehmen und respektieren, wenn man ihnen keinen Schaden zufügen möchte.

So soll man mit ihnen auf der Stufe ihrer Verständnismöglichkeiten in korrekter und logischer Sprechweise reden und nicht etwa in einem kindischen Kauderwelsch, mit dem man ihre noch unvollkommene Babysprache nachzuahmen versucht. Wie sollen sie denn dann jemals über diese Stufe hinaus korrekt sprechen und denken lernen?

Wenn Eltern zu Besorgungen weggehen oder verreisen müssen, so ist es wichtig, daß sie auch dem jüngsten Kind erklären, wozu sie weggehen und wie lange sie wegbleiben – daß es nun 5 Nächte (soviel wie Finger an einer Hand) bei den Großeltern schlafen darf und danach die Eltern wieder zurück sind. Solches ist sehr wichtig, damit das Kind sich ernstgenommen weiß und sich nicht etwa verlassen vorkommt, weil die Eltern plötzlich auf ungewisse Zeit verschwunden sind.

Auch in Diskussionen über ein Thema soll man die Ansichten der Kinder achten, sie sachliches Argumentieren und das Respektieren der Sachargumente anderer lehren.

Schon früh, sobald sie es wünschen oder es für das Funktionieren des Familienlebens nützlich oder notwendig ist, soll man ihnen auch Verantwortung und Entscheidungsfreiheit übertragen. Viele Erwachsene wissen gar nicht, wie verantwortungsbewußt und klug Kinder eine Aufgabe in Angriff nehmen und bewältigen können, wenn man ihnen dazu alle erforderlichen Informationen, die Verantwortung und die nötige Entscheidungsfreiheit überträgt. Für die innere Zufriedenheit der Kinder und Jugendlichen ist es wichtig, daß sie solche Aufgaben erhalten, weil sie sich damit als nützliches und unentbehrliches Glied der Familie und der menschlichen Gemeinschaft bewähren können.

Die Eltern wiederum erfüllt es mit Stolz, Kinder zu haben, die so tüchtig und umsichtig sind, daß sie schon eigenverantwortlich Aufgaben übernehmen oder z. B. sich selbst geschmackvoll kleiden, Essen zubereiten, Brot backen können.

Auf die Persönlichkeit der Kinder ist offenbar auch ihr Geburtstermin nicht ohne Einfluß. Es lohnt sich deshalb, bei der Planung eines gesunden Wunschkindes sich mit der ernstzunehmenden Seite der Astrologie näher zu befassen und ihre Erkenntnisse bei der Planung des ungefähren Geburtstermins mit zu berücksichtigen. Wenn auch die Gründe für solche Einflüsse weitgehend unbekannt sind, so läßt sich bei näherer Beschäftigung mit der Astrologie als einer Erfahrungswissenschaft erkennen, daß immer wieder verblüffende Ähnlichkeiten der Persönlichkeitsstrukturen jener Menschen beobachtet werden können, die unter gleichen Sternzeichen und Aszendenten geboren sind. Solche Erkenntnisse ermöglichen es nicht nur, durch Terminplanung einen gewissen Einfluß auf die Persönlichkeitsstruktur des geplanten Kindes zu nehmen, sondern auch den Charakter und die Reaktionsweisen des geborenen und heranwachsenden Kindes besser zu verstehen und besser darauf einzugehen. Ich hatte selbst solche Zusammenhänge nicht für möglich gehalten, bis ich mich näher mit dieser interessanten Materie beschäftigte.

Der unglaubliche Unterschied

Wenn Eltern ihre Kinder auf die beschriebene Weise nicht nur in Zahl und Geburtsterminen, sondern vor allem auch in der optimalen Verwirklichung der verfügbaren Erbanlagen auf der Basis optimaler Gesundheitsgrundlagen geplant haben, so werden sie bald einen unglaublichen Unterschied zwischen ihren Kindern und anderen feststellen.

Sie werden von ihren eigenen Kindern als Norm ausgehen und erschreckt sein, wie arm, kränklich, blaß und zurückgeblieben andere Kinder dagegen erscheinen; wie sie unter chronischen Erkältungen leiden, früh Zahnkaries bekommen, am Blinddarm operiert werden müssen, Brillen tragen, unter Umständen sogar in die Hilfsschule gehen oder vom Sportunterricht wegen körperlicher Schwächlichkeit ausgeschlossen werden müssen. Vor diesem Hintergrund verstehen sie erst, welch großes Glück ihre eigenen Kinder haben, gesund heranwachsen zu dürfen.

Umgekehrt fällt Außenstehenden sofort die besondere Lebendigkeit, Aufgewecktheit, körperliche und geistige Leistungsfähigkeit und die ausgesprochene Schönheit dieser gesunden Kinder auf. Da sind blitzende Augen, blendend schöne und gerade stehende Zahnreihen, kräftig gerötete Wangen und Lippen, harmonische Körperformen, schöne Haare, große körperliche Kraft, Geschicklichkeit und Schnelligkeit, Wissensdurst und Betätigungsdrang.

Solche gesunden Kinder sind auch kaum einmal krank, und wenn, bringen sie es mit kurzem kräftigem Fieber von höchstens 1 bis 2 Tagen hinter sich.

Dieser unglaubliche Unterschied zwischen gesunden Kindern und den meisten heute kränklichen Kindern ist es, der allen Familien die große Verantwortung deutlich macht, welche sie für den Fortbestand und die Existenzfähigkeit der nachfolgenden Generationen haben und welche unerhörten Möglichkeiten sich hier für sie eröffnen.

Diese positiven Erfahrungen, die bereits in Tausenden von Familien gemacht werden, widerlegen die These von der Erblichkeit der heutigen degenerativen Zivilisationskrankheiten und zeigen den Weg zu gesunden, leistungsfreudigen und lebenslustigen Folgegenerationen.

Ihre Gesundheit liegt in Ihrer Hand

Sie, verehrte Leserin und lieber Leser, haben nun alle notwendigen Grundkenntnisse erworben, um die Gesundheit Ihrer Familie und Ihre eigene wieder auf zuverlässige natürliche Grundlagen zu stellen.

Jetzt kommt es darauf an, daß Sie dieses Wissen in die Tat umsetzen und damit nicht irgendwann, sondern jetzt beginnen.

Nützliche Hilfestellung dazu gibt das von mir entwickelte *Schnitzer-System zur Wiederherstellung der natürlichen Gesundheitsgrundlagen.*

Sie wissen nun, daß Ihre Gesundheit nicht mehr von einem blinden Schicksal abhängt, das Sie aus heiterem Himmel mit chronischen Krankheiten und frühzeitigem Siechtum schlägt. Vielmehr kennen Sie jetzt die Gründe, warum die meisten Menschen ein solches Schicksal erleiden: Weil sie die nachteiligen Einflüsse der Zivilisation und insbesondere der Zivilisationskost auf ihre Gesundheit nicht kennen und deshalb ihren nachteiligen Wirkungen blind ausgeliefert sind.

Sie können sich darüber freuen, daß dieses Buch mit diesem Wissen mehr oder weniger zufällig in Ihre Hand gelangt ist, und Sie können dem Menschen dankbar sein, der Sie darauf aufmerksam machte; denn es kann Ihr gesundheitliches Schicksal und das Ihrer Familie zum Guten wenden und auf eine zuverlässige, weil natürliche Basis stellen.

Literaturverzeichnis

Adler, Ernesto: *Allgemein-Erkrankungen durch Störfelder, Heidelberg 1977*

Brothers, Joyce und Edward P. F. Eagan: *In 10 Tagen zum vollkommenen Gedächtnis,* Genf 1979

Caspari, Fritz: *Fruchtbarer Garten,* München 1964

Chaunu, Pierre und Georges Suffert: *Die Weiße Pest,* Pfullingen 1980

Cleave, T. L. und G. D. Campbell: *Diabetes, Coronary Thrombosis and the Saccharine Disease,* Bristol 1966

Cooper, Mildred und Kenneth: *Bewegungstraining für die Frau,* Frankfurt 1975

Cooper, Kenneth: *Bewegungstraining,* Frankfurt 1976

Dick-Read, Grantly: *Mutterwerden ohne Schmerz – Die natürliche Geburt,* Hamburg 1972

–: *Der Weg zur natürlichen Geburt,* München 1972

Dosch, Peter: *Lehrbuch der Neuraltherapie nach Huneke,* Heidelberg 1980

Euler, H. v. und B. Eistert: *Chemie und Biochemie der Reduktone und Reduktonate,* Stuttgart 1957

Fromm, Erich: *Die Kunst des Liebens,* Berlin 1979

Goodman, Linda: *Astrologie sonnenklar,* Berlin/München/Wien 1979

Gottschewski, Georg H. M.: *Manipulierte Natur – Möglichkeiten und Gefahren,* St. Georgen 1980

Günther, Max: *Der Glücksfaktor,* Freiburg 1978

Haller, Albert von: *Gefährdete Menschheit,* Stuttgart 1956

Kollath, Werner: *Der Vollwert der Nahrung und seine Bedeutung für Wachstum und Zellersatz,* Stuttgart 1950

–: *Die Ordnung unserer Nahrung,* Stuttgart 1955

–: *Der Vollwert der Nahrung,* II. Band, Stuttgart 1960

–: *Zivilisationsbedingte Krankheiten u. Todesursachen,* Ulm 1962

–: *Getreide und Mensch,* Bad Homburg 1964

–: *Die Ernährung als Naturwissenschaft,* Heidelberg 1967

–: *Regulatoren des Lebens – vom Wesen der Redox-Systeme,* Heidelberg 1968

–: *Leben, Wachstum und Gesundheit,* Heidelberg 1971
Laabs, Walter: *Selbstbehandlung bei Rückenschmerzen und Bandscheibenbeschwerden,* Heidelberg 1960
Lammers, Th. und H. Hafner: *Biologie der Zahnkaries,* Heidelberg 1956
Leboyer, Frederick: *Der sanfte Weg ins Leben – Geburt ohne Gewalt,* München 1974
McCarrison, Robert: *Nutrition and Health,* London 1961
Meadows, Dennis, Donella Meadows, Erich Zahn und Peter Milling: *Die Grenzen des Wachstums – Bericht des Club of Rome zur Lage der Menschheit,* Stuttgart 1972
Mitscherlich, Alexander: *Die Unwirtlichkeit der Städte – Anstiftung zum Unfrieden,* Frankfurt 1965
Niehans, Paul: *Die Zellulartherapie,* München/Berlin 1954
Palm, Hubert, *Das Gesunde Haus – Unser nächster Umweltschutz,* Dettingen 1975
Peter, Laurence J. und Raymund Hull: *Das Peter-Prinzip oder die Hierarchie der Unfähigen,* Stuttgart 1973
Peter, Laurence H.: *Das Peter-Programm,* Reinbek 1973
Price, Weston A.: *Nutrition and Physical Degeneration,* Los Angeles 1945
Proell, Friedrich: *Zahnaufbau und Zahnverfall in Abhängigkeit von der Ernährung,* Leipzig 1956
Reckeweg, Hans-Heinrich: *Homotoxikologie, Ganzheitsschau einer Synthese der Medizin,* Baden-Baden 1978
–: *Homoepathia antihomotoxica,* Baden-Baden 1980
Roos, Adolf: *Kulturzerfall und Zahnverderbnis,* Bern/Stuttgart 1962
Royden, Frank de: *Liebe, Lust, Leidenschaft,* Bad Homburg
Schnitzer, J. G.: *Das Kursbuch der gesunden Ernährung,* St. Georgen 1970
–: *Gesunde Zähne von der Kindheit bis ins Alter,* Bad Homburg/Zürich 1973
–: *Gesundheit für unsere Jugend,* St. Georgen 1974
–: *Der Schnitzer-Report – 4702 Personen berichten über ihre Erfolge,* St. Georgen 1974
–: *Nie mehr Zahnweh,* St. Georgen 1975
–: *Backen mit Vollkorn für Hausfrauen und Hobby-Bäcker,* St. Georgen 1978
–: *Biologische Heilbehandlung der Zuckerkrankheit und ihrer Spätfolgen,* St. Georgen 1980
Schnitzer, J. G. und Mechthilde Schnitzer: *Schnitzer-Intensivkost, Schnitzer-Normalkost,* St. Georgen 1981
–: *Das Schnitzer-System zur Wiederherstellung der natürlichen Gesundheitsgrundlagen,* St. Georgen 1981

Stahl, Frédéric: *Die Erde hat Eiweiß für alle,* St. Georgen 1977
Vester, Frederic: *Denken, Lernen, Vergessen,* Stuttgart 1975
–: *Neuland des Denkens – vom technokratischen zum kybernetischen Zeitalter,* Stuttgart 1980
Voll, Reinhold: *Topographische Lage der Meßpunkte der Elektroakupunktur nach Voll (EAV),* Uelzen 1980
Warning, Herbert: *Werner Kollath – Wissenschaftliche Arbeiten,* Bad Homburg 1963
Wendt, Lothar: *Krankheiten verminderter Kapillarmembranpermeabilität,* Frankfurt 1973
Yudkin, John: *Süß aber gefährlich – Der Zucker-Report,* Hamburg 1974

Register